Tracy I. George
Daniel A. Arber

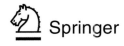

Atlas of Bone Marrow Pathology

骨髓病理学图谱

主　编　〔美〕　特雷西·I.乔治

丹尼尔·A.阿伯

主　译　孟　斌　张培红

主　审　傅　凯　张会来

天　津　出　版　传　媒　集　团
天津科技翻译出版有限公司

著作权合同登记号:图字:02-2019-207

图书在版编目(CIP)数据

　　骨髓病理学图谱 / (美)特雷西·I.乔治
(Tracy I. George),(美)丹尼尔·A.阿伯
(Daniel A. Arber)主编;孟斌,张培红主译. — 天津:
天津科技翻译出版有限公司,2022.9
　　书名原文: Atlas of Bone Marrow Pathology
　　ISBN 978-7-5433-4244-6

　　Ⅰ.①骨… Ⅱ.①特… ②丹… ③孟… ④张… Ⅲ.
①骨髓检查—病理学—图谱 Ⅳ.①R446.11-64

中国版本图书馆CIP数据核字(2022)第081067号

First published in English under the title
Atlas of Bone Marrow Pathology
Edited by Tracy I. George and Daniel A. Arber
Copyright © Springer Science+Business Media, LLC, 2018
The edition has been translated and published under licence from
Springer Science+Business Media, LLC, part of Springer Nature.

授权单位:Springer Science+Business Media,LLC
出　　　版:天津科技翻译出版有限公司
出 版 人:刘子媛
地　　　址:天津市南开区白堤路244号
邮政编码:300192
电　　　话:(022)87894896
传　　　真:(022)87893237
网　　　址:www.tsttpc.com
印　　　刷:天津海顺印业包装有限公司
发　　　行:全国新华书店
版本记录:889mm×1194mm　16开本　18印张　230千字
　　　　　2022年9月第1版　2022年9月第1次印刷
　　　　　定价:198.00元

(如发现印装问题,可与出版社调换)

主译简介

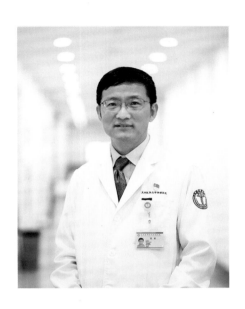

　　孟斌，医学博士，主任医师，曾任天津医科大学肿瘤医院病理科主任，目前兼任中国抗癌协会肿瘤病理专业委员会第六届副主任委员、中国临床肿瘤学会（CSCO）肿瘤病理专家委员会常务委员、中国研究型医院学会病理学专业委员会常务委员、中国医疗器械行业协会病理专业委员会副主任委员、北京肿瘤学会病理专业委员会副主任委员、国家卫生健康委能力建设和继续教育中心淋巴瘤专科建设项目病理专家组成员、中国抗癌协会淋巴瘤专业委员会委员、天津市抗癌协会淋巴瘤专业委员会副主任委员等学术职务。从事肿瘤病理诊断及教学科研30余年，积累了丰富的肿瘤病理诊断经验。研究聚焦于淋巴瘤的病理诊断和分子病理机制，参与国家及省部级科研项目多项，发表学术论文90余篇，参与或主编/主译教材及专著多部。

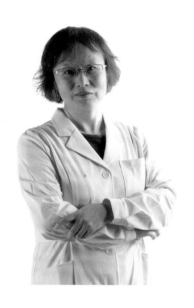

　　张培红,医学博士,中国医学科学院血液病医院病理科副主任医师。博士毕业于复旦大学附属肿瘤医院肿瘤病理专业,师从我国著名病理学家朱雄增教授。作为访问学者于2010年赴美国内布拉斯加大学医学中心(UNMC),在 Wing Chung Chan 教授、Dennis D. Weisenburger 教授及傅凯教授等国际著名专家的指导下专攻淋巴造血系统病理诊断。至今已从事临床病理诊断30余年,擅长淋巴造血系统疾病的病理诊断,尤其专注于骨髓活检的肿瘤性及非肿瘤性病变的病理诊断。发表SCI论文多篇,参与编写及翻译专著多部。

译者名单

主　译　孟　斌　张培红

主　审　傅　凯　张会来

译　者　（按姓氏汉语拼音排序）

高亚男　巩文辰　孟　斌　潘　毅

孙　琳　徐晓莹　张培红　张艳辉

编者名单

Daniel A. Arber Department of Pathology, The University of Chicago, Chicago, IL, USA

Katherine R. Calvo, MD, PhD Department of Laboratory Medicine, National Institutes of Health Clinical Center, Bethesda, MD, USA

Joanna M. Chaffin, MD Department of Pathology, Medical College of Georgia at Augusta University, Augusta, GA, USA

Yi-Hua Chen, MD Department of Pathology, Northwestern University Feinberg School of Medicine, Chicago, IL, USA

Devon Chabot-Richards, MD Department of Pathology, University of New Mexico Sciences Center, Albuquerque, NM, USA

Juehua Gao, MD, PhD Department of Pathology, Northwestern University Feinberg School of Medicine, Chicago, IL, USA

Tracy I. George Department of Pathology, University of New Mexico School of Medicine, Albuquerque, NM, USA

Sandeep Gurbuxani, MBBS, PhD Department of Pathology, Section of Hematopathology, University of Chicago, Chicago, IL, USA

Matthew T. Howard, MD Division of Hematopathology, Mayo Clinic, Rochester, MN, USA

Rebecca L. King, MD Division of Hematopathology, Mayo Clinic, Rochester, MN, USA

Perikala Vijayananda Kumar, MD Department of Pathology, Shiraz Medical School, Shiraz, Fars, Iran

Jason H. Kurzer, MD, PhD Stanford University School of Medicine, Stanford, CA, USA

Lee J. McGhan, MD Department of Pathology, University of Arizona/Banner University Medical Center, Tucson, AZ, USA

Ahmad Monabati, MD Department of Pathology, Shiraz Medical School, Shiraz, Fars, Iran

Megan Parilla, MD Department of Pathology, University of Chicago Medical Center, Chicago, IL, USA

Maria A. Proytcheva, MD Department of Pathology, University of Arizona/Banner University Medical Center, Tucson, AZ, USA

Kaaren K. Reichard, MD Department of Laboratory Medicine and Pathology, Division of Hematopathology, Mayo Clinic, Rochester, MN, USA

Heesun J. Rogers, MD, PhD Department of Laboratory Medicine, Cleveland Clinic, Cleveland, OH, USA

Aaron Paul Rupp, MD Department of Pathology, University of New Mexico Center, Albuquerque, NM, USA

Natasha Marie Savage, MD Department of Pathology, Medical College of Georgia at Augusta University, Augusta, GA, USA

Kristian T. Schafernak, MD, MPH Department of Pathology and Laboratory Medicine, Phoenix Children's Hospital, Phoenix, AZ, USA

Min Shi, MD, PhD Department of Laboratory Medicine and Pathology, Division of Hematopathology, Mayo Clinic, Rochester, MN, USA

Luke R. Shier, MD Department of Pathology and Laboratory Medicine, University of Ottawa, Ottawa, ON, Canada

Payal Sojitra Department of Pathology, University of New Mexico School of Medicine, Albuquerque, NM, USA

Mohammad Vasef, MD Department of Pathology, University of New Mexico Health Sciences Center, Albuquerque, NM, USA

Girish Venkataraman, MD Department of Pathology, University of Chicago Medical Center, Chicago, IL, USA

Olga K. Weinberg, MD Pathology Department, Boston Children's Hospital, Boston, MA, USA

Carla S. Wilson, MD, PhD Department of Pathology, University of New Mexico Health Sciences Center and Tricore Reference Laboratories, Albuquerque, NM, USA

Qian-Yun Zhang, MD, PhD Department of Pathology, University of New Mexico, Albuquerque, NM, USA

中文版序言一

　　骨髓活检和穿刺涂片检查是血液病理诊断中最重要的手段。近年来，随着免疫组织化学、流式细胞术、细胞和分子遗传学等新技术的应用，血液病理诊断模式已从过去单纯组织和细胞检查发生根本转变。病理医生能更准确地做出诊断和分型，并且为临床治疗和预后判断提供依据。

　　我国大多数医院病理科没有设置血液专科病理，病理医生对骨髓病理诊断不太熟悉，国内也缺乏有关的专著供学习和参考。由天津医科大学肿瘤医院病理科孟斌教授和中国医学科学院血液病医院病理科张培红教授主译的《骨髓病理学图谱》为我国病理医生提供了一部日常工作中非常实用的工具书。

　　《骨髓病理学图谱》配有高质量的图片、示意图和表格，形象、直观而简明地描述了正常骨髓和各种疾病时（主要是血液系统疾病）骨髓的病理变化，包括先天性、反应性、炎症性、代谢性和肿瘤性疾病的细胞形态学、组织病理学、流式细胞术和基因检测。此外，对形态学容易混淆的病变用图表加以对比，对疑难病例、少见病变和肿瘤最新分类也都进行了讨论和介绍。相信本书会为病理医生在日常工作中迅速且准确地对骨髓病变进行诊断和鉴别诊断提供很大的帮助。

朱雄增

复旦大学附属肿瘤医院病理科荣誉教授

中文版序言二

近年来，由于自然环境及个人生活方式的变化，血液系统疾病包括各类原发性造血系统和免疫系统疾病，如淋巴瘤、白血病、多发性骨髓瘤等疾病发病人数呈持续上升趋势。随着传统化学治疗、靶向治疗、生物治疗及细胞治疗的大力发展，对于造血系统疾病快速精准的骨髓活检诊断及分型，成为指导临床治疗和判断预后不可缺少的重要环节。然而，长期以来国内大部分病理医生缺乏必要的骨髓病理培训，而有关骨髓病理的专业书籍也不多见。现在由天津医科大学肿瘤医院病理科孟斌教授和中国医学科学院血液病医院病理科张培红教授主译的《骨髓病理学图谱》即将出版，这为国内病理医生诊断血液系统疾病提供了一部难得的极为实用的参考资料。

《骨髓病理学图谱》是由 Tracy I. George 教授和 Daniel A. Arber 教授主编，共有几十位来自美国各地的血液病理学专家参与撰写，于 2018 年出版的一部骨髓病理学专著，出版后很快便成为美国血液病理医生不可缺少的工具书。此图谱内容涵盖广泛，针对性强，图片清晰，表格简洁，涉及从正常骨髓生理表象到各种常见疾病的骨髓病理变化。图谱中各种血液肿瘤疾病依据 2017 年出版的第 4 版《造血和淋巴组织肿瘤 WHO 分类》的标准准确分类。图谱还涉及很多非肿瘤性疾病，包括先天性遗传性疾病、炎症反应性及代谢性疾病等，并整合了细胞遗传学、流式细胞学及分子诊断技术，文字描述深入浅出，对一些疑难病例也做了详细分析和讨论。相信本书会成为国内病理同仁们必备的案头工具书，也必将会促进国内骨髓病理诊断的大力发展。

傅凯

美国纽约 Roswell Park 癌症中心血液病理系主任

美国纽约州布法罗

中文版前言

《骨髓病理学图谱》是 Springer 公司出版的"解剖病理学图谱"（Atlas of Anatomic Pathology）系列丛书中的一册。出版该系列丛书的主要目的就是为病理工作者提供能够方便随时查阅的工具书（"first knowledge base"），以帮助他们解决在学习和诊断中遇到的困难。这本《骨髓病理学图谱》从骨髓的正常组织学形态、先天性疾病、非肿瘤性病变，以及治疗所引起的变化，到各种肿瘤性疾病，尤其是一些少见疾病的病理改变，都以实际的病例为依据，对每一种疾病的骨髓变化给予了详细的图示和注解，尤其是对于细胞形态学的变化在图中进行了标注，使学习者能够将具体的形态学特征与图注的文字说明——对应起来，并且设计了很多表格对一些难点和容易混淆的概念进行对比说明，以避免理解错误，同时也融合了许多最新的应用于诊断的分子遗传学和流式细胞学方面的知识。应该说这是一本十分难得的工具书，既适合于初学者，也十分有助于有工作经历的病理医生快速查阅工作中遇到的问题，我们在翻译过程中深切感受到作者们的良苦用心，对于这些专家无私地将他们积累的经验分享给读者致以崇高敬意。

基于历史和现实的各种原因，骨髓的病理学诊断在中国绝大部分医院病理科中都没有得到很好的建立和发展，可以说骨髓病理是国内病理诊断工作中亟须提高的领域。骨髓作为人体的终身造血器官，除了自身的疾病外，还非常容易受到各种内外因素的影响，其组织细胞成分复杂多样，而且随着年龄的增长也会有相应的变化。目前，随着精准医学的发展，对于骨髓的病理学检查需求越来越多，尤其是淋巴造血系统疾病。虽然我曾赴美在 UNMC 一些国际著名专家如 Wing Chung Chan 教授、Dennis D. Weisenburger 教授及傅凯教授等的指导下研修淋巴造血系统肿瘤病理，但对于骨髓病理的学习不够深入。在张会来教授的推荐下，我在 2019 年接触到这本书，立刻就被其中的内容深深吸引，我想通过翻译一定会使我对骨髓病理知识有更多更深的认识和掌握，以弥补自己的不足。抱着这样的心态，我大胆接受了本书的翻译工作，并组织我们科头颈淋巴及分子病理亚专业组的几位同事一起翻译。为了保证翻译的质量，我特别邀请了中国医学科学院血液病医院病理科的张培红教授共同承担主译任务。张培红是著名病理学家朱雄增教授的博士生，毕业后一直从事骨髓病理诊断工作，也曾赴 UNMC 访学，积累了丰富的经验，在国内骨髓病理诊断方面当属一流水平，她为本书的翻译及校对做了大量的工作。翻译中的一些难点也曾得到在美国工作的傅凯教授和王焕友教授的指导。在此对他们的辛勤付出表示衷心感谢！

本书翻译过程中恰逢第 5 版《造血和淋巴组织肿瘤 WHO 分类》出版在即，但我觉得本书在出版时即吸收了当时最新的一些肿瘤类型和分子遗传学研究成果，这些放在现在也都是适用的，特别是形态学方面的知识是不会过时的。根据最新的文献介绍，第5版WHO对于造血和淋巴组织肿瘤的分类架构较以前的版本进行了比较大的修改和调整，对一些肿瘤使用了新的命名，如骨髓增生异常综合征(MDS)修改为骨髓增生异常肿瘤；有些肿瘤改变了大类归属，如幼年型粒单核细胞白血病(JMML)归属在骨髓增殖性肿瘤(MPN)大类内；还增加了许多新的疾病类型或亚型，尤其是具有独特细胞遗传学或分子遗传学特征的类型。另外，根据人类基因组机构基因命名委员会(Human Genome Organization Gene Nomenclature Committee)的推荐，将原来描述融合基因之间的分号(；)改用双冒号(::)，如急性髓系白血病伴BCR::ABL1融合基因等。但对于肿瘤或疾病的诊断标准绝大多数并没有改变。因此，在新版WHO分类出版后，读者应注意了解相关疾病实体命名和分类的变化和对应关系，以免理解错误。

鉴于我们的水平所限，译文中肯定存在不当之处，敬请广大读者不吝赐教。我们的愿望和原作者是一致的，对于需要本书的读者，它一定不会让您失望。

孟斌

天津医科大学肿瘤医院病理科

前　言

　　我们编写本册图谱的目的是想为本领域的病理执业医生和培训医生提供一本实用工具书。作者均为血液病理诊断领域的专家，每个章节都是由很多精心制作的高质量图片、实用表格和示意图组成，借此对病理医生关注的诊断领域加以图解，对困难内容和形态学易混淆的部分加以对比，同时对肿瘤的最新分类也进行了讨论。

　　我们的目的不是对每一疾病实体进行详尽、冗长的论述，而是通过经验丰富的病理诊断专家如何处理具体患者的活检诊断，提供有益的提示。因此，本图谱有多种模式，包括从细胞形态学和组织病理学，到流式细胞术及基因检测。

　　书中提供了关键的参考资料，以帮助引导读者，并作为进一步学习的起点。我们最终的目的是达到这样一个效果，即这本《骨髓病理学图谱》能够被应用于从解决疑难病例到识别少见疾病这样一些日常工作中。

　　请享用这本图谱！

特雷西·I.乔治

美国新墨西哥州阿尔伯克基

丹尼尔·A.阿伯

美国伊利诺伊州芝加哥

目　录

第1章　正常骨髓 ……………………………………………………………………… 1

第2章　反应性变化 …………………………………………………………………… 13

第3章　治疗后的骨髓变化 …………………………………………………………… 27

第4章　先天性、代谢性和相关疾病 ………………………………………………… 33

第5章　骨髓感染 ……………………………………………………………………… 64

第6章　骨髓淋巴瘤 …………………………………………………………………… 73

第7章　浆细胞肿瘤 …………………………………………………………………… 98

第8章　免疫缺陷相关淋巴增殖性疾病 ……………………………………………… 112

第9章　淋巴母细胞性白血病/淋巴瘤 ……………………………………………… 123

第10章　骨髓增生异常综合征 ……………………………………………………… 147

第11章　急性髓系白血病 …………………………………………………………… 160

第12章　唐氏综合征骨髓增殖 ……………………………………………………… 179

第13章　系别不明的急性白血病 …………………………………………………… 185

第14章　组织细胞疾病 ……………………………………………………………… 196

第15章　骨髓增殖性肿瘤和肥大细胞增生症 ……………………………………… 208

第16章　髓系和淋巴系肿瘤伴嗜酸性粒细胞增多 ………………………………… 239

第17章　骨髓增生异常/骨髓增殖性肿瘤 ………………………………………… 248

第18章　骨髓转移性肿瘤 …………………………………………………………… 258

索引 …………………………………………………………………………………… 269

共同交流探讨　提升专业能力

扫描本书二维码，获取以下专属资源

 ☑ **医学资讯**：帮你加深对骨髓病理学的理解。

 ☑ **病例分享**：解析临床病例，提升诊疗思维。

 ☑ **行业社群**：加入读者社群，与同行们交流。

 ☑ **推荐书单**：领取推荐书单，有效拓展知识。

操作步骤指南

扫描右侧二维码，选取所需资源。如需重复使用，可再次扫码，或添加到微信"🎁收藏"。

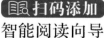

助你实现
高效阅读

🔖扫码添加
智能阅读向导

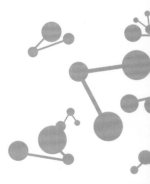

第 1 章

正常骨髓

Heesun J. Rogers

骨髓检查是一个重要的诊断项目,应用于各种临床状况,例如髓系肿瘤和淋巴肿瘤的诊断、各种反应性改变,以及转移性肿瘤或非血液系统恶性肿瘤的诊断。骨髓检查也用于证实或监测各种治疗后疾病的缓解状况、残留或复发状况,或者骨髓的再生情况。质量足够好的骨髓穿刺涂片和骨髓活检可代表整体骨髓的功能。

了解骨髓的基本结构并正确识别正常骨髓中的各种细胞组成对于解释骨髓的病理改变非常重要。骨髓组织结构完好有序,局限于骨皮质内,有髓质或小梁骨穿过。骨髓包括3种成分:造血细胞、基质/微环境和髓质骨。造血细胞镶嵌在髓质骨小梁间的结缔组织基质中,在刚出生或婴儿早期细胞成分最为丰富,骨髓几乎全部被造血细胞占据,随着年龄的增长,骨髓中造血细胞逐渐减少,骨髓逐渐被脂肪细胞取代。来源于多能干细胞的造血细胞可进一步分化为几个谱系的细胞:红系细胞、粒系细胞、单核系细胞、巨核系细胞和淋巴细胞。

表1.1至表1.3列出了红系细胞、粒系细胞和巨核细胞的细胞学特征,这些图表展示了骨髓细胞各个发育阶段,从最早可识别的骨髓中的未成熟细胞到成熟细胞。红系前体细胞(幼红细胞或原红细胞)在巨噬细胞附近发育,逐渐发育为原幼红细胞、嗜碱性幼红细胞(早幼红)、嗜多色性幼红细胞(中幼红)和正嗜色性幼红细胞(晚幼红)。未成熟粒细胞的发育邻近小梁表面或小动脉周围,逐渐发育为原粒细胞、早幼粒细胞、中幼粒细胞、晚幼粒细胞、杆状核粒细胞和分叶核粒细胞。巨核细胞是骨髓中最大的造血细胞,邻近血窦易被识别,但原始巨核细胞或未成熟巨核细胞常常识别困难,当结合免疫组织化学或免疫表型时易于辨别。

骨髓基质由成纤维细胞、巨噬细胞、脂肪细胞、成骨细胞、破骨细胞、血窦或毛细血管和内皮细胞组成。

各种类型造血细胞的细胞形态特征和组织学特征(特别是造血细胞的成熟谱系)和正常骨髓基质细胞在本章中都有代表性的图谱及描述(图1.1至图1.28)。形态上相似或易于混淆的骨髓细胞通过比较细胞学特征加以阐明。

H.J. Rogers (✉)
Department of Laboratory Medicine, Cleveland Clinic,
Cleveland, OH, USA
e-mail: rogersj5@ccf.org

表1.1　骨髓中红系细胞的成熟发育

细胞类型	形态特征	形态描述
原幼红细胞(原红细胞)	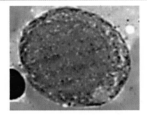	原幼红细胞是红系细胞中最不成熟和最大的细胞(12~24μm),相对较高的核质比(N/C)[(7~8):1],核呈圆形或椭圆形,染色质为"细网"状,核仁明显(≥1),无颗粒,嗜碱性细胞质
嗜碱性幼红细胞(早幼红)	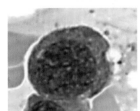	嗜碱性幼红细胞比原幼红细胞小一点(10~17μm),核呈圆形,高核质比(6:1),染色质分散至轻度浓集,明显的副染色质,后期核仁罕见或无核仁,深嗜碱性细胞质
嗜多色性幼红细胞(中幼红)	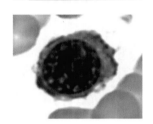	嗜多色性幼红细胞比嗜碱性幼红细胞小(10~15μm),低核质比(4:1),核呈圆形,染色质浓集,常呈"车轮"状外观,可见核周空晕,无核仁,蓝灰色至粉灰色细胞质
正嗜色性幼红细胞(晚幼红)	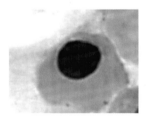	正嗜色性幼红细胞比嗜多色性幼红细胞更成熟,且更小(8~12μm),细胞质丰富(核质比为1:2),呈橘粉色,略微嗜碱性,与红细胞相似,核呈圆形,染色质浓集或固缩
成熟红细胞	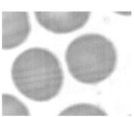	最成熟的红细胞(7~8.5μm),呈橘粉色到橘红色,无核

表1.2　骨髓中粒系细胞的成熟发育

细胞类型	形态特征	形态描述
原粒细胞		原粒细胞是粒系中最不成熟的细胞(15~20μm),高核质比[(4~7):1],核呈圆形至椭圆形,染色质为"细网"状,核仁明显(1~5),中等量嗜碱性细胞质,细胞质内无或有极少量嗜天青颗粒
早幼粒细胞		早幼粒细胞比原粒细胞稍大一点(14~24μm),高核质比[(3~5):1],核呈偏心的圆形至椭圆形,染色质稍粗或"细网"状,核仁明显(1~3),嗜碱性细胞质伴有核旁空晕及显著的嗜天青(原始)颗粒,颗粒可覆盖细胞核
中幼粒细胞		中幼粒细胞比原粒细胞稍小(10~18μm),细胞质更丰富[核质比为(1~2):1],核呈偏心的圆形至椭圆形,染色质更加浓集,无核仁,淡蓝色到粉色细胞质,核旁空晕、丰富的淡紫色(次级)颗粒和散在少量嗜天青(原始)颗粒
晚幼粒细胞		晚幼粒细胞与中幼粒细胞大小相似或略小一些(10~18μm),细胞质丰富[核质比为(1~1.5):1],核凹陷或呈肾形(凹陷小于核边缘宽度的一半),染色质浓集,无核仁,粉红色细胞质,含有许多次级颗粒和极少量原始颗粒
杆状核中性粒细胞		细胞更加成熟(10~18μm),类似于晚幼粒细胞,细胞质丰富[核质比为1:(1.2~1.5)],核凹陷或呈杆状或"香肠"状(凹陷超过核边缘宽度的一半),染色质浓集,无核仁,粉红色细胞质,含有丰富的次级颗粒
分叶核中性粒细胞		分叶核中性粒细胞是最成熟的细胞(10~18μm),细胞质丰富,核更加浓集,呈3~5个细丝相连的明显分叶,粉红色细胞质,充满次级颗粒

表1.3　骨髓中巨核细胞的成熟发育

细胞类型	形态特征	形态描述
未成熟巨核细胞	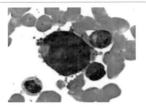	未成熟巨核细胞比成熟巨核细胞体积小（＞20μm），高核质比，核呈"圆叶"状、"马蹄"形或稍分叶，染色质不规则凝集，深嗜碱性细胞质伴细胞质突起
成熟巨核细胞	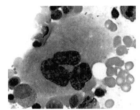	成熟巨核细胞是最大的造血细胞（20~160μm），大小和形状各异，丰富的粉红色细胞质中伴大量嗜天青颗粒，在成熟晚期，核呈高度折叠且相互连接的多个分叶（2~16叶），染色质呈块状，无核仁
血小板	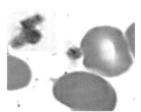	血小板是最成熟和最小的（2~4μm）巨核细胞性细胞，细胞质呈灰白到灰蓝色，无核，散在紫色至红色嗜天青颗粒

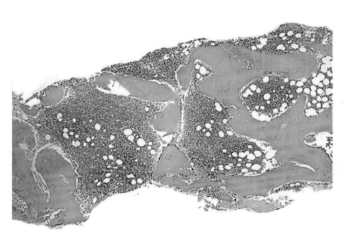

图1.1　4岁男孩骨髓活检显示取材良好，标本量足，可见皮质骨和多个充满造血细胞和脂肪细胞的骨小梁间区。骨髓增生程度的评估按照造血细胞占骨髓空间总体积的百分比来估算；骨髓增生程度随着年龄的增长而减少，婴儿或幼儿的骨髓增生程度最高，老年人最低。在这张图中，骨髓空间被约90%的造血细胞和约10%的脂肪细胞占据，这是4岁时正常的骨髓增生程度。

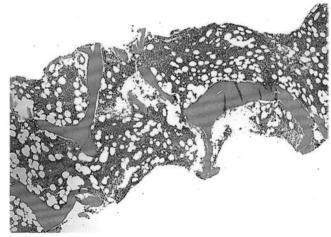

图1.2　42岁女性骨髓活检显示，骨髓空间被50%～60%的造血细胞占据，造血细胞中三系均可见，脂肪细胞占40%～50%，这是42岁时正常的骨髓增生程度。

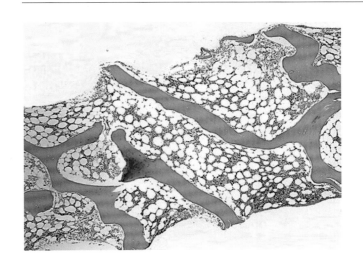

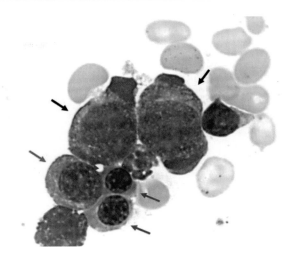

图1.3　78岁男性骨髓活检显示骨髓腔内的造血细胞明显减少（约20%），被脂肪细胞所取代（约80%）。此图中骨髓增生程度在78岁时很正常。

图1.4　骨髓穿刺涂片显示红系前体细胞各个不同的发育阶段。最大的2个细胞（黑色箭头）是原幼红细胞，最不成熟的红系细胞，这种细胞的特点是深嗜碱性细胞质，核大，染色质不成熟，少数可见明显核仁。1个早幼红细胞（红色箭头），是红系成熟下一阶段的细胞，比原幼红细胞小，由于含有丰富的RNA，细胞质呈嗜碱性，染色质轻度凝集，可见核仁。底部的2个细胞（蓝色箭头）是中幼红细胞，由于体积较小，可与早幼红细胞相区别，随着血红蛋白增多，细胞质呈灰色，染色质浓集成块状，缺乏核仁。另外，可见1个成熟的淋巴细胞。

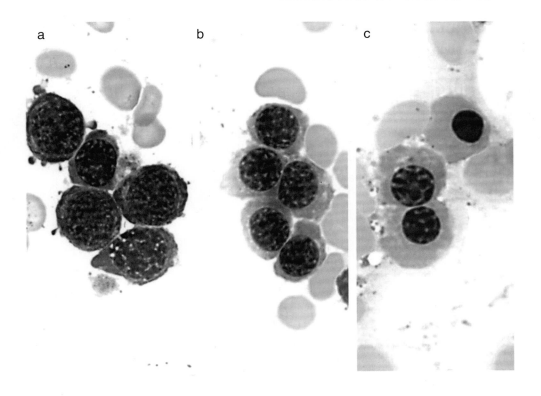

图1.5　骨髓穿刺涂片中红系前体细胞的发育成熟谱系。（a）早幼红细胞。（b）中幼红细胞。（c）晚幼红细胞。在红系前体细胞发育过程中，细胞质由深蓝色逐渐变为灰蓝至橘粉色，随着核染色质的逐渐成熟，从浓聚不明显逐渐至块状，再变为非常致密和均匀的染色质，细胞的大小也逐渐略有缩小。

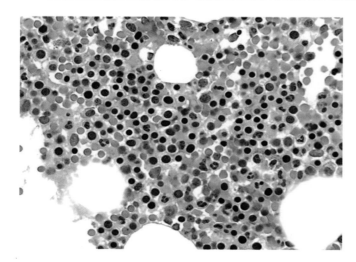

图1.6　骨髓活检显示正常的造血细胞,骨髓腔内可见明显的红系前体细胞。红系前体细胞具有独特的圆形细胞核和非常致密、均匀的染色质,借此可与其他造血细胞相区别。

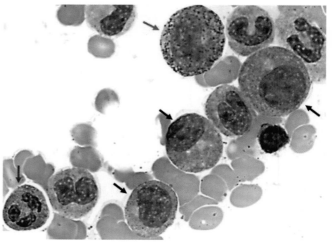

图1.8　骨髓穿刺涂片显示不同成熟阶段的粒细胞。图中可见1个早幼粒细胞(红色箭头)、3个中幼粒细胞(黑色箭头)、4个杆状核粒细胞(无箭头)和1个分叶核粒细胞(蓝色箭头)。早幼粒细胞为圆形或椭圆形的偏位核,核旁有空晕,可见核仁,嗜碱性细胞质,突出明显的粗大嗜天青(原始)颗粒覆盖细胞核和细胞质。中幼粒细胞与早幼粒细胞大小相似或稍小一些,也有相似的圆形或椭圆形的偏位核,核旁空晕对应高尔基体,但染色质更加致密,细胞质呈蓝色到粉红色,内含大量的淡紫红色(次级)颗粒。杆状核和分叶核中性粒细胞可通过其细胞核和染色质的形状加以区分,分叶核中性粒细胞的核染色质更加凝集致密、核叶由细丝相连;杆状核中性粒细胞的核呈杆状、"香肠"状、C形或U形。

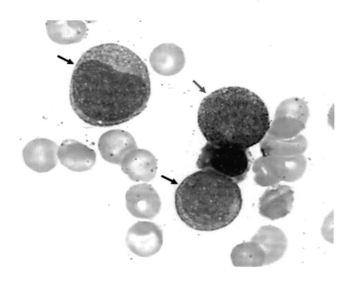

图1.7　骨髓穿刺涂片显示2个原粒细胞(黑色箭头)、1个早幼粒细胞(红色箭头)和1个中幼红细胞(无箭头)。原粒细胞是最不成熟的粒细胞,体积中等或偏大,高核质比(N/C),中等嗜碱性细胞质,核呈圆形,染色质纤细均匀,可见几个核仁。早幼粒细胞可与原粒细胞相似或略大,高核质比(N/C),核呈圆形,染色质稍粗,可见核仁,嗜碱性细胞质伴有核旁空晕;但细胞质内有明显的嗜天青颗粒并覆盖在核上,使得细胞核的边界不清楚。

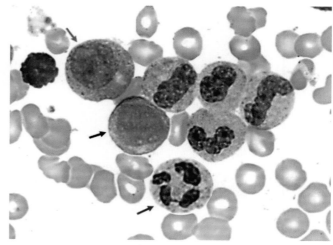

图1.9　骨髓穿刺涂片显示粒细胞的成熟谱系。1个原粒细胞(黑色箭头)、1个中幼粒细胞(红色箭头)、4个杆状核中性粒细胞(无箭头)和1个分叶核中性粒细胞(蓝色箭头)。杆状核和分叶核由于核的折叠或扭曲常常难以区别,如图所示。核叶间狭窄的细丝只见于分叶核中性粒细胞。

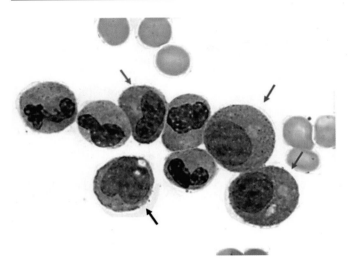

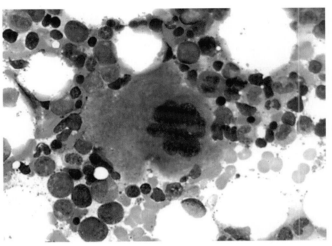

图1.10 骨髓穿刺涂片显示了各种不同成熟阶段的粒细胞和1个单核细胞。2个中幼粒细胞(蓝色箭头)、1个晚幼粒细胞(红色箭头)和4个杆状核中性粒细胞。晚幼粒细胞(红色箭头)可通过核的形状与杆状核中性粒细胞相区别,晚幼粒细胞的核有凹陷或呈肾形,与杆状核中性粒细胞相比,核凹陷程度较轻(少于核宽度的一半),而杆状核中性粒细胞的核凹陷程度超过核最远边缘宽度的一半。单核细胞(黑色箭头)体积较大(10~20μm),呈圆形或椭圆形,细胞质丰富,呈灰色或灰蓝色(核质比为2:1~4:1),伴有嗜天青颗粒和(或)空泡,细胞核呈圆形至凹陷形、分叶状或不规则形,染色质粗状块,但没有粒细胞致密,无核仁。

图1.12 骨髓穿刺涂片显示1个大的、成熟的巨核细胞,周围围绕着其他造血细胞。如图所示,巨核细胞是骨髓中最大的造血细胞且形态多样,具有丰富的粉红色细胞质,内含大量能产生血小板的嗜天青颗粒,核呈多叶状,是由核内有丝分裂产生,染色质凝集。多分叶的核由染色质细丝连接,核叶高度折叠或相互重叠。

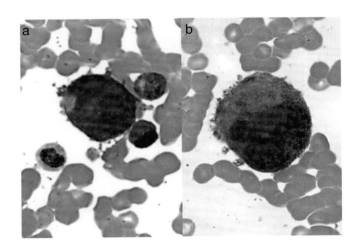

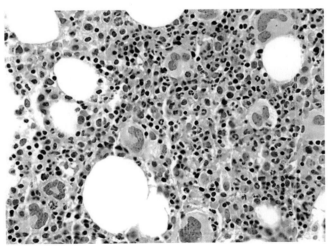

图1.11 骨髓穿刺涂片显示2个未成熟的巨核细胞,比粒细胞体积大,核质比高,深嗜碱性细胞质,核不分叶或分叶少,细胞质可见突起。早期未成熟阶段的巨核细胞可有核仁,但缺乏成熟巨核细胞所见到的颗粒。

图1.13 骨髓活检显示多个成熟的巨核细胞和其他造血细胞。成熟的巨核细胞体积非常大并呈多形性,核分叶数目不等,细胞质丰富且呈粉红色。巨核细胞位于髓窦旁,很容易被识别。

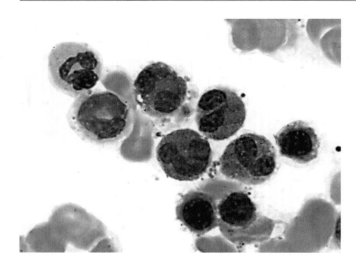

图1.14 骨髓穿刺涂片显示在图的中心有4个成熟的嗜酸性粒细胞。嗜酸性粒细胞(10~17μm)细胞质丰富,细胞质内充满大小一致的亮红色到橘红色颗粒,颗粒粗大有折光性,细胞核为2叶或3叶的分叶核,核叶由染色质细丝连接,染色质呈粗块状。

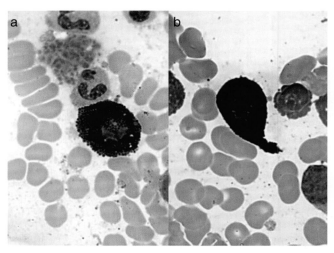

图1.16 骨髓穿刺涂片显示2个肥大细胞。肥大细胞(12~30μm)也称为组织嗜碱性粒细胞,是造血来源的结缔组织细胞。肥大细胞呈圆形至椭圆形,单个细胞核,小而圆,细胞质丰富,内含许多粗大、圆形、紫色到深蓝色的异染性颗粒,并覆盖细胞核,使细胞核和细胞质分界不清。肥大细胞大约是血液中嗜碱性粒细胞的2倍大,细胞质更丰富,核呈圆形,大量均匀一致的圆形嗜碱性颗粒掩盖了细胞核,颗粒常常突出到胞浆外。

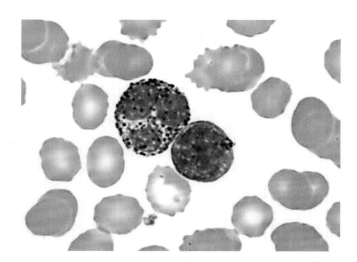

图1.15 骨髓穿刺涂片显示1个成熟的嗜碱性粒细胞(左侧)和1个淋巴细胞。嗜碱性粒细胞(10~15μm)的细胞质丰富,其内充满粗大、密集、紫色到黑色的颗粒,颗粒大小不等、形状不一,在细胞质中分布不均匀,覆盖在细胞核上,使2~3叶的分叶核模糊不清。含有毒性颗粒的分叶核中性粒细胞或肥大细胞在形态上与嗜碱性粒细胞相似。

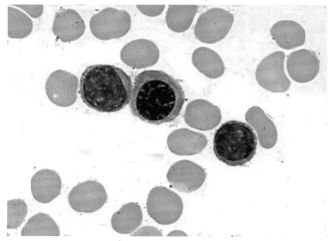

图1.17 骨髓穿刺涂片显示图中央2个成熟的淋巴细胞和1个中幼红细胞。淋巴细胞是小细胞(7~15μm),具有单个圆形、椭圆形或稍凹陷的核,少至中等量细胞质(核质比为2:1~5:1),呈淡蓝色,有时可有核周空晕,染色质弥漫致密,无核仁。一些体积较大的淋巴细胞的细胞质内可有数量不等的粗大嗜天青颗粒。

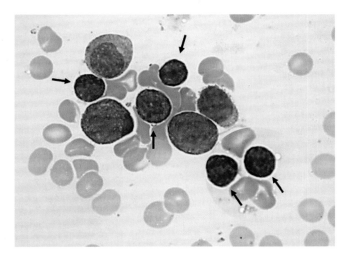

图1.18　骨髓穿刺涂片显示1名幼儿的5个B祖细胞(黑色箭头)。还有1个成熟的淋巴细胞、2个早幼红细胞和1个中幼粒细胞。B祖细胞小到中等大小,细胞质稀少,核呈圆形或稍不规则形,染色质致密均匀,核仁不明显。B祖细胞是良性的淋巴细胞前体细胞,见于婴幼儿的骨髓中,与实体瘤、大剂量化学治疗后、移植后或机体处于免疫抑制状态相关。从形态学上看,B祖细胞通常与急性淋巴母细胞白血病中的淋巴母细胞很难区分,特征性的免疫表型和临床表现有助于正确辨别B祖细胞。

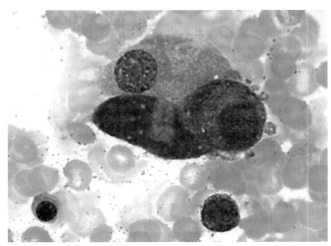

图1.20　骨髓穿刺涂片显示一小簇骨母细胞。骨母细胞是骨形成细胞,属于大细胞(20~50μm),呈椭圆形、"彗星"状或"蝌蚪"状,细胞质丰富,深嗜碱性,边界模糊不清,常偏位或部分外突。核呈圆形至椭圆形,染色质呈网状,高尔基体明显,称为空晕或淡染区,染色的细胞质远离细胞核,核内可见1个或多个核仁。骨母细胞体积大,淡染区离核较远,细胞质边界常模糊不清,据此可与浆细胞相区别。在发育中的儿童或青少年可见到小簇状骨母细胞。

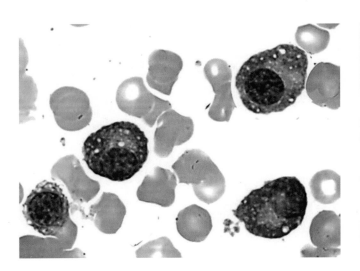

图1.19　骨髓穿刺涂片显示3个成熟的浆细胞及1个中幼红细胞(左下)。浆细胞为中等大小(8~20μm),呈圆形至椭圆形,具有中等量深嗜碱性细胞质,核偏位、圆形,染色质粗大、呈"团块"状,常常呈"车轮"状,核周空晕明显,也称高尔基区,或细胞质内核周淡染区,有时细胞质内可见小的空泡,无核仁。

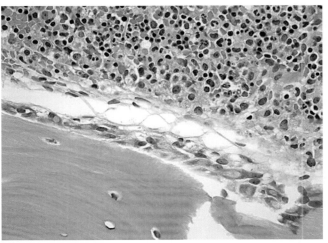

图1.21　1例儿童的骨髓活检切片显示骨母细胞排列在骨小梁周边,骨细胞位于骨陷窝内,造血细胞从靠近骨小梁的未成熟粒细胞,到位于髓内中央区的逐渐成熟的粒细胞和红细胞前体细胞。骨母细胞核偏位、明显的高尔基体(淡染区)远离细胞核,有些细胞可见小核仁。

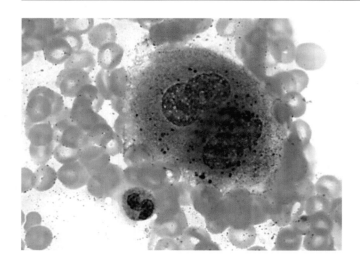

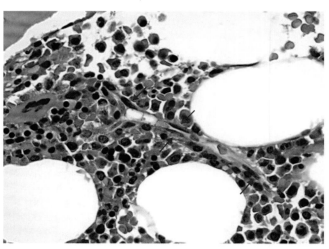

图1.22　骨髓穿刺涂片显示1个破骨细胞和1个分叶核中性粒细胞。破骨细胞参与骨质再吸收,体积非常大(>100μm),呈椭圆形至不规则形,细胞质丰富并含颜色不等的蓝色、红紫色或浅粉色粗大颗粒,清晰、明显的多个核形状相对一致,染色质呈网状,有1个或多个清晰的核仁。作为多核的巨细胞,破骨细胞需要与巨核细胞、转移性肿瘤细胞和巨噬细胞进行鉴别。与巨核细胞不同,破骨细胞体积更大、核广泛分离,并含有不同染色的粗大细胞质颗粒。

图1.24　骨髓活检切片显示衬覆在血窦表面的内皮细胞,以及三系发育的造血细胞。蓝色箭头显示内皮细胞的细胞核。衬覆在血窦或毛细血管内的内皮细胞是大而伸长的细胞(20~30μm),细胞质中等量,呈粉红色到淡蓝色,核呈椭圆形至细长形,两端逐渐变细窄,染色质致密,可见小的核仁。

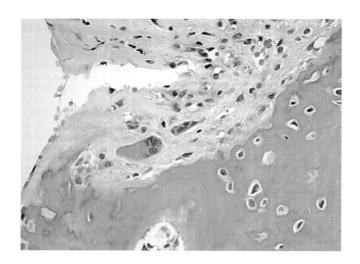

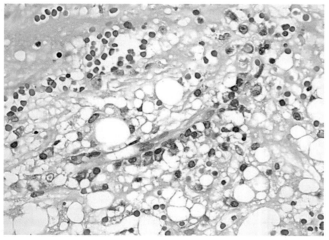

图1.23　1例儿童的骨髓活检切片显示2个大的破骨细胞,含有多个分离的细胞核和丰富的细胞质,邻近骨小梁。

图1.25　骨髓活检切片显示骨髓增生低下时的骨髓基质,由血窦、内皮细胞、浆细胞(散在单个或位于血管周围)、组织细胞、淋巴细胞和脂肪细胞组成。

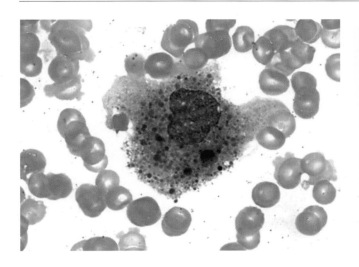

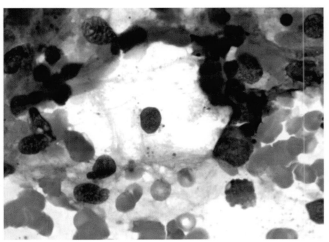

图 1.26　骨髓穿刺涂片显示巨噬细胞(或组织细胞)。参与吞噬的巨噬细胞胞体大(15~80μm),形状不规则,边缘粗糙,细胞质丰富,呈蓝色到粉红色,常有空泡、嗜天青颗粒和伪足,并伴有大的不规则碎片或吞噬物,细胞核偏位,染色质呈网状,有1个或多个小核仁。

图 1.28　骨髓穿刺涂片显示中心1个大的脂肪细胞被造血细胞围绕。脂肪细胞非常大(25~80μm),细胞质丰富,呈淡蓝色至无色,含有许多大的脂肪空泡和纤细的嗜酸性纤维。细胞核通常偏位、较小,呈椭圆形至圆形,染色质密集,有小核仁。

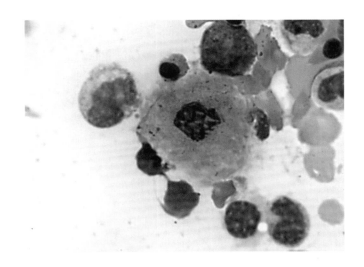

图 1.27　骨髓穿刺涂片显示中心一个海蓝组织细胞,这种组织细胞体积大(20~60μm),细胞质丰富,细胞质内含有数量不等的蓝色或蓝绿色色素或小液滴,内含不溶性的脂质色素称为蜡样质(ceroid)。在正常骨髓中可见到少量的海蓝组织细胞。

（张培红　译　孟斌　校）

推荐阅读

1. Bain BJ. The bone marrow aspirate of healthy subjects. Br J Haematol. 1996;94:206–9.
2. Bain BJ. Bone marrow trephine biopsy. J Clin Pathol. 2001;54:737–42.
3. Brown DC, Gatter KC. The bone marrow trephine biopsy: a review of normal histology. Histopathology. 1993;22:411–22.
4. CAP Hematology and Clinical Microscopy Resource Committee. In: Glassy EF, editor. Color atlas of hematology: An illustrated field guide based on proficiency testing. Northfield: College of American Pathologists; 1998. ISBN: 0-930304-66-7.
5. Chasis JA, Mohandas N. Erythroblastic islands: niches for erythropoiesis. Blood. 2008;112:470–8.
6. Deutsch VR, Tomer A. Megakaryocyte development and platelet production. Br J Haematol. 2006;134:453–66.
7. De Wolf-Peeters C. Bone marrow trephine interpretation: diagnostic utility and potential pitfalls. Histopathology. 1991;18:489–93.
8. Foucar K. Hematopoiesis. Morphologic review of blood and bone marrow. In: Foucar K, Reichard K, Czuchlewski D, editors. Bone marrow pathology, vol. 1. 3rd ed. Chicago: Chicago American Society for Clinical Pathology; 2010. p. 3–52.
9. Gulati GL, Ashton JK, Hyun BH. Structure and function of the bone marrow and hematopoiesis. Hematol Oncol Clin North Am. 1988;2:495–511.
10. Hyun BH, Stevenson AJ, Hanau CA. Fundamentals of bone marrow examination. Hematol Oncol Clin North Am. 1994;8:651–63.
11. Jacobsson B, Bernell P, Arvidsson I, Hast R. Classical morphology, esterase cytochemistry, and interphase cytogenetics of peripheral blood and bone marrow smears. J Histochem Cytochem. 1996;44:1303–9.
12. Kaushansky K. Historical review: megakaryopoiesis and thrombopoiesis. Blood. 2008;111:981–6.
13. Riley RS, Hogan TF, Pavot DR, Forysthe R, Massey D, Smith E, et al. A pathologist's perspective on bone marrow aspiration and biopsy: I. Performing a bone marrow examination. J Clin Lab Anal. 2004;18:70–90.
14. Riley RS, Williams D, Ross M, Zhao S, Chesney A, Clark BD, Ben-Ezra JM. Bone marrow aspirate and biopsy: a pathologist's perspective. II. Interpretation of the bone marrow aspirate and biopsy. J Clin Lab Anal. 2009;23:259–307.
15. Rimsza LM, Larson RS, Winter SS, Foucar K, Chong YY, Garner KW, Leith CP. Benign hematogone-rich lymphoid proliferations can be distinguished from B-lineage acute lymphoblastic leukemia by integration of morphology, immunophenotype, adhesion molecule expression, and architectural features. Am J Clin Pathol. 2000;114:66–75.
16. Ryan DH. Examination of the marrow. In: Kaushansky K, Beutler E, Seligsohn U, Lichtman MA, Kipps TJ, Prchal JT, editors. Williams hematology. 8th ed. New York: McGraw-Hill; 2010. p. 25–36.

反应性变化

Rebecca L. King, Matthew T. Howard

对骨髓病理学的认识不仅需要了解骨髓的正常细胞学和组织结构，也要了解髓外损伤和刺激所引起的各种不同的骨髓变化。反应性骨髓变化可以是量方面的变化（增生活跃或增生减低），也可以是质方面的变化（成熟左移、细胞非典型性），这些改变可影响一系或多系造血细胞，也可涉及淋巴细胞、组织细胞或骨髓的基质成分（图2.1至图2.48）。

引起骨髓反应性变化的原因通常来源于骨髓本身之外。图示中有多种改变的鉴别诊断，包括自身免疫性疾病（图2.3、图2.4、图2.5、图2.18、图2.19和图2.26）、营养缺乏或过量（图2.10至图2.17）、毒性损伤、药物治疗（见第3章）和感染（见第5章，图2.22）。

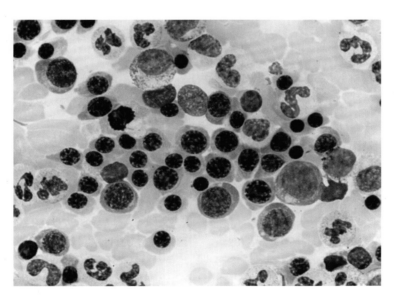

图2.1　可将红系增生看作是对各种原因贫血的正常反应，特别是那些涉及外周血红细胞（RBC）破坏、瘀滞或出血相关的病变。促红细胞生成素增多，包括对缺氧的正常生理反应或不同肿瘤的异常分泌，也可引起红系增生。本图是来自一位转移性肾细胞癌女性患者的骨髓穿刺涂片，其血红蛋白是19.0g/dL，血清促红细胞生成素水平明显升高。经骨髓活检已排除骨髓增生性肿瘤如真性红细胞增多症等。涂片显示红系明显增生，但增生的红系细胞完全成熟，无细胞异型性，分子检测JAK2、CALR和MPL基因突变均为阴性。

R.L. King (✉) • M.T. Howard
Division of Hematopathology, Mayo Clinic, Rochester, MN, USA
e-mail: rebecca.king98@gmail.com; howard.matthew@mayo.edu

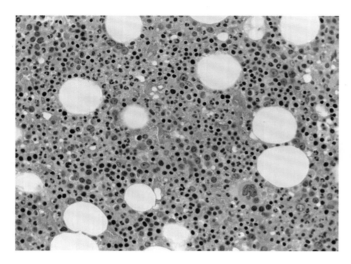

图2.2　骨髓活检标本来自图2.1的患者，显示红系增生，红系细胞岛数量增加，但形态正常，分化成熟。

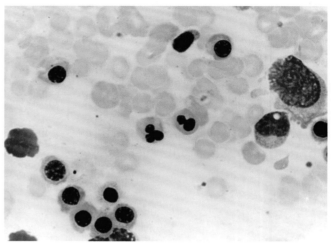

图2.4　自身免疫性溶血性贫血患者的骨髓穿刺涂片，红系增生可伴有明显的细胞异型性，类似于在骨髓增生异常（"应激性红细胞生成障碍"）中所见到的。这里显示的是红系前体细胞核不规则和出芽现象。临床病史和其他系别造血细胞的形态学评估很关键，可避免在这种情况下误诊为骨髓增生异常综合征。

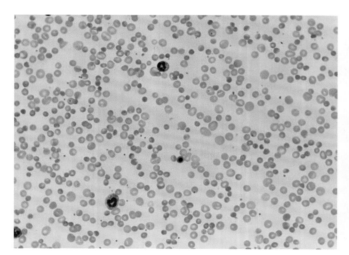

图2.3　红系增生可伴有外周血红细胞的破坏，例如本例患者患有自身免疫性溶血性贫血，外周血涂片显示多染性红细胞、球形红细胞和循环血中的有核红细胞都明显增加。

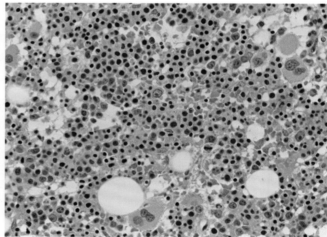

图2.5　自身免疫性溶血性贫血患者的骨髓活检显示由于红系增生继发了骨髓过度增生。

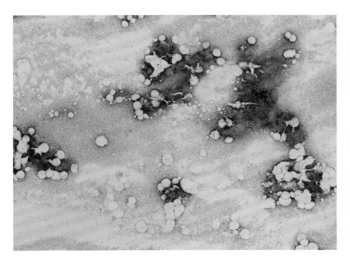

图2.6　慢性疾病贫血患者的骨髓穿刺涂片。普鲁士蓝铁染色,显示铁的储存量增加(蓝色)。

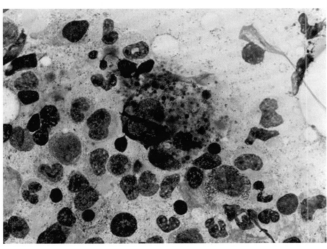

图2.8　慢性疾病贫血患者的骨髓穿刺涂片。巨噬细胞含有粗大的含铁血黄素颗粒。Wright-Giemsa染色呈蓝黑色。

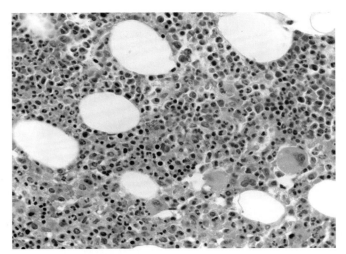

图2.7　慢性疾病贫血患者的骨髓活检,显示吞噬含铁血黄素的巨噬细胞增多。

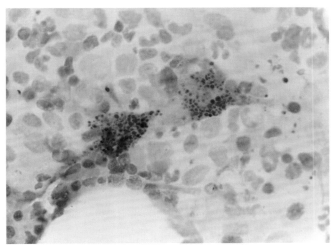

图2.9　普鲁士蓝染色显示高倍镜下巨噬细胞内的铁颗粒,与图2.8为同一患者。

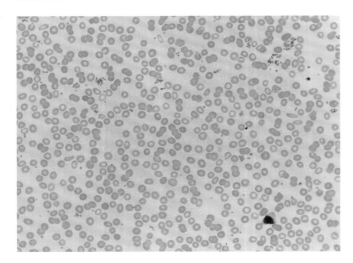

图2.10　缺铁性贫血很常见,患者有典型的全血细胞计数(CBC)和外周血涂片表现,通常不需要做骨髓活检。这里显示的是一位缺铁性贫血患者(血红蛋白9.2g/dL,MCV 76.0 fL)外周血涂片的改变。反应性血小板增多常见,同时可见细长椭圆形("铅笔细胞")及小细胞、低色素特征的红细胞。

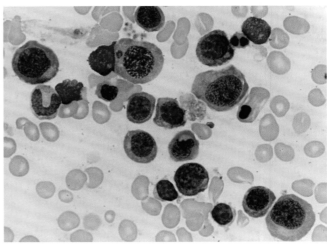

图2.12　维生素 B_{12} 缺乏和巨幼细胞性贫血(血红蛋白7.3g/dL,MCV 121.6 fL)患者的骨髓穿刺涂片。注意特征性的巨幼样变的红系前体细胞,红系前体细胞表现为核质发育不同步并左移,异常的大细胞核显示核染色质异常,呈"筛网"状、"香肠"样或"绳索"样,偶尔可见核出芽,终末期红系细胞发育不良也可见到,如果不结合临床病史和其他典型的形态学特征,可能被误诊为骨髓增生异常。

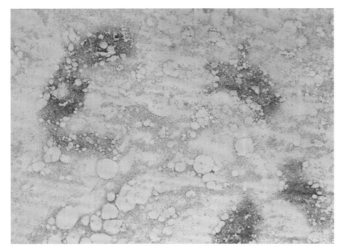

图2.11　虽然诊断缺铁性贫血通常不需要做骨髓检查,但骨髓穿刺涂片的普鲁士蓝染色仍被认为是评估铁缺乏的"金标准"[1]。本图显示缺铁性贫血患者缺乏可染色的铁(蓝色)。

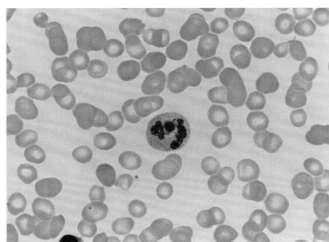

图2.13　在维生素 B_{12} 缺乏时,粒系细胞也会受到影响,外周血中粒细胞核分叶过多是一个特征性的形态学改变,有时骨髓里也可见到。

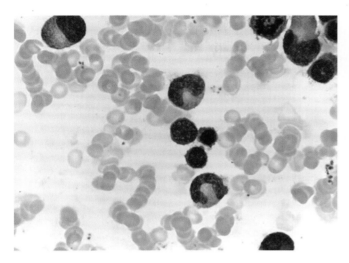

图2.14 出现巨大的杆状核中性粒细胞("马蹄铁"样)和晚幼粒细胞是维生素B₁₂缺乏的另一个常见特征。

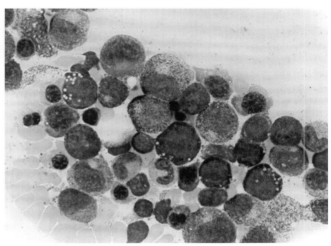

图2.16 铜缺乏(通常由过量摄入锌引起)可引起外周血细胞减少,骨髓变化类似骨髓增生异常综合征。一个标志性的发现是红系增生伴有特征性的细胞质空泡化,空泡化在红系细胞和粒系前体细胞中均易见到。

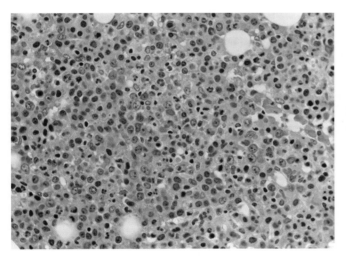

图2.15 维生素B₁₂缺乏症患者的骨髓活检,常表现为相对于患者年龄的骨髓明显过度增生。注意出现红系左移、幼红细胞核染色质纤细。粒系细胞也出现左移,但发育完全成熟。这些特征是非特异性的,可能被误认为髓系肿瘤。

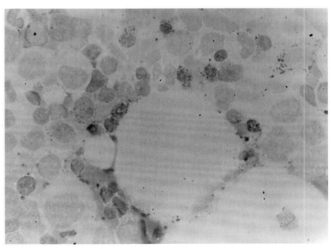

图2.17 图为普鲁士蓝染色显示铜缺乏症的常见表现,包括储存铁和环形铁粒幼红细胞增多,这些可导致误诊为骨髓增生异常综合征。非肿瘤性原因引起的环形铁粒幼红细胞增多包括酗酒、药物(异烟肼)、铅中毒和先天性铁粒幼红细胞性贫血[2](见第4章)。

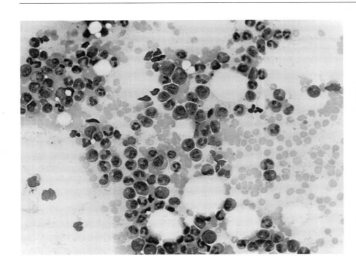

图2.18　通常在自身免疫或副肿瘤状态时，如果红系细胞增生被抑制，粒红细胞比率（M∶E）会增大。本图为单纯红细胞再生障碍伴有胸腺瘤患者的骨髓穿刺涂片。

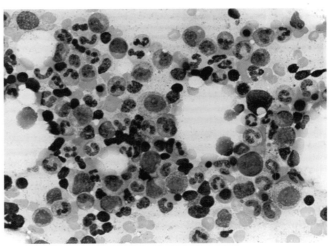

图2.20　反应性粒细胞增生是感染的特征，尤其是细菌性败血症，也可见于其他炎症情况。在接受化学治疗的造血系统肿瘤患者中使用生长因子治疗，第3章也有描述，也是导致粒细胞增生的常见原因。本图为骨髓穿刺涂片，显示粒细胞增生，没有明显左移。

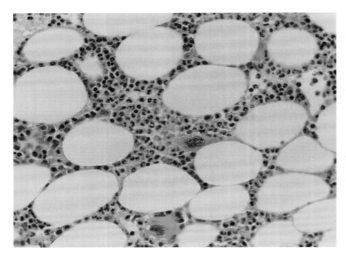

图2.19　来自图2.18纯红细胞再生障碍伴胸腺瘤患者的相应骨髓活检。

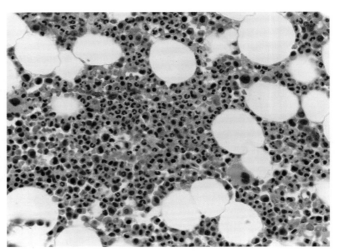

图2.21　与图2.20为同一患者的骨髓活检，显示粒细胞增生，间质内成熟的粒细胞数量增多，远离骨小梁。红系前体细胞也可见，但数量相对减少。

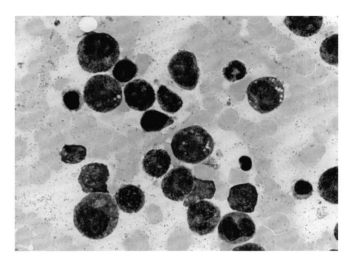

图2.22 持续细菌性败血症患者的骨髓穿刺涂片。粒细胞增生伴明显左移,在左移的粒系前体细胞中可见毒性颗粒,以及粗大、深紫色的细胞质颗粒和空泡。

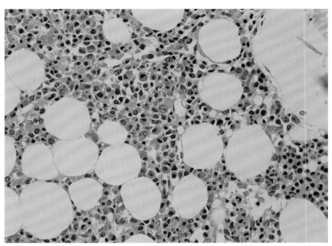

图2.24 来自图2.23患者的骨髓活检显示嗜酸性粒细胞增多。

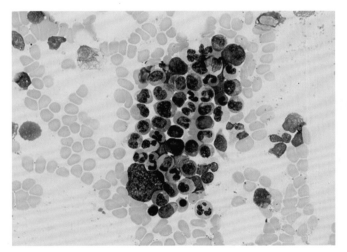

图2.23 骨髓穿刺涂片显示,嗜酸性粒细胞增多。嗜酸性粒细胞呈正常的发育成熟和细胞学形态。该患者有嗜酸细胞性筋膜炎和外周血嗜酸性粒细胞增多症的病史。嗜酸性粒细胞增多可能与一些造血系统恶性肿瘤相关,也可能与感染、自身免疫性疾病,以及对药物或其他物质的过敏反应相关。

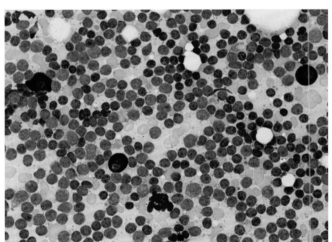

图2.25 在骨髓中反应性肥大细胞增多罕见。反应性肥大细胞一般为正常的圆形细胞学形态伴有致密颗粒,如本例骨髓穿刺涂片所示,而在活检中缺乏肥大细胞聚集灶。患淋巴浆细胞性淋巴瘤时通常可见反应性肥大细胞浸润,如图所示。

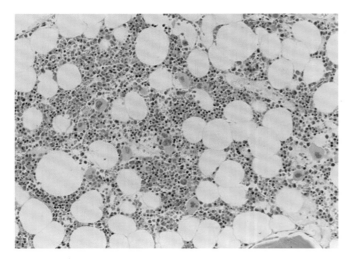

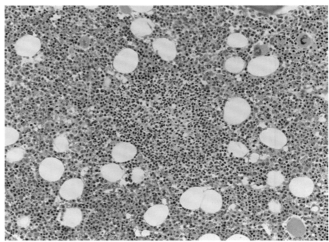

图2.26 反应性巨核细胞增生通常见于外周血血小板破坏或血小板被扣押时,如免疫性血小板减少性紫癜(ITP)。虽然巨核细胞增多,但其处于不同的成熟阶段,缺乏细胞形态学的异型性,在骨髓活检中至多表现为灶性松散簇状分布,这些特征有助于区分反应性巨核细胞增生与髓系肿瘤。

图2.27 在成年人的骨髓中,淋巴细胞占比通常少于细胞成分的20%。随着年龄的增加,骨髓中反应性淋巴聚集灶增多,通常是偶然发现。自身免疫性疾病或活动性病毒感染的患者,反应性淋巴聚集灶更易见到。反应性淋巴聚集灶通常不在小梁旁,边界清楚,如图所示。聚集灶通常为小细胞,但可能混杂有极少量的大细胞、组织细胞或浆细胞。

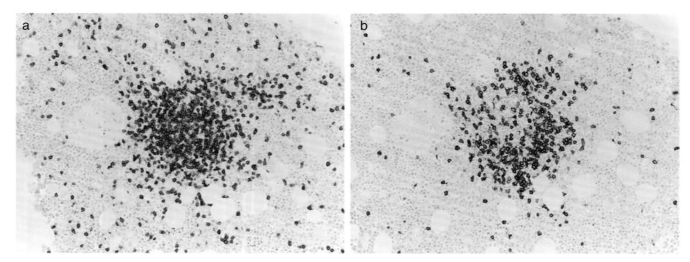

图2.28 在反应性淋巴细胞聚集灶中,CD3免疫组织化学(简称"免疫组化")染色显示T细胞(a)占优势,而CD20染色的B细胞(b)较少。

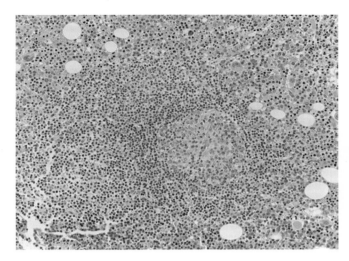

图2.29 偶尔在反应性状态下，骨髓中的反应性淋巴细胞聚集灶可有生发中心形成，特别是在患自身免疫性疾病时。

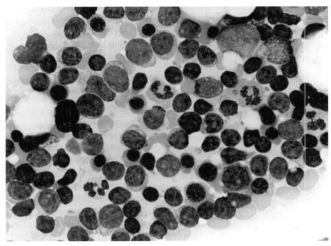

图2.31 儿童可能出现大量的B细胞前体细胞，被称为B祖细胞。儿童（和较少成年人）在某些骨髓应激情况下，包括感染、潜在的恶性肿瘤、化学治疗或骨髓移植后，可能出现B祖细胞增生。在极少数情况下，B祖细胞增多可超过细胞数的50%[2]。该骨髓穿刺涂片是一位64岁自身免疫性粒细胞减少症患者，显示骨髓B祖细胞增生，可见到B祖细胞的成熟谱系：Wright-Giemsa染色显示有些细胞较不成熟，呈母细胞样染色质，另一些细胞染色质则更加致密、体积小、细胞质更丰富。

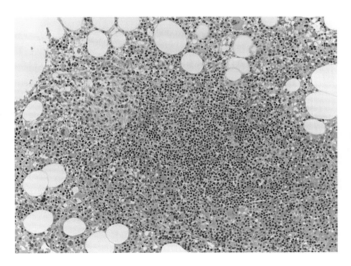

图2.30 在某些情况下，反应性淋巴细胞聚集灶可提示潜在的恶性肿瘤。本图为惰性系统性肥大细胞增多症，肥大细胞聚集灶周围常被反应性小淋巴细胞呈"袖套"样包绕。

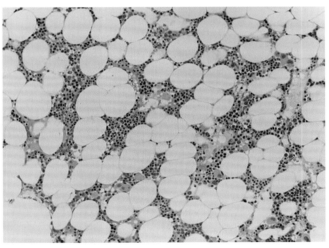

图2.32 B祖细胞增生。与图2.31为同一患者的骨髓活检显示微量的间质淋巴细胞浸润，但没有大的淋巴细胞聚集灶。

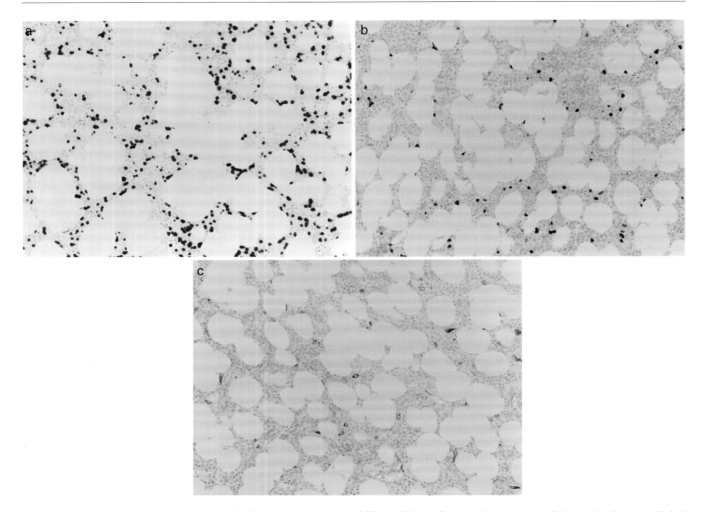

图2.33　B祖细胞增生。PAX5免疫组化染色显示骨髓内B细胞前体细胞数量增加（a）。与此相反,只有极少量细胞TdT阳性（b）或CD34阳性（c）,突显此为成熟谱系。

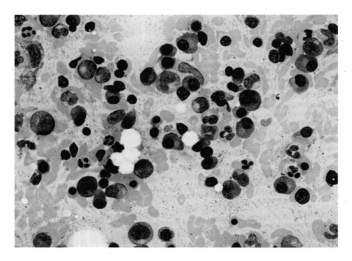

图2.34　骨髓内反应性多克隆浆细胞增多不常见。此类患者可能伴有潜在的感染、肝硬化、自身免疫性疾病或其他恶性肿瘤。在细胞形态学上,典型的浆细胞较温和,但可有轻度不典型性,如可能出现细胞质空泡或多叶核,并不一定意味着是浆细胞肿瘤,免疫表型对克隆性的判定是有必要的。在本病例中,多型性浆细胞在某些区域至少占了骨髓细胞的30%,其伴有多克隆高丙种球蛋白血症,但没有单克隆蛋白,怀疑为血管免疫母细胞性T细胞淋巴瘤,但还不能明确证实为淋巴瘤累及骨髓。

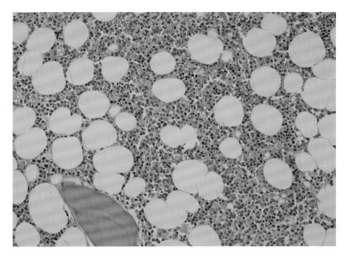

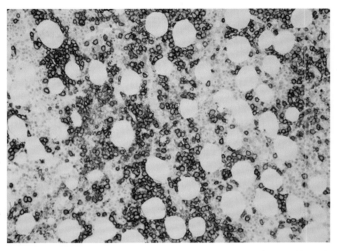

图2.35 与图2.34为同一患者的骨髓活检显示多型性浆细胞增多。

图2.36 与图2.34为同一患者的骨髓活检显示多型性浆细胞增多。免疫组化CD138染色显示增多的浆细胞。

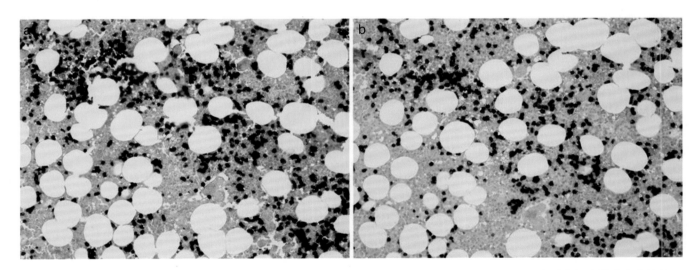

图2.37 与图2.34为同一患者的骨髓活检显示多型性浆细胞增多。原位杂交kappa（a）和lambda（b）表明浆细胞是多克隆性的。

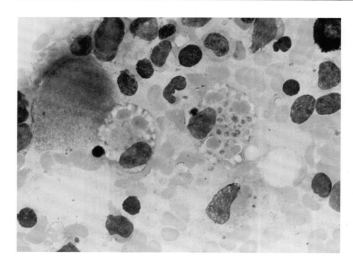

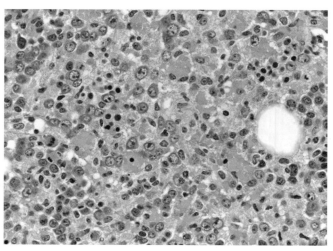

图2.38　正常情况下骨髓细胞中巨噬细胞占比不到1%[2]。在细胞高度更迭周转状态下,骨髓涂片中可见活化巨噬细胞数量增加。活化巨噬细胞增加并伴有吞噬完整细胞和细胞碎片的现象被称为噬血现象,这种反应现象可由肿瘤或非肿瘤各种原因导致,包括先天性综合征、淋巴瘤、自身免疫性疾病和病毒感染。本例骨髓涂片来自一个被诊断为EB病毒(EBV)感染相关噬血细胞性淋巴组织细胞增生症(HLH)患者,涂片显示噬血现象。家族性HLH病例见第4章(先天性、代谢性和相关疾病),其他病例将在第14章讨论(组织细胞疾病)。

图2.40　HLH患者的骨髓活检显示间质内吞噬有细胞和细胞碎片的巨噬细胞增多,尤其显著的是吞噬大量无核红细胞的巨噬细胞。

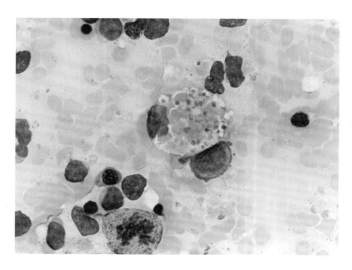

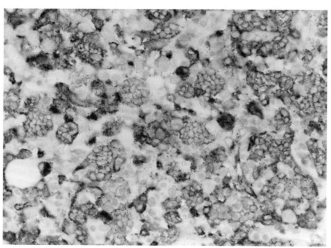

图2.39　HLH患者的噬血现象。可见活化巨噬细胞吞噬大量的血小板和红细胞。

图2.41　骨髓活检CD163免疫组化染色显示巨噬细胞在HLH患者中噬血现象增多。

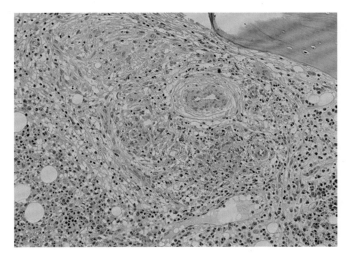

图2.42 骨髓的肉芽肿性炎症可提示感染、潜在的恶性肿瘤或系统性炎性疾病，如结节病。本图为结节病患者非坏死性肉芽肿病变累及骨髓（更多病例见第14章）。

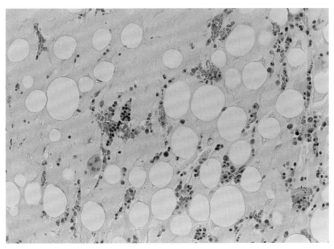

图2.44 凝胶样变高倍镜图像。脂肪细胞萎缩和骨髓成分丢失是其特征。

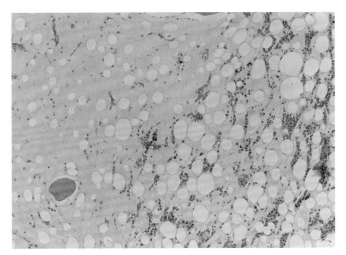

图2.43 神经性厌食症和其他营养不良时可见骨髓凝胶样变。骨髓基质的变化已被证实与体重减少的程度相关[3]。骨髓活检显示，骨髓成分丢失和明显的无定形、凝胶样外观的细胞外基质沉积。

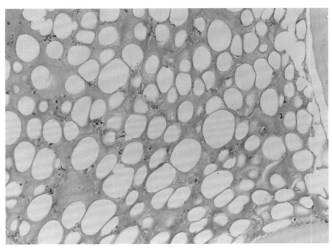

图2.45 神经性厌食症患者的骨髓活检。恶病质状态下的细胞外基质由透明质酸组成，Alcian染色呈蓝色，如图所示[4]。这种染色有助于与其他细胞外基质沉积物如淀粉样物质相鉴别。

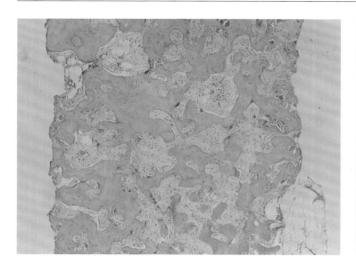

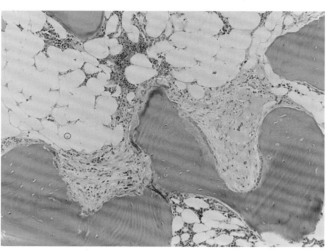

图2.46　骨Paget病（畸形性骨炎）是一种罕见的、由未知原因导致的骨骼加速重建的进行性疾病。骨髓活检显示增厚的骨小梁呈"拼图"样模式，并伴有明显的破骨细胞和成骨细胞活化。在疾病的慢性期，髓隙被细纤维化取代，临床病史对避免误诊为骨髓增生性肿瘤的终末期病变至关重要。

图2.48　肾性骨营养不良通常伴有慢性肾衰竭。可见骨重建，伴成骨细胞和破骨细胞活性增加，并由此导致骨硬化。在极少数情况下，可出现骨髓纤维化样的图像[5]。

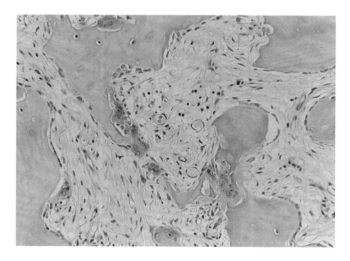

图2.47　高倍镜下骨Paget病（畸形性骨炎）显示破骨细胞和成骨细胞活性明显增加。在疾病的慢性期，髓隙被细纤维化取代。

在许多情况下，对于病因来说形态学特征是非特异性的，临床病史对于解释骨髓的病理表现非常重要。此外，许多反应性改变与肿瘤的一些病变相互重叠，例如，自身免疫性溶血性贫血患者（图2.3至图2.5）红系细胞再生时可见明显的红系异型。最后，在肿瘤累及骨髓时，可能引起骨髓中其他一些细胞特征性的反应，如在淋巴浆细胞性淋巴瘤中见到的反应性肥大细胞增多（图2.25）。

（张培红　译　孟斌　校）

参考文献

1. Johnson-Wimbley TD, Graham DY. Diagnosis and management of iron deficiency anemia in the 21st century. Therap Adv Gastroenterol. 2011;4:177–84.
2. Foucar K, Reichard K, Czuchlewski D. Bone marrow pathology. 3rd ed. Chicago: ASCP Press; 2010.
3. Abella E, Feliu E, Granada I, Milla F, Oriol A, Ribera JM, et al. Bone marrow changes in anorexia nervosa are correlated with the amount of weight loss and not with other clinical findings. Am J Clin Pathol. 2002;118:582–8.
4. Mehta K, Gascon P, Robboy S. The gelatinous bone marrow (serous atrophy) in patients with acquired immunodeficiency syndrome. Evidence of excess sulfated glycosaminoglycan. Arch Pathol Lab Med. 1992;116:504–8.
5. Butt YM, Chen W. Myelofibrosis secondary to renal osteodystrophy. Blood. 2016;128:2104.

第3章

治疗后的骨髓变化

Jason H.Kurzer, Olga K.Weinberg

接受过各种不同方法治疗的患者,其骨髓活检和骨髓穿刺标本可呈现多种组织学和细胞学形态改变,因此,病理医生必须了解一系列与治疗相关的骨髓反应。接受诱导化学治疗(简称"化疗")的急性白血病患者经常在特定间隔时间进行骨髓穿刺和(或)活检,从而使病理医生可观察到治疗方案的即时疗效和长期疗效(表3.1)。

清髓治疗约1周后,获取的骨髓活检标本通常表现为骨髓生成障碍、脂肪细胞减少、纤维素样坏死和水肿伴髓窦扩张(图3.1)[1-3]。开始治疗后2周,纤维素样坏死持续存在,细胞成分主要由基质细胞、吞噬含铁血黄素的巨噬细胞、淋巴细胞和浆细胞组成(图3.2和图3.3)。此时,脂肪细胞恢复,常呈多腔的脂肪细胞,并常伴随疏松的、可逆性网状纤维增多(图3.4)。到治疗的第29天,红细胞生成通常已恢复,但可能伴有一定程度的病态(图3.5)。接着是粒系生成恢复,巨核系生成通常最后恢复(图3.6和图3.7)[1]。

识别这些病变至关重要,它可能与治疗后残留病变很相似。B祖细胞增生在治疗后很常见,尤其在儿童患者中更加明显,因此,与淋巴母细胞性白血病治疗后残留病变的鉴别充满挑战(图3.8)。其他的诊断难点可能来自使用生长因子如G-CSF进行治疗的患者,早期G-CSF治疗可能表现为早幼粒细胞增生,使人联想到急性早幼粒细胞白血病,但这些前体细胞通常表现为正常的细胞学和组织学形态(图3.9和图3.10)[4-7]。而且随着时间的推移,髓系增生表现为更多成熟的前体细胞(图3.11)。另一个诊断挑战是利妥昔单抗的使用,含有利妥昔单抗的治疗有时可诱导T淋巴细胞在骨髓中形成聚集灶,其形态可与淋巴瘤的持续性存在类似(图3.12)[8]。

最后,某些疾病的特殊治疗会显示相应的骨髓变化。应用全反式维A酸(ATRA)治疗已被证实可促进急性早幼粒细胞白血病(APL)中的非典型早幼粒发生分化。因此,在ATRA治疗的1周内,中性粒细胞可含有Auer小体。几周后,原始颗粒消失,但中性粒细胞可表现为次级颗粒生成缺乏(图3.13)[9]。慢性髓系白血病(CML)典型表现为骨髓增生极度活跃,髓系细胞明显增多,并常出现不典型的巨核细胞(图3.14)。然而,应用酪氨酸激酶抑制剂(TKI,如伊马替尼)治疗几个月后,可明显降低骨髓增生程度至正常水平,甚至骨髓增生减少,不典型巨核细胞的数量也明显减少(图3.15)[10-12]。

J.H. Kurzer (✉)
Stanford University School of Medicine, Stanford, CA, USA
e-mail: kurzer@stanford.edu

O.K. Weinberg
Pathology Department, Boston Children's Hospital,
Boston, MA, USA
e-mail: Olga.Weinberg@childrens.harvard.edu

表3.1   治疗后骨髓变化时间表

时间点	病变
1周	骨髓生成障碍
	脂肪细胞减少
	纤维素样坏死
	水肿
	窦扩张
2周	纤维素样坏死
	细胞成分有基质细胞、吞噬含铁血黄素的巨噬细胞、淋巴细胞和浆细胞
	脂肪细胞恢复:多腔脂肪细胞
	疏松的、可逆性的网状纤维增多
	B祖细胞增生
4周	红系前体细胞恢复
	粒细胞生成
	簇状的巨核细胞出现
	网状纤维消失

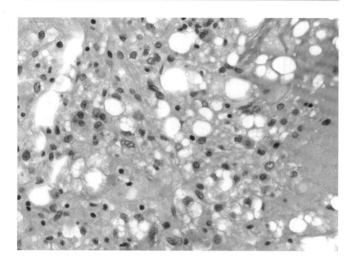

图3.2   患者男,34岁,急性髓系白血病,7+3诱导化疗第14天,骨髓活检显示治疗后的相关骨髓变化。背景中仍有明显的纤维素样坏死。细胞成分主要由淋巴细胞、浆细胞、基质细胞和组织细胞组成,部分组织细胞含有细胞碎片和含铁血黄素。到了第14天,脂肪细胞重新出现,多数细胞呈多腔状,背景中可见疏松的网状纤维网。

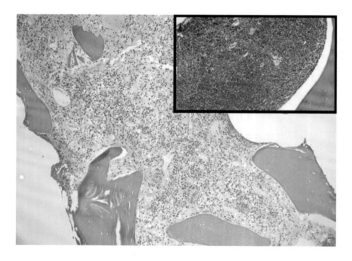

图3.1   患者女,15岁,急性B淋巴细胞性白血病诱导化疗第8天,骨髓活检显示治疗相关的变化。治疗前,骨髓增生极度活跃,被成片的、未成熟的原始淋巴细胞取代(插图)。在诱导化疗的第8天,骨髓增生低下,出现血窦扩张和明显的水肿、基质细胞的纤维素样坏死、造血前体细胞和脂肪细胞缺乏。另外,本病例仍见散在和多灶性分布的残留肿瘤细胞。

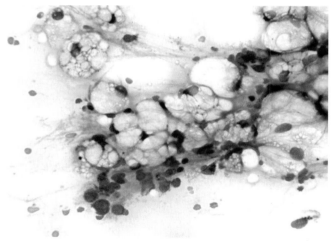

图3.3   图3.2患者的骨髓穿刺涂片显示,多腔脂肪细胞、基质细胞、浆细胞和偶见的吞噬含铁血黄素的巨噬细胞。

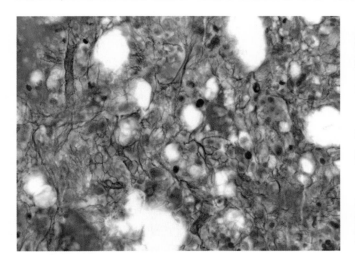

图3.4 图3.2患者骨髓活检的网状纤维染色显示网状纤维增多。可逆性的网状纤维增多有时可见于大剂量化疗后。

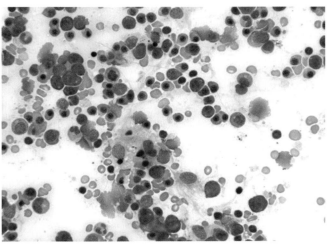

图3.6 患儿男，2岁，急性B淋巴细胞性白血病诱导化疗第29天，骨髓穿刺涂片显示治疗相关改变。涂片显示红系细胞增生明显，偶见发育异常的幼红细胞，还可见散在分布的少量未成熟粒细胞，提示髓系造血开始恢复。

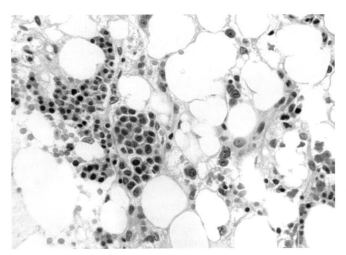

图3.5 患者男，17岁，急性B淋巴细胞性白血病诱导化疗第29天，骨髓活检显示治疗相关变化。随着造血功能的恢复，红系前体细胞通常是三系中最先恢复的，在增生低下的骨髓中常可找到散在分布的红系增生岛。

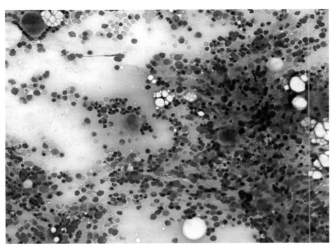

图3.7 患者男，24岁，急性B淋巴细胞性白血病诱导化疗第29天，骨髓穿刺涂片显示红系增生。值得注意的是，再生的巨核细胞成簇出现，偶见分叶少的巨核细胞。

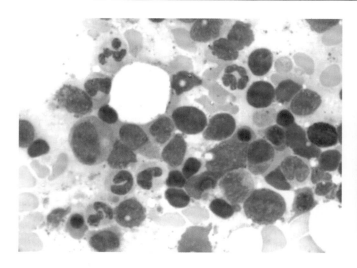

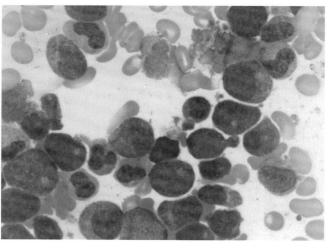

图 3.8   患者男,71岁,急性髓系白血病治疗后,骨髓穿刺涂片显示明显的 B 祖细胞增生,混合有成熟中的髓系和红系前体细胞。

图 3.10   图 3.9患者的骨髓穿刺涂片显示明显的粒系左移。在很多形态正常的早幼粒细胞中可见到明显的高尔基体,这是 G-CSF 治疗中的常见现象。

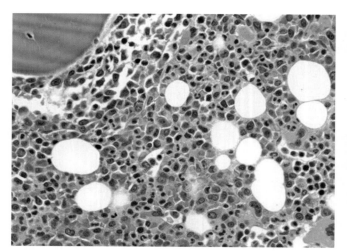

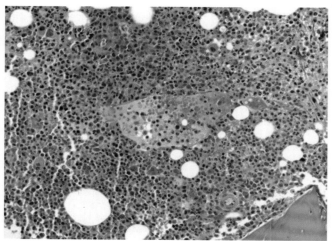

图 3.9   患者女,25岁,经 G-CSF 治疗1周后,骨髓活检显示骨髓增生活跃,伴不成熟粒细胞增多。然而,粒细胞生成模式是正常的,从骨小梁旁向外扩展进入间质。

图 3.11   患者男,40岁,经 G-CSF 治疗第2周,骨髓活检显示与图 3.10相似的粒系增生表现,但完全成熟粒系细胞的比例增多。

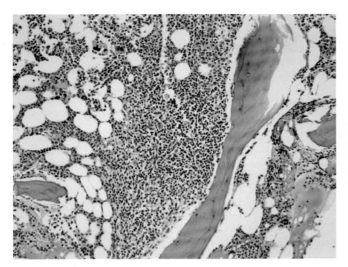

图3.12 患者女,87岁,有弥漫性大B细胞淋巴瘤病史,接受含有利妥昔单抗的方案治疗后,骨髓活检显示明显的淋巴细胞聚集灶。本病例中聚集的淋巴细胞被证实几乎均为T细胞而没有B细胞。由于瘤细胞CD20的表达可能非常少,因此,选择其他的B细胞标志物(如PAX-5或CD79a)非常重要。

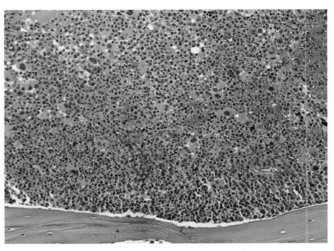

图3.14 患者女,32岁,慢性髓系白血病,骨髓活检显示特征性的增生极度活跃的骨髓和相应的粒系细胞增生,疏松簇状的不典型巨核细胞易见。

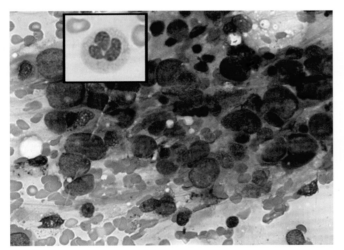

图3.13 患者女,25岁,经ATRA、柔红霉素和砷剂治疗后,骨髓穿刺涂片显示骨髓增生低下,可见未分化的髓系前体细胞分化发育为早幼粒细胞阶段,但在外周血(插图)中偶尔可见缺乏次级颗粒的中性粒细胞,可能是由于ATRA诱导原肿瘤性早幼粒细胞成熟所致。

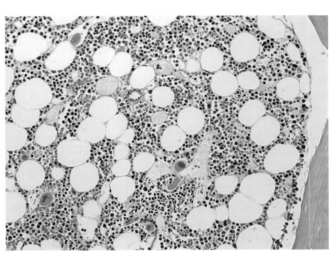

图3.15 图3.14患者骨髓活检显示,伊马替尼治疗6个月的疗效,骨髓增生程度恢复正常,仅见散在分布的巨核细胞。

(高亚男 译 张培红 孟斌 校)

参考文献

1. Islam A, Catovsky D, Galton DAG. Histological study of bone marrow regeneration following chemotherapy for acute myeloid leukemia and chronic granulocytic leukemia in blast transformation. Br J Haematol. 1980;45:535–40.

2. Dick FR, Burns CP, Weiner GJ, Heckman KD. Bone marrow morphology during induction phase of therapy for acute myeloid leukemia (AML). Hematol Pathol. 1995;9:95–106.

3. Kushwaha R, Kumar A, Aggrawal K, Nigam N, Kumar A. Post chemotherapy blood and bone marrow regenerative changes in childhood acute lymphoblastic leukemia: a prospective study. Indian J Pathol Microbiol. 2014;57:72–7. https://doi.org/10.4103/0377–4929.130903.

4. Campbell LJ, Maher DW, Tay DL, Boyd AW, Rockman S, McGrath K, et al. Marrow proliferation and the appearance of giant neutrophils in response to recombinant human granulocyte colony stimulating factor (rhG-CSF). Br J Haematol. 1992;80:298–304.

5. Ryder JW, Lazarus HM, Farhi DC. Bone marrow and blood findings after marrow transplantation and rhGM-CSF therapy. Am J Clin Pathol. 1992;97:631–7.

6. Schmitz LL, McClure JS, litz CE, Dayton V, Weisdorf DJ, Parkin JL, Brunning RD. Morphologic and quantitative changes in blood and marrow cells following growth factor therapy. Am J Clin Pathol. 1994;101:67–75.

7. Harris AC, Todd WM, Hackney MH, Ben-Ezra J. Bone marrow changes associated with recombinant granulocyte-macrophage and granulocyte colony-stimulating factors: discrimination of granulocytic regeneration. Arch Pathol Lab Med. 1994;118:624–9.

8. Raynaud P, Caulet-Maugendre S, Foussard C, Salles G, Moreau A, Rossi JF, et al. GOELAMS Group. T-cell lymphoid aggregates in bone marrow after rituximab therapy for B-cell follicular lymphoma: a marker of therapeutic efficacy? Hum Pathol. 2008;39:194–200.

9. Miyauchi J, Ohyashiki K, Inatomi Y, Toyama K. Neutrophil secondary-granule deficiency as a hallmark of all-trans retinoic acid-induced differentiation of acute promyelocytic leukemia cells. Blood. 1997;90:803–13.

10. Hasserjian RP, Boecklin F, Parker S, Chase A, Dhar S, Zaiac M, et al. ST1571 (imatinib mesylate) reduces bone marrow cellularity and normalizes morphologic features irrespective of cytogenetic response. Am J Clin Pathol. 2002;117:360–7.

11. Frater JL, Tallman MS, Variakojis D, Druker BJ, Resta D, Riley MB, et al. Chronic myeloid leukemia following therapy with imatinib mesylate (Gleevec). Bone marrow histopathology and correlation with genetic status. Am J Clin Pathol. 2003;119:833–41.

12. McNamara C, Grigg A, Szer J, Roberts A, Campbell L, Hoyt R, et al. Morphological effects of imatinib mesylate (STI571) on the bone marrow and blood of patients with Philadelphia chromosome (Ph) positive chronic myeloid leukaemia. Clin Lab Haematol. 2003;25:119–25.

第 4 章

先天性、代谢性和相关疾病

Kristian T·Schafernak，Katherine R. Calvo

本章图示并描述了遗传性骨髓衰竭综合征(如范科尼贫血、Diamond-Blackfan贫血、Shwachmann-Diamond综合征和先天性角化不良)，以及获得性疾病(如再生障碍性贫血和阵发性夜间血红蛋白尿，这些疾病可有形态学特征的重叠，且常被纳入年轻血细胞减少症患者的鉴别诊断中)的骨髓特征(图4.1至图4.7)。人们已逐渐认识到，对骨髓衰竭、骨髓异常增生和髓系恶性肿瘤易感的青少年和成年人，其在GATA2(图4.8)、RUNX1(图4.23)和其他基因中可能存在胚系突变。对于其他伴有血细胞减少和免疫功能损伤的遗传性疾病的骨髓特征在本章中也有说明，包括CTLA4缺陷(图4.9)、自身免疫性淋巴组织增生综合征(ALPS)(图4.10)、PI3K-δ活化综合征(图4.11至图4.17)、Chédiak-Higashi综合征(图4.18至图4.20)、WHIM综合征(图4.21)和慢性肉芽肿性疾病(图4.22)。本章还介绍了主要导致单系血细胞减少的遗传性疾病，包括红系[如重症先天性中性粒细胞减少症(图4.5)]、髓系[如重症先天性中性粒细胞减少症(图4.5)]和血小板[如家族性血小板减少症(图4.23)]。与毒性和(或)代谢状态和贮积性疾病相关的骨髓病变[如戈谢病(图4.24)、尼曼-皮克病(图4.25至图4.27)]、噬血性淋巴组织细胞增多症(图4.28)、巨幼细胞性贫血(图4.29至图4.31)、砷中毒(图4.32)、肾性骨营养不良(图4.33)和骨硬化症(图4.34)。

K.T. Schafernak
Department of Pathology and Laboratory Medicine，Phoenix Children's Hospital，Phoenix，AZ，USA
e-mail：kschafernak@phoenixchildrens.com

K.R. Calvo，M.D. Ph.D.（✉）
Department of Laboratory Medicine，National Institutes of Health Clinical Center，10 Center Dr. Bldg 10/2C306 Bethesda，MD 20892-1508，USA
e-mail：calvok@nih.gov

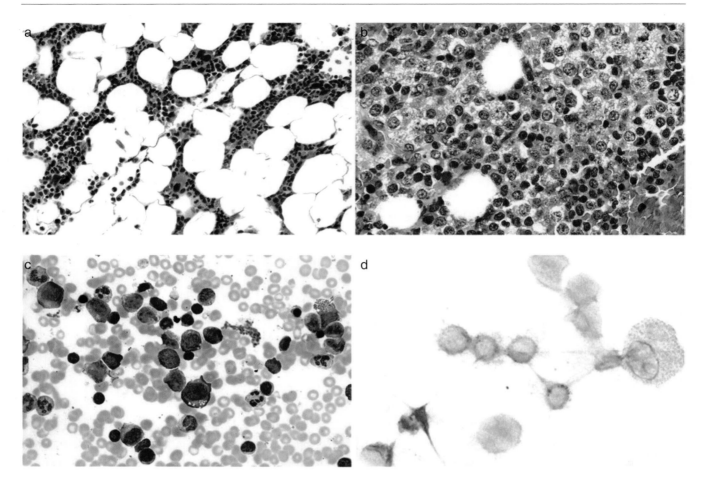

图 4.1 Diamond-Blackfan 贫血（DBA）。DBA 是一种遗传性骨髓疾病，由编码核糖体蛋白的基因（如 RPS19、RPL5）的胚系突变引起，通常在出生时或婴儿早期发病。最初，DBA 的骨髓增生程度可能是正常的，只伴有严重的红系增生减低。（a）这个 5 岁儿童的骨髓细胞成分减少，髓系前体细胞数量也减少。（b）该骨髓凝块切片显示严重的红系减少，并且因输血后遗症致其铁贮积增加。（c）DBA 中的红系前体细胞偶尔会有细胞质空泡。注意背景中发育完全成熟的髓系前体细胞和少数 B 祖细胞。（d）在 DBA 中有时可看到环形铁粒幼细胞，如本例所示。

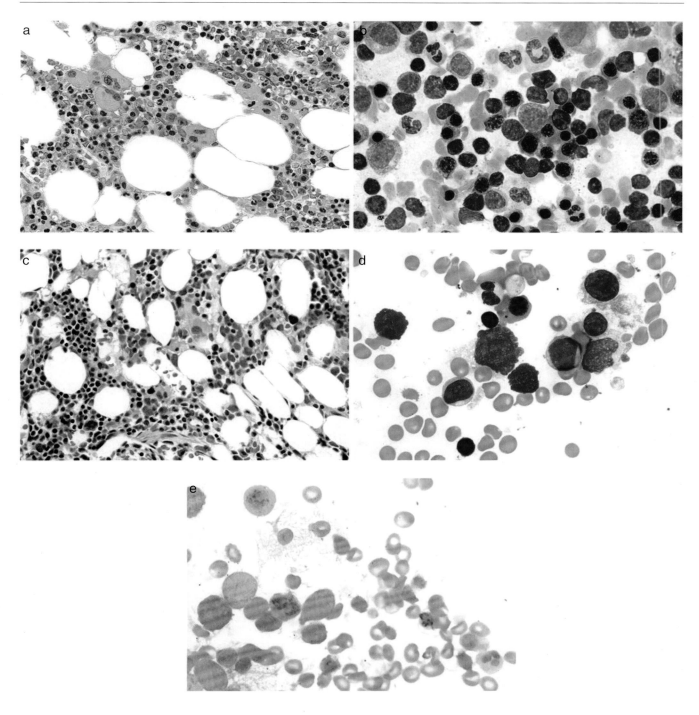

图 4.2 范科尼贫血。目前已知 20 个基因中任一基因的胚系突变都可导致范科尼贫血,最常见的是 FANCA、FANCC 和 FANCG 基因。范科尼贫血患者可发展为骨髓衰竭,并且进展为骨髓增生异常综合征(MDS)/急性髓系白血病(AML)的风险升高。(a)这是一名患有范科尼贫血和全血细胞减少症的 10 岁男孩的骨髓活检,相对于年龄其骨髓细胞减少,伴有少分叶巨核细胞的局灶簇集。(b)骨髓涂片显示红系相对增多,髓系减少,但原始细胞未见增多,细胞遗传学分析显示核型正常。范科尼贫血患者中约有 1/3 持续发展为血液恶性肿瘤,甚至有些患者首次骨髓检查时即被诊断为 MDS 或 AML。另一个病例是一个 8 岁男孩,因进行性疲乏被发现贫血,其既往健康,曾因身材矮小/发育停滞而进行检查,其母 5 年前死于乳腺癌。如图所示,相对于年龄骨髓增生减低(c),三系发育不良伴 10%~15% 的原始细胞(d)和大量环形铁粒幼细胞(e)。最终诊断为 MDS,难治性贫血伴原始细胞增多-2(RAEB-2),伴复杂细胞遗传学异常。双环氧丁烷(DEB)染色体断裂试验阳性,考虑家族病史也进行了遗传学检测。

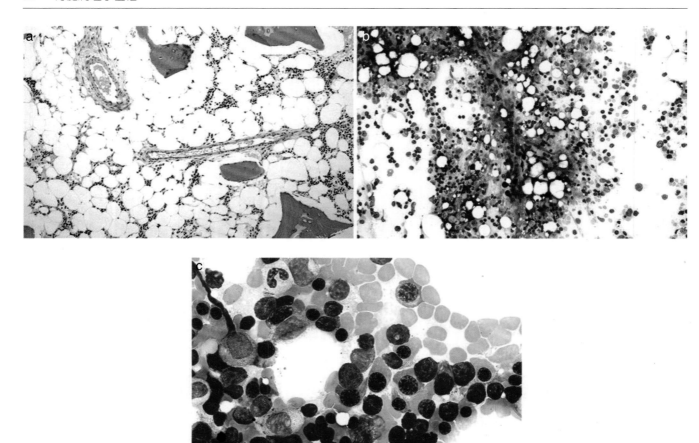

图4.3 Shwachman-Diamond综合征(SDS)。SDS与SBDS基因胚系突变相关,虽然也可能出现轻度的贫血和血小板减少,但中性粒细胞减少是SDS最常见的表现。骨髓增生程度变异很大,从增生减低到增生活跃,与外周血细胞减少的程度没有相关性。儿童SDS患者的骨髓常表现为相对于他们的年龄细胞增生程度降低(a),伴多系造血低下、粒系增生相对减低和粒系左移(b和c)。SDS常可见轻度形态发育不良,应谨慎对待,切勿过度解读为MDS,尽管这些患者确实存在发生MDS/AML的风险。此外,骨髓监测的细胞遗传学分析可能会发现细胞克隆的频繁出现(和消失)。

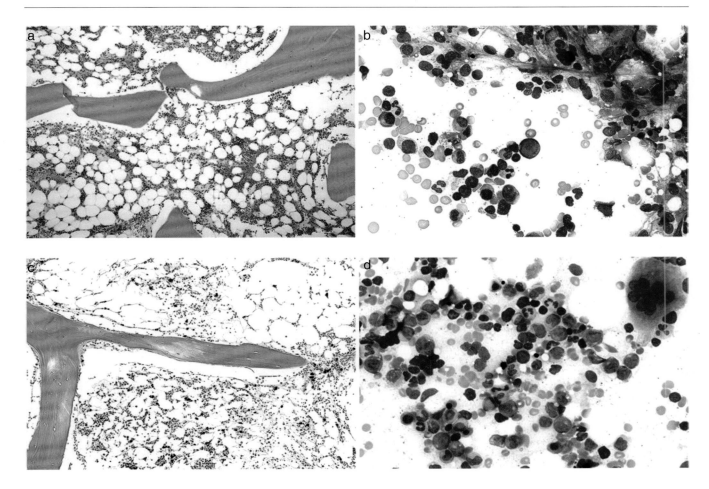

图 4.4　端粒疾病/先天性角化不良。先天性角化不良和端粒疾病是由多个基因中某一基因突变引起的,包括 DKC1、TERT 和 TERC 基因。端粒酶为核糖核酸蛋白复合物,通过合成/延长端粒来弥补细胞分裂时端粒的损耗。TERT 编码端粒酶,TERC 编码 RNA 模板。DKC1 存在于 X 染色体上,其编码的角化不良蛋白为复合物另一种相关蛋白,缺乏时复合物会变得不稳定。先天性角化不良常指一种骨髓衰竭状态,伴有典型的三联征:指甲营养不良、口腔白斑、上胸部和颈部丝网状皮肤色素沉着,有时伴有智力迟钝或其他表现。TERT 和 TERC,以及端粒复合体中的其他基因突变会导致儿童和成人发病,其特征为骨髓衰竭、肺纤维化、肝病和头发早白。(a 和 b)一名既往体健的 16 岁男孩在运动事故中发生股骨骨折,进行修复手术之前发现患有大红细胞增多和血小板减少。检查发现,他的骨髓相对年龄呈增生低下(30%~35% 细胞),并伴多系造血功能低下和相对轻度的巨幼红细胞样红细胞增生,但未见原始细胞增多。随后发现其端粒非常短,且 TERT 基因发生杂合性突变。(c 和 d)患儿女,9 岁,骨髓增生减低,伴有 TERT 基因胚系杂合性突变,并伴有中度全血细胞减少。穿刺涂片显示进行性髓细胞和红细胞生成减少,无明显的发育不良。(待续)

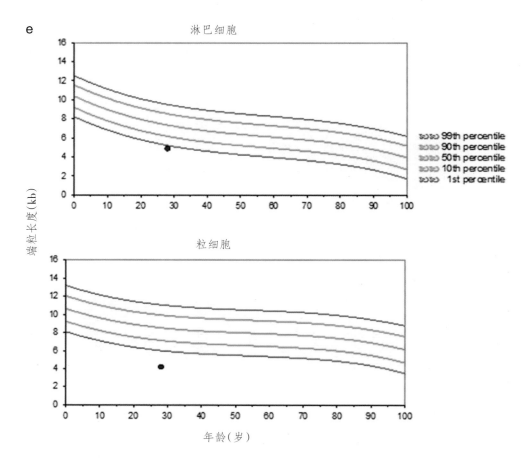

图4.4（续）　（e）荧光原位杂交流式细胞术（Flow-FISH）分析显示，患有全血细胞减少症且TERC基因胚系突变的年轻人，其淋巴细胞和粒细胞（黑色圆圈）端粒长度变短。

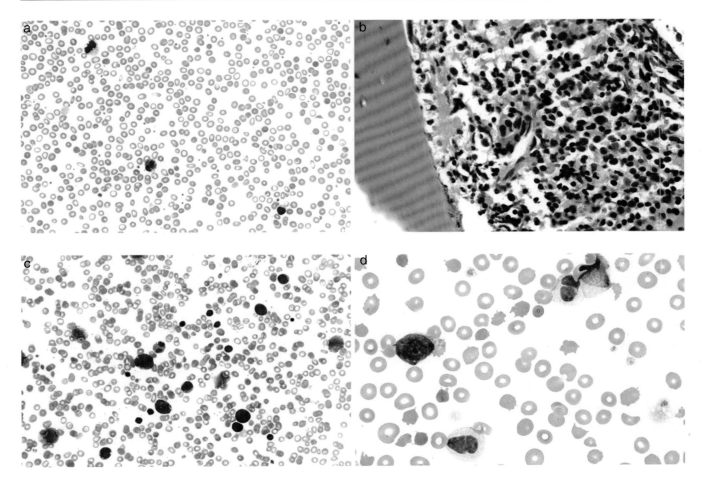

图4.5　重症先天性中性粒细胞减少症（SCN）。12周大的男婴，因新生儿红斑狼疮引起Ⅰ度心脏传导阻滞、皮炎和中性粒细胞减少，其母亲之前被诊断为盘状红斑狼疮。(a)尽管有成熟的嗜酸性粒细胞存在，但在外周血涂片中未发现有分叶核中性粒细胞出现。(b和c)由于生理性B祖细胞增生，骨髓检查显示明显的淋巴样成分，典型地发生在出生后的第1个月，并持续数年。然而，在中性粒细胞系中发现成熟阻滞；偶尔可看到早幼粒细胞，以及非常罕见的中性粒细胞的中幼粒细胞和晚幼粒细胞，没有明确的杆状核或分叶核中性粒细胞。我们认为，这可能代表了一种与新生儿红斑狼疮相关的同种免疫现象（在某种程度上这可能取决于临床进展，但倾向于与后来的成熟"阻滞"相关），但我们不能排除重症先天性中性粒细胞减少症/Kostmann综合征。在他的ELANE基因中发现了一个突变，该突变与常染色体显性遗传性重症先天性（静态）中性粒细胞减少症和周期性中性粒细胞减少症有关。(d)显示了SCN令人担忧的并发症，一名长期接受粒细胞集落刺激因子治疗的女孩发展为MDS/AML。

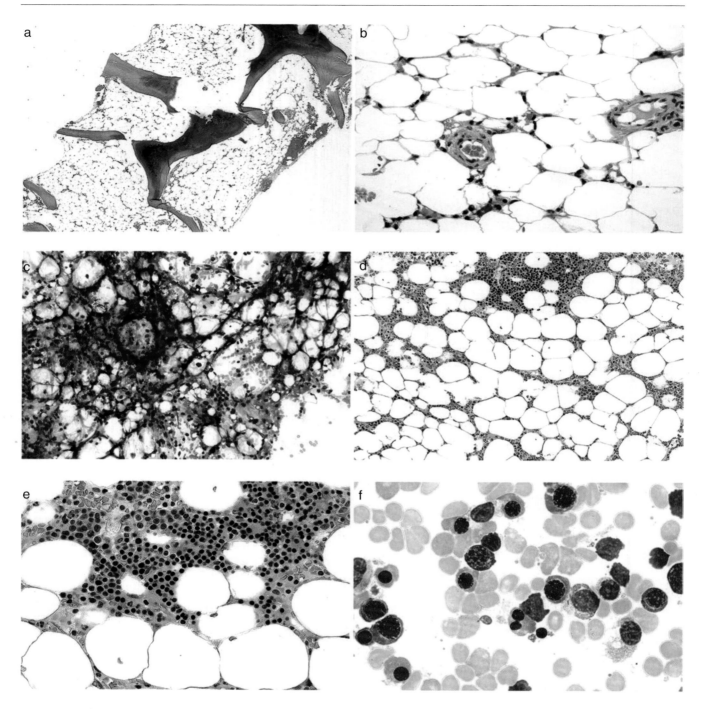

图4.6　再生障碍性贫血(AA)和AA伴阵发性夜间血红蛋白尿(PNH)克隆。特发性AA大多被认为是一种具有自身免疫病因的获得性疾病,但其特征与许多遗传性骨髓衰竭综合征重叠,可能需要进行基因检测以排除遗传性骨髓衰竭。在获得性AA患者中,10%~15%最终发展为MDS,这表明某些患者存在潜在的原发性骨髓疾病。AA患者的PIGA常常存在体细胞突变,导致PNH克隆。(a)患有AA的一名十几岁女孩骨髓活检的低倍镜图像,相对于其年龄骨髓细胞呈弥漫性显著减少。(b)骨髓活检切片HE染色高倍镜图像显示严重的细胞减少,仅存的少数造血细胞是淋巴细胞、浆细胞和细胞质中含有色素的巨噬细胞。(c)骨髓穿刺涂片Wright-Giemsa染色显示显著的小粒空虚,伴有突出的基质成分,包括脂肪细胞、毛细血管衬附的内皮细胞和少量残留的造血细胞(主要是淋巴细胞和巨噬细胞)。(d)来自AA伴有PNH克隆的23岁男性患者的骨髓活检,PNH克隆是用流式细胞术对外周血进行检测,涵盖99%的中性粒细胞。(e)注意高倍镜下,在AA伴PNH克隆患者的增生低下的骨髓中可见到成灶的红系细胞。(f)来自同一AA伴PNH患者的穿刺涂片显示以红系为主,偶见具有核芽的红系前体细胞。在伴有PNH克隆的患者中偶尔会出现核出芽和双核的红系前体细胞(通常少于红系前体细胞的10%),因此,必须谨慎,不要过度解释为PNH患者异常增生的证据。

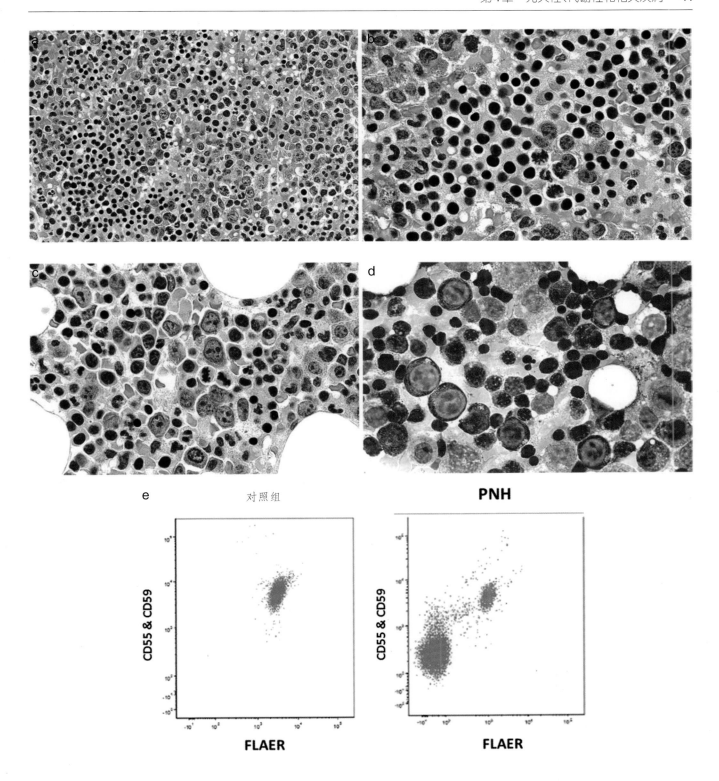

图4.7 阵发性夜间血红蛋白尿（PNH）。PNH的特征是PIGA基因获得性体细胞突变，导致红细胞（RBC）和白细胞上的GPI锚蛋白丢失，随后补体系统破坏红细胞，患者发生血管内溶血，并增加血栓形成风险。(a和b)一位PNH女性患者的骨髓活检显示，骨髓增生活跃伴红系明显增生。(c)HE染色显示，红系细胞常发生左移，体积大的细胞具有分散的母细胞样染色质。(d)穿刺涂片显示红系左移，偶见的核出芽与应激性红系生成一致。流式细胞仪分析已在很大程度上取代了早期的PNH试验（蔗糖溶解试验和Ham酸溶血试验）。(e)在健康对照组中，外周血中性粒细胞显示正常表达CD55、CD59和FLAER（左图）。与此相反，在PNH患者中大量中性粒细胞已经失去了CD55、CD59和FLAER的表达（右图），该患者的PNH克隆约占75%。

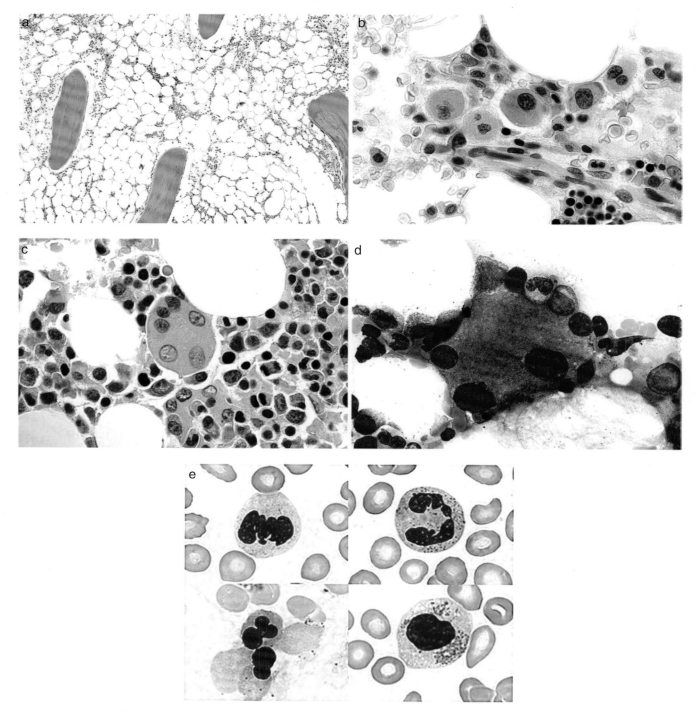

图4.8 GATA2缺陷。GATA2是正常造血至关重要的一种转录因子。GATA2基因胚系杂合突变导致一个谱系样的骨髓疾病,与再生障碍性贫血(AA)、低细胞性 MDS/AML 和慢性髓单核细胞白血病(CMML)相重叠。患者可能有 AA、MDS、AML 或 CMML 家族史,许多患者有皮肤疣和(或)严重免疫缺陷病史,其特征是单核细胞、B 细胞、B 细胞前体细胞、NK 细胞和树突状细胞的丢失,并伴有机会性感染,如鸟分枝杆菌复合体感染。(a)一名 19 岁男性的骨髓活检,伴有全血细胞减少症,先前诊断为 AA,相对于其年龄骨髓细胞明显缺乏。(b)高倍镜下仔细检查发现有不典型的少分叶巨核细胞群。该骨髓标本的细胞遗传学分析显示为 7 号染色体单体和 GATA2 胚系突变。最终诊断为骨髓增生异常伴 GATA2 胚系突变。(c 和 d)36 岁男性的骨髓,伴有皮肤疣病史且近期出现血细胞减少。注意在骨髓活检(c)和穿刺涂片(d)上,特征性的大的破骨细胞样巨核细胞为 GATA2 缺陷患者的常见特征。细胞遗传学分析显示,8 号染色体三体且具有 GATA2 胚系突变。(e)在 GATA2 缺陷患者中常见组合性不典型细胞,包括缺乏颗粒的粒细胞和(或)少分叶核中性粒细胞和病态的红系前体细胞。

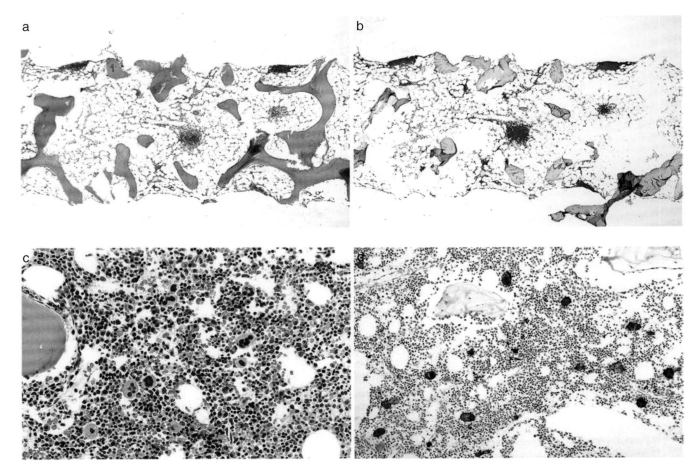

图4.9 CTLA4缺陷。具有编码细胞毒性T淋巴细胞抗原-4(CTLA4)基因胚系杂合突变的患者可出现严重的免疫失调,导致自身免疫性血细胞减少、B淋巴细胞减少和多器官淋巴细胞浸润。骨髓特征与再生障碍性贫血、大颗粒淋巴细胞性白血病(LGL)和免疫性血小板减少性紫癜(ITP)的形态学谱系重叠。(a)患者女,18岁,全血细胞减少。骨髓活检显示,相对于年龄其骨髓增生明显减低,伴三系细胞明显减少,类似于再障的骨髓。此外,还发现了多处明显的淋巴细胞聚集灶,由小到中等大小的淋巴细胞组成。(b)CD3免疫组化(IHC)显示淋巴细胞聚集灶主要由T细胞组成,以CD4+T细胞为主,CD8+T细胞呈少量而弥漫性间质浸润(未显示),CD20免疫组化显示几乎没有B细胞(未显示)。分子遗传学检测显示有异常T细胞基因重排(寡克隆),基因测序显示CTLA4基因存在胚系杂合突变。(c和d)患儿男,8岁,最初在7岁时出现明显的血小板减少伴未成熟血小板比例升高。给予2剂免疫球蛋白静脉注射后,其血小板计数出现短暂而非持续性地恢复正常。此外,还有绝对中性粒细胞减少和轻度贫血。中性粒细胞减少恢复,但贫血情况持续。骨髓检查显示巨核细胞增生(c,HE染色;d,CD61 IHC染色),符合ITP的临床诊断。随后发现血小板特异性抗体和中性粒细胞抗体。结合淋巴结肿大和脾大,这些结果提示自身免疫性淋巴组织增生综合征(ALPS)。用ALPS流式细胞组合套餐检测显示有2.3%的TCRαβ CD4、CD8双阴性T细胞(0.3~1.7)。在ALPS涉及的3个最常见的基因FAS(TNFRSF6)、FASLG(TNFSF6)或CASPASE 10中均未发现突变。3年后,患者出现神经系统症状,并发现有一个大的肿瘤样炎性脑病。因而行测序检测,发现了CTLA4基因的胚系杂合突变。

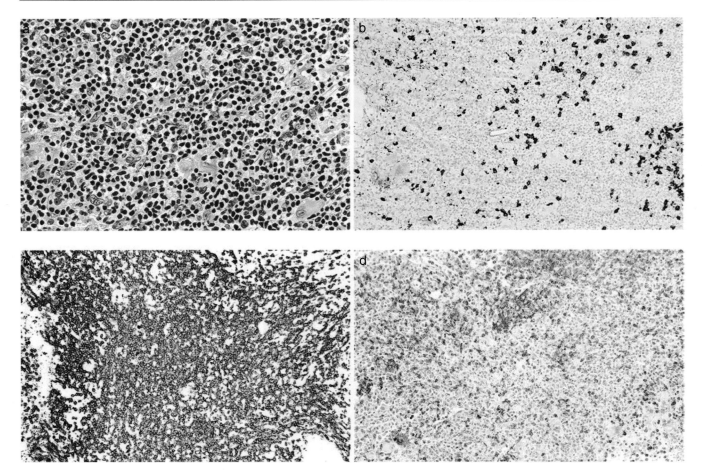

图4.10 自身免疫性淋巴组织增生综合征（ALPS）。ALPS患者在FAS介导的淋巴细胞凋亡的几个关键基因中有胚系突变，包括FAS、FASL和CASP 10基因。患者可出现自身免疫性血细胞减少、淋巴结病变、脾大和高丙种球蛋白血症，并且进展为淋巴瘤的风险增加。ALPS的特点是CD4和CD8双阴性T细胞（DNT）数量增加。ALPS患者骨髓的典型表现为淋巴细胞增多伴非小梁旁淋巴组织聚集（a）。本病例来自一位FAS胚系突变的患者，淋巴细胞聚集主要由T细胞组成，由CD3免疫组化染色显示（c），偶见混合的B细胞由CD20免疫组化染色显示（b），CD45RO免疫组化染色（d）明显少于CD3，与DNT的增加一致。（Courtesy of Dr. Irina Maric）

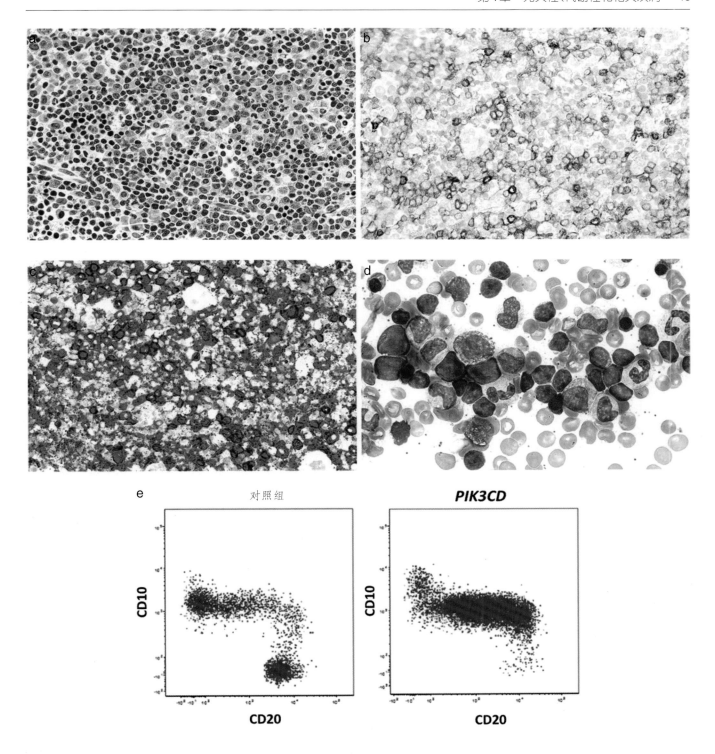

图4.11 PI3K-δ激活综合征。PIK3CD胚系功能获得性突变可导致以血细胞减少、免疫缺陷、组织内淋巴细胞增生、外周血淋巴细胞减少、巨细胞病毒和Epstein-Barr病毒(EBV)病毒血症为特征的综合征,伴有B细胞淋巴瘤的发病风险升高。(a)患儿男,5岁,患有血细胞减少和PIK3CD胚系突变。骨髓增生活跃,伴有B祖细胞或前体B细胞增生。免疫组化CD10(b)和CD79a(c)显示有大量的前体B细胞。(d)穿刺涂片显示,未成熟的前体淋巴细胞常见,其中许多具有母细胞样染色质。流式细胞分析显示,在CD19+淋巴细胞群中B细胞成熟模式异常。(e)健康儿童的骨髓作为对照。PI3K-δ激活综合征患者的B细胞群显示丰富的CD10+B前体细胞,几乎没有成熟的CD10-/CD20+B细胞。这种模式类似于过渡期B细胞或晚期B祖细胞的成熟阻滞。这些发现可能与急性白血病中观察到的成熟阻滞相重叠,因此,应谨慎解读。

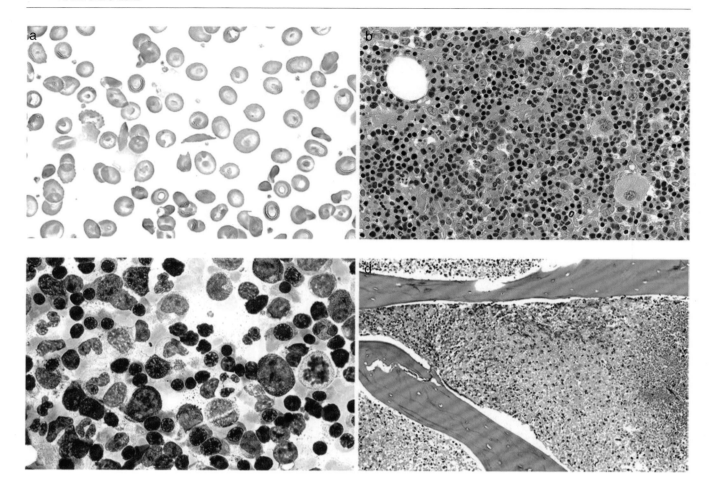

图4.12   镰状细胞性贫血（SCA）。SCA是一种遗传性血红蛋白病，其红细胞含有异常血红蛋白，导致红细胞成镰刀状。(a)患者男，20岁，患血红蛋白SS，外周血涂片显示，红细胞有明显的大小不等和异形红细胞增多、镰状细胞、大量靶细胞、Howell Jolly 小体和Pappenheimer小体。骨髓活检显示增生活跃(b)。在骨髓活检和骨髓涂片(c)上均可看到红细胞增生的证据，即 M∶E 比率反转。来自另一名患者的骨髓活检(d)显示坏死和急性炎症。

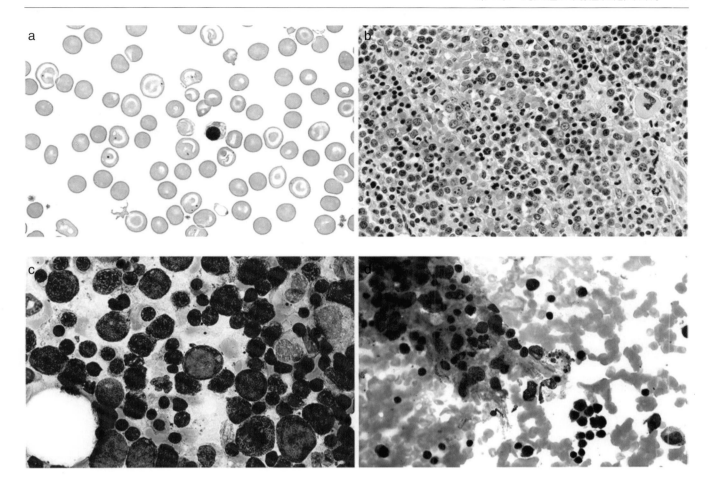

图4.13 地中海贫血。地中海贫血是一种遗传性血液疾病,由血红蛋白产生减少引起。最常见的两种形式为β-地中海贫血和α-地中海贫血。(a)患者女,27岁,患中度β-地中海贫血,外周血涂片显示为严重贫血,伴有核红细胞、小红细胞、靶细胞和Pappen-heimer小体。(b)骨髓活检显示骨髓增生活跃伴红系增生。注意切片中大量细染色质细胞,与原红细胞和红系左移一致。(c)穿刺涂片证实明显的红系增多,早期红系细胞多见。(d)来自一名输血依赖性β-地中海贫血少年患者的骨髓穿刺涂片显示红系增生和噬铁细胞。铁超负荷是地中海贫血并发症的主要原因。

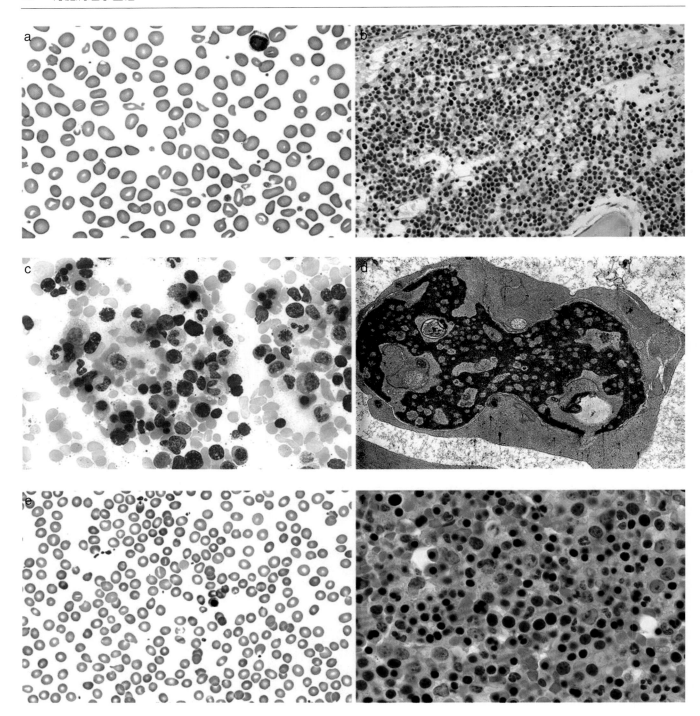

图 4.14　先天性红细胞生成异常性贫血（CDA）。（a）1 型 CDA 患者的外周血涂片。1 型 CDA 是一种罕见的贫血，由位于染色体 15q15.1–15q15.3 上的 CDAN1 基因突变引起，属于常染色体隐性遗传，典型表现为大红细胞性贫血伴嗜碱性点彩细胞。（b）与所有类型的 CDA 一样，组织学上有明显的红系增生。（c）1 型 CDA 的骨髓穿刺涂片显示，巨幼红细胞性红系增生伴双核红系前体细胞增加，双核可部分融合且大小不等。在中幼红细胞之间可见到特征性的核间染色质桥（未显示）。（d）电镜显示部分融合的红系前体细胞，细胞核不对等，核深染区域（异染色质）为特征性染色质异常聚集，由电子透光"孔"造成"海绵"状或"瑞士奶酪"样外观。（e）2 型 CDA 为最常见类型，由位于染色体 20p11.23 上的 CDAN2 基因突变导致，也是常染色体隐性遗传。外周血涂片显示正细胞性、正色素性贫血，伴不均性红细胞异形症和嗜碱性点彩细胞（后者未显示）。（f）环钻活检切片显示红系增生，即使在组织学上，仍可识别出双核红系前体细胞。（待续）

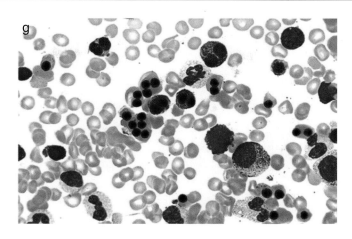

图4.14(续) (g)一位终身贫血的中年女性的直接涂片显示幼红细胞性红系增生;2型CDA通常比1型年龄更大时被诊断出来,罕见的早期和10%～35%的晚期红系前体细胞是双核的,少数甚至是三核或多核的。2型CDA也被称为HEMPAS(hereditary erythroblastic multinuclearity with positive acidified serum test,伴酸化血清试验阳性的遗传性幼红细胞多核症)。阳性酸化血清裂解试验(Ham试验),即通过2型CDA红细胞上的抗原与约30%新鲜的ABO兼容的正常血清特异性结合,该方法已被凝胶电泳所取代,可用于选择出需要接受CDAN2基因测试的患者,这是由于CDA-2红细胞上的带3蛋白低糖基化而迁移速度快于正常。3型CDA和其他类型少见,3型CDA有家族性(CDAN3基因导致,常染色体显性遗传)和散发性两种形式。贫血为轻至中度,通常为大细胞性贫血,有时为正细胞性贫血,不均一性和异形红细胞增多,如同1型和2型CDA的表现。与1型相似,3型CDA的骨髓表现为巨幼红细胞性红系增生,但其显著特征是出现10%～40%的"巨幼红细胞":大的红系前体细胞,单一核或多达12个核(图中未显示)。令人感兴趣的是,3型CDA患者出现淋巴增生性疾病的风险升高,但机制尚不清楚。

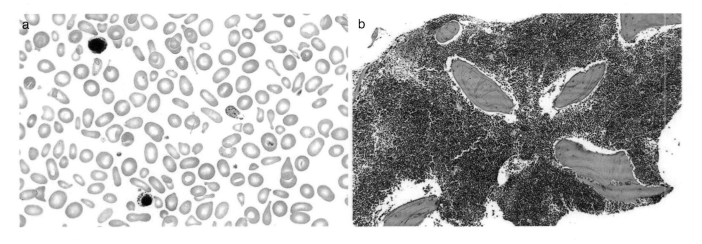

图4.15 先天性铁粒幼细胞性贫血。(a)患有贫血和发热的8岁女孩的外周血涂片显示,明显的红细胞大小、形态不均,伴异染性红细胞、有核红细胞和嗜碱性、点彩状幼红细胞增多。(b)骨髓活检为增生明显活跃,伴明显红系增生。(待续)

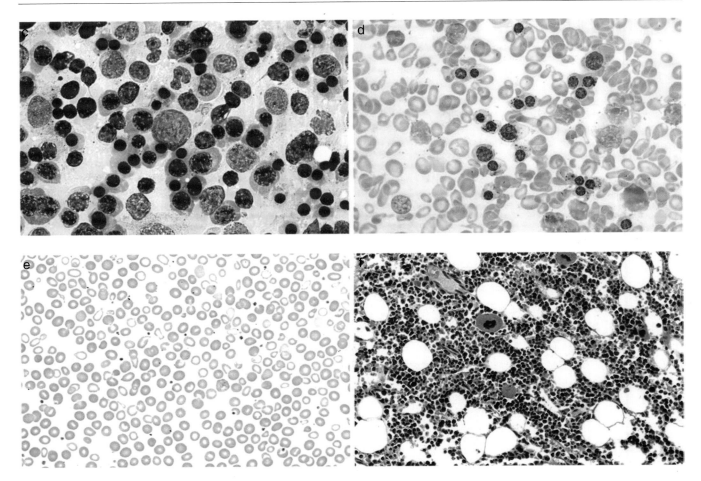

图4.15(续) (c)穿刺涂片也显示红系增生。(d)铁染色显示多量环形铁粒幼红细胞。患者流式细胞仪分析还显示B细胞缺乏伴B细胞成熟异常(未显示),在TRNT1中发现了胚系隐性突变。(e)X连锁铁粒幼细胞性贫血患者的外周血涂片。具有罕见的Pappenheimer小体的双相红细胞群的出现,对先天性铁粒幼细胞性贫血的诊断是一个有用的线索。(f)骨髓活检显示增生活跃。虽然淋巴成分在这个17岁的孩子中增加了,但应该注意到红系前体细胞比粒系前体细胞占优势。在穿刺涂片中容易发现环形铁粒幼红细胞(未显示)。

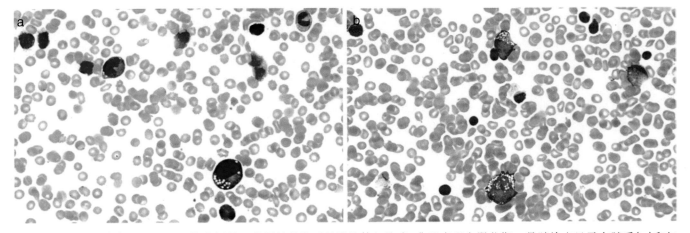

图4.16 Pearson综合征。Pearson综合征是一种罕见的先天性线粒体细胞病,典型表现在婴儿期。骨髓检查显示在髓系(a)和红系(b)二者前体细胞中均出现空泡,伴有巨幼红细胞和增生性红细胞生成不良,包括多量环形铁粒幼红细胞(未显示)。(Photomicrographs courtesy of Dr. Teresa Scordino)

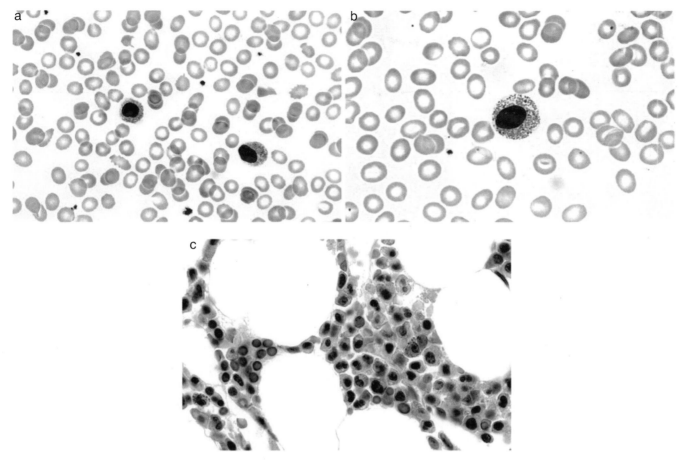

图4.17　Pelger-Huët 异常。(a) 在 Pelger-Huët 异常中,循环中性粒细胞染色质浓集,但核为少分叶或单叶状,可能被误认为未成熟或发育不良的细胞。在获得性或伪 Pelger-Huët 异常中,只有小部分中性粒细胞有这种表现。(b) 该病中的嗜酸性粒细胞也可表现出异常的核分叶。(c) 骨髓活检显示很多细胞为中性粒细胞系列,核分叶形态异常简单。

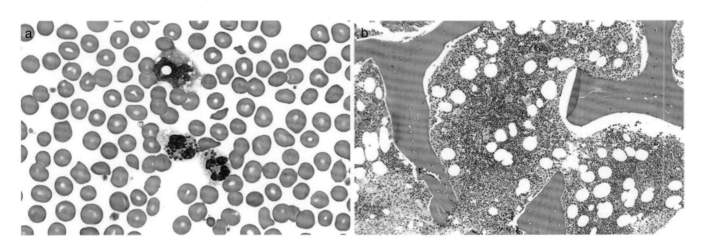

图4.18　Chédiak-Higashi 综合征。(a) 1 例 Chédiak-Higashi 综合征患者的外周血涂片显示典型的粒细胞内巨大颗粒。虽然图中可见 2 个含有这些颗粒的中性粒细胞,但在嗜酸性粒细胞(和粒系前体细胞)和大颗粒淋巴细胞中也可见到这样的颗粒。(b) 该骨髓活检标本来自一名患有眼皮肤白化病和 LYST 基因胚系常染色体隐性突变的青少年男性,LYST 基因编码一种溶酶体转运调节因子。相对于患者年龄来说骨髓增生程度是正常的。(待续)

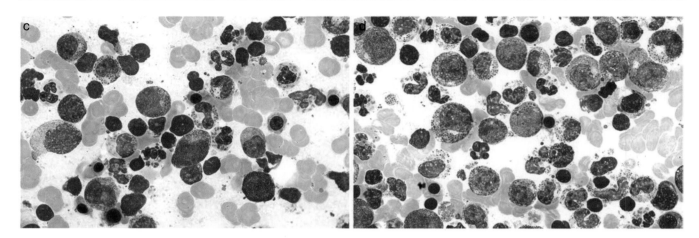

图4.18（续） （c和d）穿刺涂片显示，从原始细胞到成熟的中性粒细胞和嗜酸性粒细胞的髓系成熟全谱系中，均出现异常的大/巨大溶酶体颗粒。

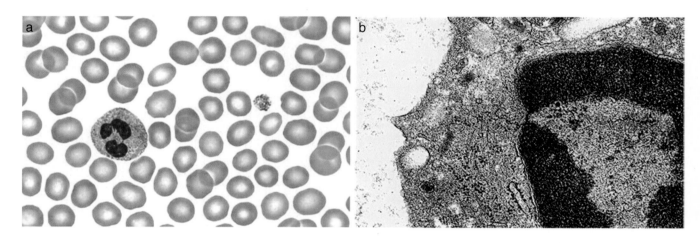

图4.19 May-Hegglin异常。（a）一名患有巨大血小板减少症的十几岁少年的外周血涂片。注意其中性粒细胞含有一个嗜碱性结构，类似于Döhle小体，但更大一些。（b）先天性血小板减少症婴儿的中性粒细胞超微结构，发现其患有MHY9相关疾病。典型表现是在中性粒细胞高度分散的细丝中随机分布的核糖体簇。在血液中的中性粒细胞、偶尔在嗜酸性粒细胞（在单核细胞和嗜碱性粒细胞中也可见到）中观察到Döhle小体，也表现为中度血小板减少伴有巨大血小板。骨髓检查除了显示充足的巨核细胞外，对诊断帮助不大。

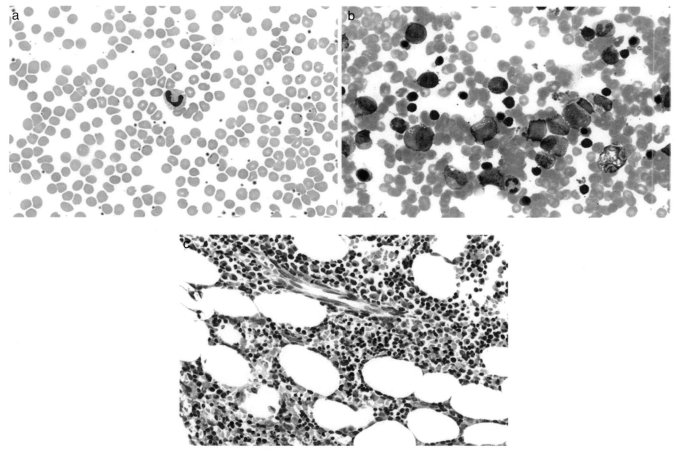

图4.20 Barth综合征。Barth综合征是一种由位于Xq28的TAZ基因突变引起的心肌骨骼肌疾病,伴有中性粒细胞减少和线粒体异常。(a)外周血涂片显示中性粒细胞中有空泡。在Barth综合征最初的描述中,除了大约一半的循环中性粒细胞出现空泡外,还观察到中幼阶段的粒细胞成熟阻滞。(b)该病例的中性粒细胞系列向不成熟状态偏移,在中性粒细胞前体细胞和1个嗜酸性粒细胞中均含有细胞质空泡。(c)与许多年轻患者的骨髓活检一样,该活检显示明显的淋巴样成分,但作为Barth综合征的特征,中性粒细胞系列左移,仅有非常少见的成熟中性粒细胞。

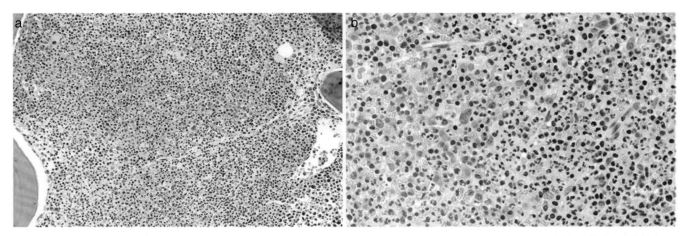

图4.21 疣、低丙种球蛋白血症、感染和骨髓粒细胞缺乏(WHIM)综合征。WHIM综合征是一种先天性免疫缺陷综合征,其特征在于CXCR4基因胚系突变。WHIM患者患有慢性非循环性中性粒细胞减少症。(a)尽管外周血中缺乏中性粒细胞,但骨髓典型表现为增生活跃,具有丰富的成熟中的髓系前体细胞。(b)成熟的中性粒细胞不能从骨髓中释放出来(无效生成性慢性粒细胞缺乏),并可看到这些细胞积累和发生凋亡。(待续)

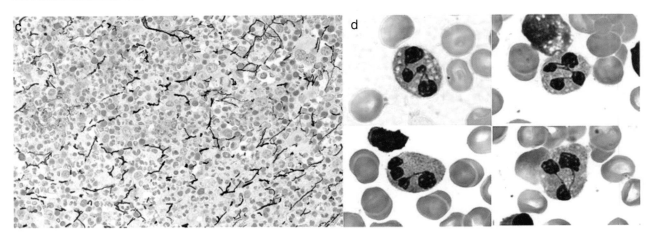

图4.21(续) 　(c)WHIM的骨髓活检组织网织纤维染色可见网织纤维增加。(d)穿刺涂片显示存在异常的中性粒细胞,其浓缩的核叶由稀疏的染色质细丝连接,并见细胞质空泡。

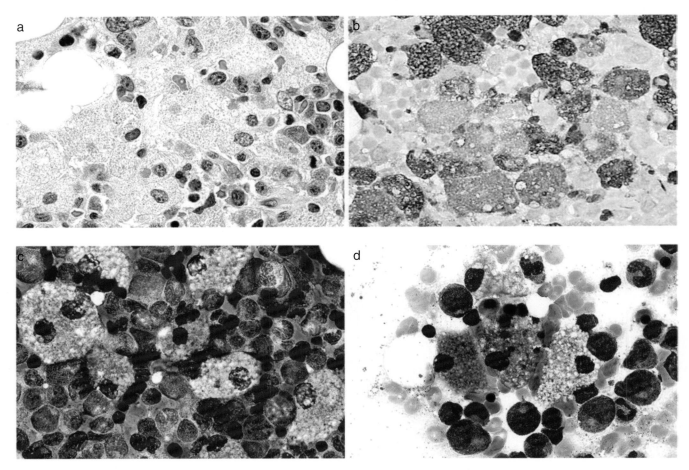

图4.22　慢性肉芽肿性疾病(CGD)。CGD是一种遗传性免疫缺陷,其编码NADPH氧化酶复合物亚基的基因发生胚系突变,如CYBA、CYBB或NCF1。遗传性可以是常染色体隐性或X连锁隐性遗传,这取决于突变的基因。虽然肉芽肿存在于肺、皮肤、淋巴结和其他组织中,但在骨髓标本中通常见不到。然而,其他的独特特征在骨髓中则常见,包括含有色素的巨噬细胞(a),CD68免疫组化染色使其突显(b),骨髓穿刺涂片常显示出现海蓝组织细胞(c)和含空泡的组织细胞增多(d),正如此例来自一位CGD年轻男性患者的骨髓标本中所见。

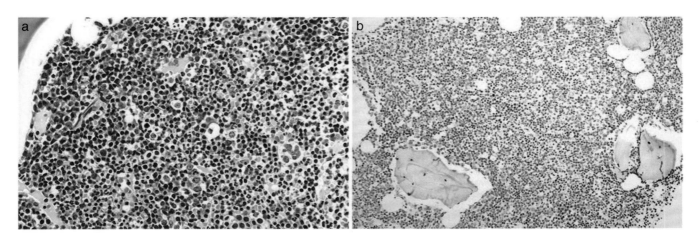

图 4.23　易发生 AML 的家族性血小板减少症。该骨髓取自 2 岁男童，血小板计数为 1×10⁹/L，曾与病患接触，有病毒性上呼吸道感染症状，1 周后出现瘀青。与更常见的免疫性/特发性血小板减少性紫癜（ITP）相比，ITP 巨核细胞丰富且各成熟阶段均存在，而本病例中巨核细胞几乎消失，在 17mm 连续骨髓的 HE 染色切片中仅存在一个巨核细胞（a），而在 CD61 免疫组化染色切片中则未观察到（b）。尚不能排除病毒抑制的可能性，因此，如果血小板计数不能恢复我们建议行基因测序检测，特别是对伴 GATA1 突变的 X 连锁血小板减少症、血小板生成素受体（MPL）突变导致的先天性无巨核细胞性血小板减少症、家族性血小板异常伴髓系恶性肿瘤（RUNX1）和（或）Wiskott-Aldrich 综合征或其衰减形式、X 连锁血小板减少症（WAS）进行评价，最终发现为 RUNX1 胚系突变。

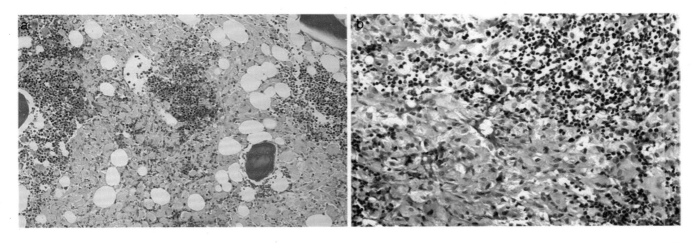

图 4.24　戈谢病。（a）血小板减少症的中年男性患者的骨髓活检显示，广泛浸润的具有嗜酸性细胞质的贮积性组织细胞。（b）戈谢病的巨噬细胞对淀粉酶消化或未消化的 PAS 染色均呈阳性。（待续）

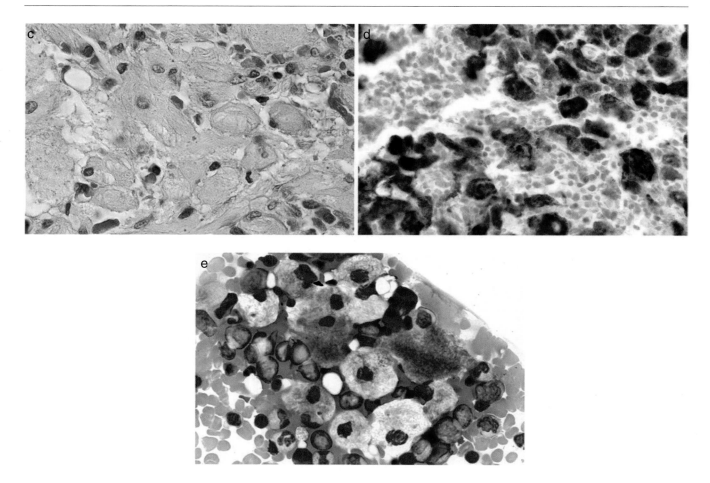

图 4.24（续） （c）骨髓活检标本的高倍镜显微照片可观察到细微的细胞质条纹或纤维样结构,这些结构使戈谢细胞被比作"皱褶的餐巾纸"或"皱褶的丝绸"。(d)戈谢细胞也对抗酒石酸性磷酸酶(TRAP)染色呈阳性,尽管该检测现在很少进行。(e)一名犹太少女的骨髓涂片可见大量戈谢细胞,具有量大苍白、嗜碱性的细胞质和条纹。戈谢病可影响任何种族背景的人,但多达 1/10 的东欧裔犹太人是携带者,该人群的患病率约为 1/450。然而,应该认识到,在很多其他情况下,骨髓中也可能看到假戈谢细胞。

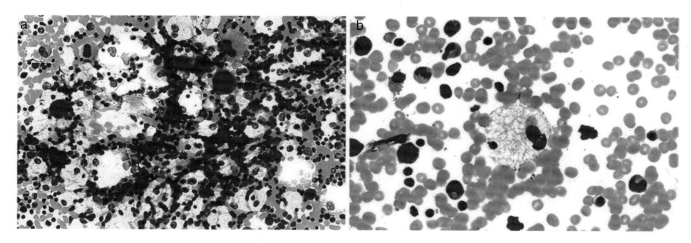

图 4.25 尼曼-皮克病。(a 和 b)尼曼-皮克病中的巨噬细胞细胞质呈"泡沫"状,为细小、圆形含脂液泡,呈"肥皂泡"样形态。虽然在这里没有显示,但这些细胞对 PAS(经过和未经淀粉酶处理)、苏丹黑 B 和油红 O 染色均呈阳性。类似的巨噬细胞在其他贮积性疾病中也能观察到,如 Tangier 病、高脂血症、脂肪坏死和骨髓梗死。

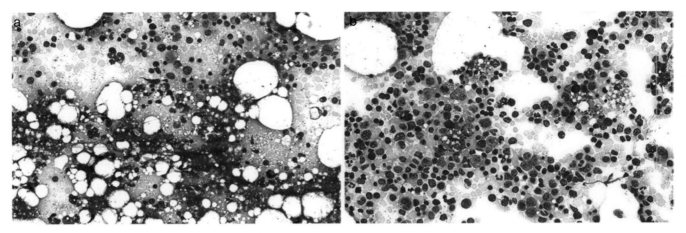

图4.26 海蓝组织细胞增生症/蜡样脂褐质沉积症。(a和b)海蓝组织细胞增生症现在被认为是尼曼-皮克病的一个变异体,其巨噬细胞具有粗糙、海蓝色或蓝绿色颗粒,其颜色归因于由磷脂和鞘糖脂组成的蜡样质。这些颗粒可被油红O和苏丹黑B染色,随着色素的老化,可产生黄绿色自发荧光,随后PAS阳性和抗酸阳性。但和前面提到的其他贮积性疾病一样,类似的巨噬细胞也见于其他情况下,包括那些高细胞周转率的情况。

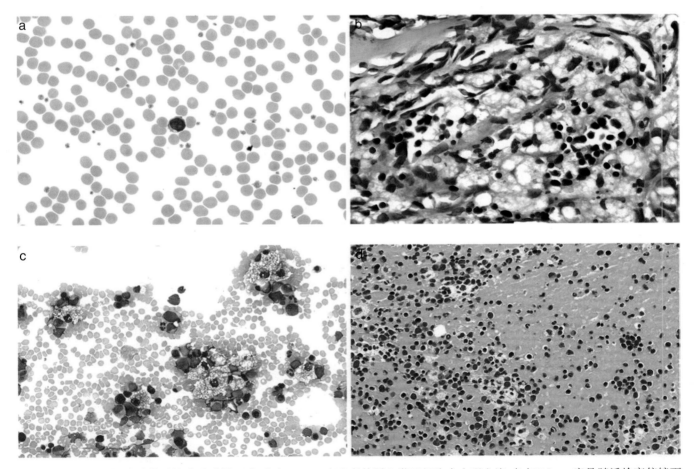

图4.27 Wolman病/溶酶体酸性脂肪酶缺乏症。(a)Wolman病患者外周血淋巴细胞中出现空泡。(b)Wolman病骨髓活检高倍镜下显示大量"泡沫"样巨噬细胞。(c)在一名Wolman病儿童患者的骨髓穿刺涂片中发现了"泡沫"样巨噬细胞,其贮积的胆固醇酯可被油红O和Cain's Nile蓝阳性染色。该患者影像学显示有双侧肾上腺钙化,这是脂肪酸酯皂化后产生的一个特征性表现,因其积聚而使肾上腺增大。(d)同一患者的骨髓颗粒凝血块中可见"泡沫"样巨噬细胞。(待续)

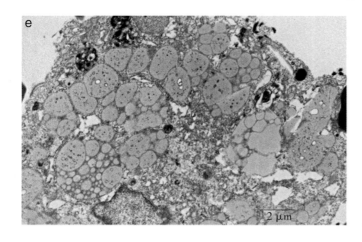

图4.27(续)　(e)电子显微镜显示大量脂质包含物。

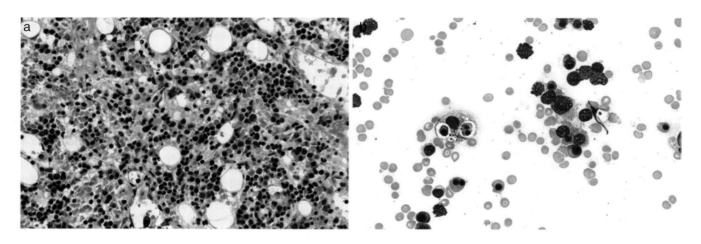

图4.28　噬血细胞性淋巴组织细胞增生症(HLH)。对噬血细胞现象的解释可能是主观的,既不敏感也不特异,甚至在诊断HLH中并非必需,但在这个患有X连锁的淋巴组织增生综合征1型(XLP1)的儿童骨髓活检(a)和穿刺涂片(b)中嗜血细胞现象明显可见,该儿童死于暴发性EBV感染性单核细胞增多症。在疑似HLH的病例中,骨髓检查可寻找潜在原因以便治疗,包括恶性肿瘤或感染。关于HLH的进一步讨论见第14章。

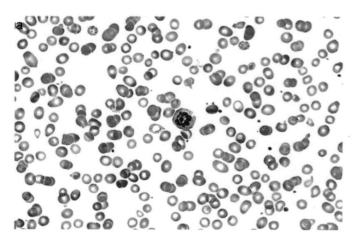

图4.29　巨幼红细胞性贫血。(a)巨幼红细胞性贫血女性患者的外周血涂片,注意其多分叶核中性粒细胞。第2个病例是一位因劳累而出现疲劳和呼吸困难的老年男性,检查发现其血红蛋白为3.5g/dL、MCV为117 fL、维生素B$_{12}$水平低于50pg/mL(正常范围为181～914pg/mL)。(待续)

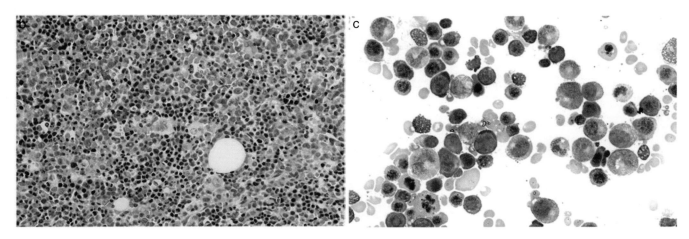

图4.29(续)　(b)相对于其年龄,骨髓增生极度活跃(细胞成分占90%~95%),伴有红系增生、巨幼样变和明显的发育不良,以及易于识别的巨大的晚幼粒细胞和杆状核中性粒细胞(c)。

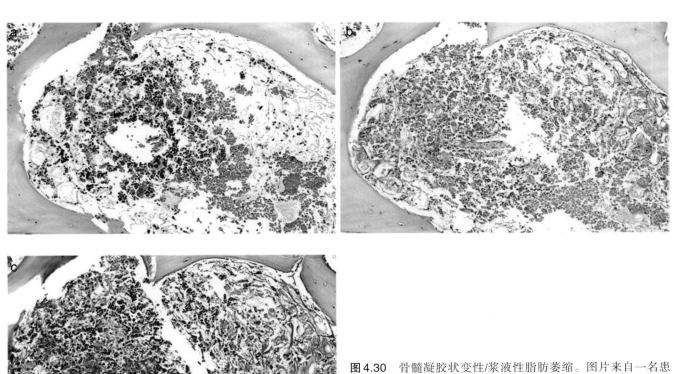

图4.30　骨髓凝胶状变性/浆液性脂肪萎缩。图片来自一名患有X连锁低磷酸盐血症性佝偻病、神经性厌食症和反刍综合征伴严重营养不良的16岁女孩的骨髓。(a)环钻活检显示无定形、淡蓝色、细颗粒样/纤丝状物质,伴局灶性脂肪细胞萎缩和斑片状残余造血。阿辛蓝(pH值为2.5)染色(b)和阿辛蓝−过碘酸雪夫染色(c)证实无定形物由酸性黏液物质组成。(待续)

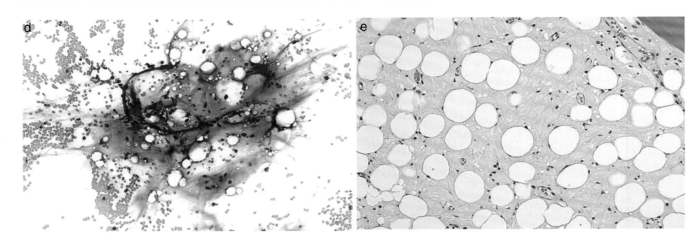

图4.30（续）　（d）Wright-Giemsa染色显示基质呈蓝粉红色。骨髓凝胶状变性/浆液性脂肪萎缩是一种非特异性现象，与神经性厌食症或慢性消耗性疾病引起的恶病质相关，如感染、恶性肿瘤、系统性红斑狼疮、甲状腺功能减退、肾功能或心力衰竭、脂泻病、肠淋巴管扩张症和酒精中毒；也可出现于辐射部位，以及接受化疗的患者也可能出现（e）。在第2章也有胶状变性图像（图2.43和图2.44）。

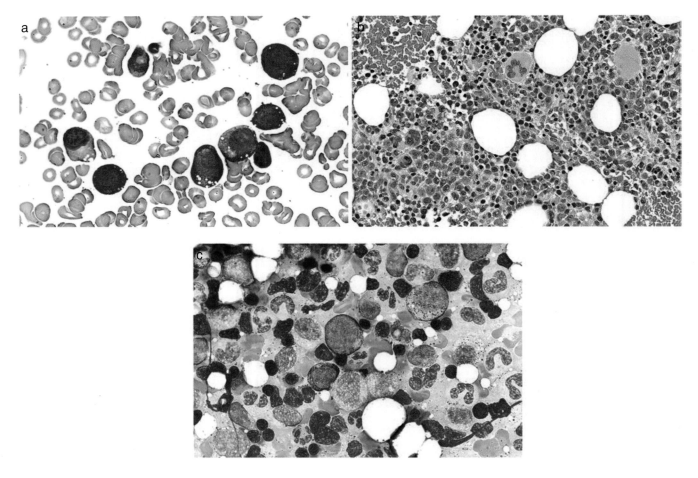

图4.31　铜缺乏症。来自一位老年男性的骨髓穿刺涂片（a）和活检（b），该患者开始骨髓增生异常综合征治疗。髓系和红系前体细胞均可见空泡，血清铜水平极低。在补充铜后，骨髓的表现恢复正常（c）。（Images courtesy of Dr. LoAnn Peterson）

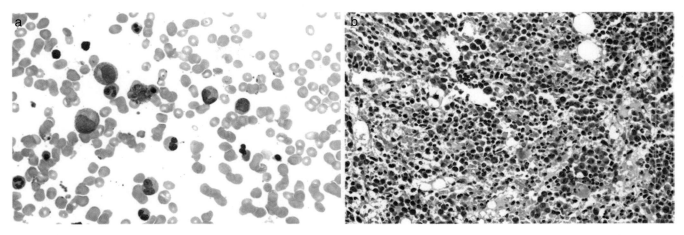

图4.32 砷中毒。砷中毒可致单系或多系血细胞减少。(a和b)该病例骨髓检查发现奇异的巨幼细胞性红系发育不良伴明显核碎裂，可类似于骨髓增生异常综合征或巨幼细胞性贫血。砷在急性摄入后数小时内从血液中消失（机体将其视为磷酸盐），但因砷在肾脏中浓缩，数天后仍可在尿中检出。砷对角蛋白具有高亲和力，因其高半胱氨酸含量，故指甲中可出现Mees纹（横向白色条纹），头发样本有助于记录数月至1年的暴露情况。

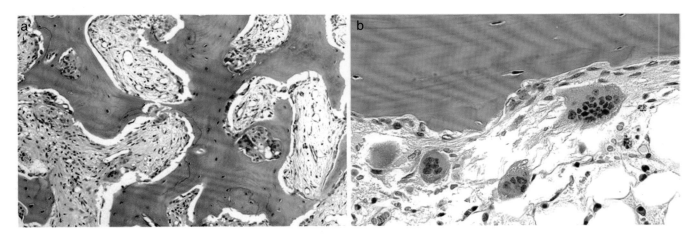

图4.33 纤维性骨炎/肾性骨营养不良。患者女，87岁，慢性肾病，多年服用阿法达贝泊汀治疗肾病相关贫血，近几个月进展为进行性全血细胞减少（白细胞为1.5×10⁹/L，血红蛋白为6.2g/dL，伴MCV 117 fL和散在泪滴形红细胞，血小板为30×10⁹/L）。环钻活检(a)显示，骨髓几乎完全被网状纤维和胶原纤维所取代，骨小梁明显增厚、吻合，具有广泛的重塑特征（扇形轮廓、成骨镶边和破骨吸收，包括凹陷的吸收湾/Howship腔）。这些改变的鉴别诊断广泛，包括髓系肿瘤（原发性骨髓纤维化、伴有纤维化的骨髓增生异常综合征、伴有纤维化的急性全髓增生、急性原巨核细胞性白血病）、慢性肾衰竭（肾性骨营养不良）伴或不伴继发性甲状旁腺功能亢进、Paget病、系统性肥大细胞增生症、转移性肿瘤（癌、经典型霍奇金淋巴瘤）、骨硬化性骨髓瘤/POEMS综合征、骨折或以前的活检部位、代谢障碍和自身免疫性或感染性疾病。在血清和尿液蛋白电泳法，以及免疫固定电泳、流式细胞免疫表型分析、免疫组化和常规细胞遗传学分析排除上述病因后，将纤维性骨炎归因于慢性肾脏疾病。(b)高倍镜图像显示沿着骨小梁分布的成骨细胞和破骨细胞。

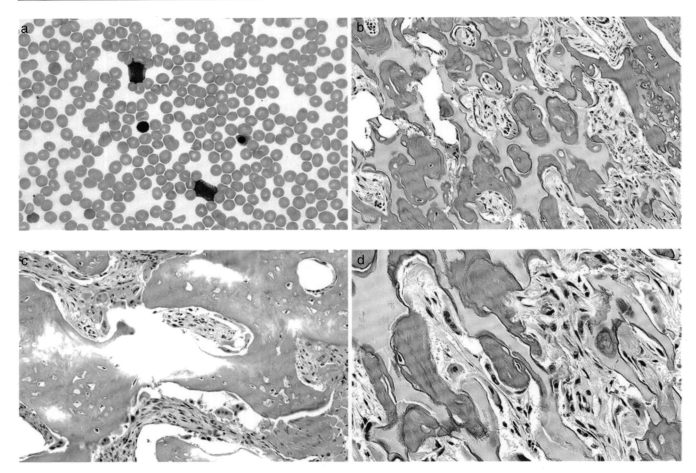

图4.34　骨硬化病。(a) 1例常染色体隐性遗传骨硬化病女性患儿,10周龄大,因TCIRG1基因2个杂合致病突变所致,外周血涂片显示有成白红细胞反应。流式细胞免疫表型分析显示约10%的循环过渡性B细胞和4%的髓系原始细胞。骨硬化病患者的血液中可能含有典型的骨髓成分是合理的,因为过度的成骨细胞活性伴骨吸收减少(由于破骨细胞功能缺陷),导致骨明显增厚,再加上间质纤维化共同导致骨髓腔闭塞。异基因造血干细胞移植的依据是,祖细胞能分化为有功能的破骨细胞,促进骨重塑,并逆转全血细胞减少和髓外造血(b-d)。来自不同骨硬化病患者的骨髓活检图像显示了造血功能受到损害的程度。注意过度的骨形成如何导致骨髓腔闭塞(b)。图片显示,虽然皮质下骨髓(c和d)中含有大量破骨细胞,但这些细胞存在功能缺陷,无法平衡成骨细胞的活性。(Images B-D courtesy of Dr. Tracy George)

致谢:本章内容得到了美国国立卫生研究院和美国国立卫生研究院临床中心的内部研究计划的支持。

（巩文辰　译　张培红　孟斌　校）

推荐阅读

1. Ansari S, Miri-Aliabad G, Saeed Y. Cystinosis: diagnostic role of bone marrow examination. Turk J Haematol. 2014;31:106.
2. Aprikyan AA, Khuchua Z. Advances in the understanding of Barth syndrome. Br J Haematol. 2013;161:330–8.
3. Bain BJ, Clark DM, Wilkins B. Bone marrow pathology. 4th ed. Wiley-Blackwell: Chichester; 2010.
4. Bakshi NA, Al-Zahrani H. Bone marrow oxalosis. Blood. 2012;120:8.
5. Boutin RD, White LM, Laor T, Spitz DJ, Lopez-Ben RR, Stevens KJ, et al. MRI findings of serous atrophy of bone marrow and associated complications. Eur Radiol. 2015;25:2771–8. https://doi.org/10.1007/s00330-015-3692-5.
6. Busuttil DP, Liu Yin JA. The bone marrow in hereditary cystinosis. Br J Haematol. 2000;111:385.
7. Calvo KR, Vinh DC, Maric I, Wang W, Noel P, Stetler-Stevenson M, et al. Myelodysplasia in autosomal dominant and sporadic monocytopenia immunodeficiency syndrome: diagnostic features and clinical implications. Haematologica. 2011;96:1221–5.
8. Cassinet B, Guardiola P, Chevret S, Schlageter MH, Toubert ME, Rain JD, et al. Constitutive elevation of serum alpha-fetoprotein in Fanconi anemia. Blood. 2000;96:859–63.
9. Colella R, Hollensead SC. Understanding and recognizing the Pelger-Huët anomaly. Am J Clin Pathol. 2012;137:358–66.
10. Cunningham J, Sales M, Pearce A, Howard J, Stallings R, Telford

N, et al. Does isochromosome 7q mandate bone marrow transplant in children with Shwachman-Diamond syndrome? Br J Haematol. 2002;119:1062–9.

11. Dhanraj S, Matveev A, Li H, Lauhasurayotin S, Jardine L, Cada M, et al. Biallelic mutations in *DNAJC21* cause Shwachman-Diamond syndrome [letter]. Blood. 2017;129:1557–62.

12. Dror Y, Durie P, Ginzberg H, Herman R, Banerjee A, Champagne M, et al. Clonal evolution in marrows of patients with Shwachman-Diamond syndrome: a prospective 5-year follow-up study. Exp Hematol. 2002;30:659–69.

13. Dulau Florea AE, Braylan RC, Schafernak KT, Williams KW, Daub J, Goyal RK, et al. Abnormal B-cell maturation in the bone marrow of patients with germline mutations in *PIK3CD*. J Allergy Clin Immunol. 2017;139:1032–5.

14. Foucar K, Reichard K, Czuchlewski D. Bone marrow pathology. 3rd ed. Chicago: ASCP Press; 2010.

15. Foucar K, Viswanatha DS, Wilson CS. Non-neoplastic disorders in bone marrow. Washington, DC: American Registry of Pathology in collaboration with the Armed Forces Institute of Pathology; 2008.

16. Ganapathi KA, Townsley DM, Hsu AP, Arthur DC, Zerbe CS, Cuellar-Rodriguez J, et al. GATA2 deficiency-associated bone marrow disorder differs from idiopathic aplastic anemia. Blood. 2015;125:56–70.

17. Gregg XT, Reddy V, Prchal JT. Copper deficiency masquerading as myelodysplastic syndrome. Blood. 2002;100:1493–5.

18. Hoffbrand AV, Pettit JE, Vyas P. Color atlas of clinical hematology. 4th ed. Philadelphia: Mosby/Elsevier; 2010.

19. Hsu AP, Sampaio EP, Khan J, Calvo KR, Lemieux JE, Patel SY, et al. Mutations in GATA2 are associated with the autosomal dominant and sporadic monocytopenia and mycobacterial infection (MonoMAC) syndrome. Blood. 2011;118:2653–5.

20. Ireland RM. Morphology of Wolman cholesterol ester storage disease. Blood. 2017;129:803.

21. Keel SB, Scott A, Sanchez-Bonilla M, Ho PA, Gulsuner S, Pritchard CC, Abkowitz JL, King MC, Walsh T, Shimamura A. Genetic features of myelodysplastic syndrome and aplastic anemia in pediatric and young adult patients. Haematologica. 2016;101:1343–50.

22. Koca E, Buyukasik Y, Cetiner D, Yilmaz R, Sayinalp N, Yasavul U, Uner A. Copper deficiency with increased hematogones mimicking refractory anemia with excess blasts. Leuk Res. 2008;32:495–9.

23. Kuehn HS, Ouyang W, Lo B, Deenick EK, Niemela JE, Avery DT, et al. Immune dysregulation in human subjects with heterozygous germline mutations in CTLA4. Science. 2014;345:1623–7.

24. Lo B, Zhang K, Lu W, Zheng L, Zhang Q, Kanellopoulou C, et al. Patients with LRBA deficiency show CTLA4 loss and immune dysregulation responsive to abatacept therapy. Science. 2015;349:436–40.

25. Maserati E, Pressato B, Valli R, Minelli A, Sainati L, Patitucci F, et al. The route to development of myelodysplastic syndrome/acute myeloid leukemia in Shwachman-Diamond syndrome: the role of ageing, karyotype instability, and acquired chromosome abnormalities. Br J Haematol. 2009;145:190–7.

26. Mellink CH, Alders M, van der Lelie H, Hennekam RH, Kuijpers TW. SBDS mutations and isochromosome 7q in a patient with Shwachman-Diamond syndrome: no predisposition to malignant transformation? Cancer Genet Cytogenet. 2004;154:144–9. https://doi.org/10.1016/j.cancergencyto.2004.02.001.

27. Minelli A, Maserati E, Nicolis E, Zecca M, Sainati L, Longoni D, et al. The isochromosome i(7)(q10) carrying c.258+2t>c mutation of the *SBDS* gene does not promote development of myeloid malignancies in patients with Shwachman syndrome. Leukemia.

2009;23:708–11.

28. Orchard PJ, Fasth AL, Le Rademacher J, He W, Boelens JJ, Horwitz EM, et al. Hematopoietic stem cell transplantation for infantile osteopetrosis. Blood. 2015;126:270–6.

29. Orkin SH, Nathan DG, Ginsburg D, Look AT, Fisher DE, Lux SE. Nathan and Oski's hematology of infancy and childhood. 7th ed. Philadelphia: Saunders/Elsevier; 2009.

30. Pereira I, George TI, Arber DA. Atlas of peripheral blood: the primary diagnostic tool. Philadelphia: Wolters Kluwer Health/Lippincott Williams & Wilkins; 2012.

31. Porta G, Mattarucchi E, Maserati E, Pressato B, Valli R, Morerio C, et al. Monitoring the isochromosome i(7)(q10) in the bone marrow of patients with Shwachman syndrome by real-time quantitative PCR. J Pediatr Hematol Oncol. 2007;29:163–5.

32. Porwit A, McCullough J, Erber WN. Blood and bone marrow pathology. 2nd ed. Churchill Livingstone/Elsevier: Edinburgh; 2011.

33. Pressato B, Marletta C, Montalbano G, Valli R, Maserati E. Improving the definition of the structure of the isochromosome i(7)(q10) in Shwachman-Diamond Syndrome. Br J Haematol. 2010;150:632–3.

34. Pressato B, Valli R, Marletta C, Mare L, Montalbano G, Curto FL, et al. Cytogenetic monitoring in Shwachman-Diamond syndrome: a note on clonal progression and a practical warning. J Pediatr Hematol Oncol. 2015;37:307–10.

35. Preis M, Lowrey CH. Laboratory tests for paroxysmal nocturnal hemoglobinuria. Am J Hematol. 2014;89:339–41.

36. Proytcheva MA. Diagnostic pediatric hematopathology. Cambridge: Cambridge University Press; 2011.

37. Renella R, Wood WG. The congenital dyserythropoietic anemias. Hematol Oncol Clin N Am. 2009;23:283–306.

38. Rezaei N, Aghamohammadi A, Notarangelo LD. Primary immunodeficiency diseases: definition, diagnosis, and management. Berlin: Springer; 2008.

39. Schafernak KT. Gelatinous transformation of the bone marrow from anorexia nervosa. Blood. 2016;127:1374.

40. Spinner MA, Sanchez LA, Hsu AP, Shaw PA, Zerbe CS, Calvo KR, et al. GATA2 deficiency: a protean disorder of hematopoiesis, lymphatics, and immunity. Blood. 2014;123:809–21.

41. Sutton L, Vusirikala M, Chen W. Hematogone hyperplasia in copper deficiency. Am J Clin Pathol. 2009;132:191–9.

42. Townsley DM, Dumitriu B, Young NS. Bone marrow failure and the telomeropathies. Blood. 2014;124:2775–83.

43. Vicari P, Sthel VM. Cystine crystals in bone marrow. N Engl J Med. 2015;373:e27.

44. Wang E, Boswell E, Siddiqi I, CM L, Sebastian S, Rehder C, et al. Pseudo-Pelger-Huët anomaly induced by medications: a clinicopathologic study in comparison with myelodysplastic syndrome-related pseudo-Pelger-Huët anomaly. Am J Clin Pathol. 2011;135:291–303.

45. Weinstein JL, Badawy SM, Bush JW, Schafernak KT. Deconstructing the diagnosis of hemophagocytic lymphohistiocytosis using illustrative cases. J Hematop. 2015;8:113–25.

46. Wickramasinghe SN, Wood WG. Advances in the understanding of the congenital dyserythropoietic anaemias. Br J Haematol. 2005;131:431–6.

47. Xie Y, Pittaluga S, Price S, Raffeld M, Hahn J, Jaffe ES, et al. Bone marrow findings in autoimmune lymphoproliferative syndrome with germline FAS mutation. Haematologica. 2017;102:364–72.

骨髓感染

Ahmad Monabati, Girish Venkataraman，
Perikala Vijayananda Kumar

骨髓穿刺涂片和活检经常被用来确定不明原因发热的可能感染原因。在发展中国家,这种骨髓检查的成功率很高,特别是考虑某些传染病如分枝杆菌、利什曼原虫等的发病率不断增加。此类标本对任何原因(即移植后状态、人类免疫缺陷病毒感染)而导致的潜在免疫功能受损的患者也特别有帮助。

仔细检查外周血对于确定某些经常存在于循环血液中的病原体(如疟疾、巴贝斯虫、锥虫、埃立克体和疏螺旋体属)至关重要。但本章将重点讨论与外周血相比更容易在骨髓中检测到的病原体。大多数感染会导致血液或骨髓发生非特异性变化,如中性粒细胞增多、淋巴细胞增多、单核细胞增多、嗜酸性粒细胞增多、白细胞减少、骨髓增生活跃或增生减低或骨髓成分发育不良。

骨髓穿刺涂片和活检具有互补作用,有助于鉴别存在的微生物。如利什曼原虫、组织胞浆菌等病原体在抽吸涂片上更容易观察,而引起肉芽肿和坏死的感染性病变(如分枝杆菌)在活检标本中更容易识别,从而也有利于抗酸染色。同时抽取骨髓进行培养研究也

很重要,尤其是对分枝杆菌,还可作为其他染色(如抗酸或银染)甚至分子检测的重要来源,以寻找潜在的病因和感染因子亚型(图5.1至图5.33)。

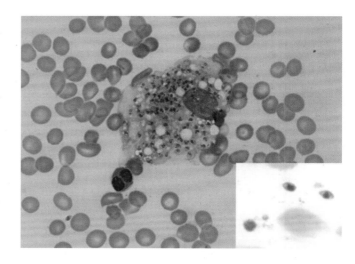

图5.1　充满无鞭毛体杜氏利什曼原虫的骨髓巨噬细胞。患儿男,3岁,患有内脏利什曼病("黑热病"),由杜氏利什曼原虫(一种细胞内寄生虫,感染肝脏、脾脏和骨髓中的单核巨噬细胞系统)引起。本病常表现为全血细胞减少,提示进行骨髓活检。插图显示2个无鞭毛体形式(顶部)和1个血小板(底部)用作对照。每个无鞭毛体["Leishman-Donovan"(LD)体]都有1个核和1个核旁动基体。

A. Monabati (✉) • P.V. Kumar
Department of Pathology, Shiraz Medical School,
Shiraz, Fars, Iran
e-mail: monabati.am@gmail.com; kumarv@sums.ac.ir

G. Venkataraman
Department of Pathology, University of Chicago Medical Center,
Chicago, IL, USA
e-mail: Girish.Venkataraman@uchospitals.edu

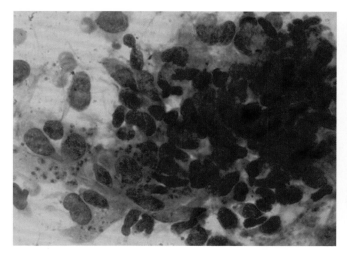

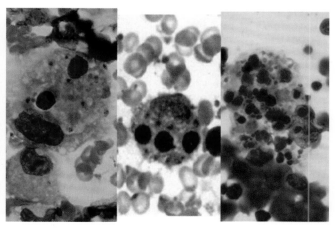

图5.2　骨髓穿刺涂片中一群上皮样组织细胞,内含缠绕的利什曼原虫"LD"体。虽然骨髓检查是检测寄生虫的一种敏感方法,但对外周血进行血清学和分子检测是很好的替代方法。

图5.4　内脏利什曼病继发噬血细胞综合征(噬血细胞性淋巴组织细胞增生症,HLH)的不同形态和表现。HLH是一种系统性疾病,可以是遗传性或获得性的,是由于免疫细胞的过度激活。全身性感染如黑热病可发生继发性HLH。瑞氏染色×1000。

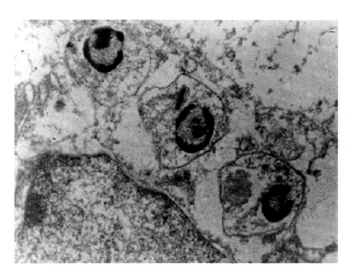

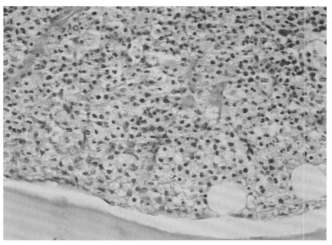

图5.3　巨噬细胞内利什曼体的电子显微镜图像。中间1个显示了与核相邻的动基体。动基体是充满DNA的大线粒体,仅见于动基体类的原生动物中。

图5.5　利什曼病引起的骨髓肉芽肿反应。有几种形态学模式反映了宿主对微生物抗原特性的不同免疫反应。本图显示了弥漫性组织细胞反应,也可以看到其他反应模式,例如类似星空的单个组织细胞反应,以及单纯的骨髓坏死和淋巴小结。

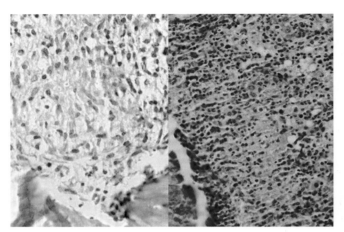

图5.6　图的左侧可见紧密的结核型肉芽肿,而右侧为弥漫性组织细胞肉芽肿,充满了利什曼体。当寄生虫难以找到时,对骨髓活检或穿刺物进行PCR检测是非常有效的确定诊断的方法。

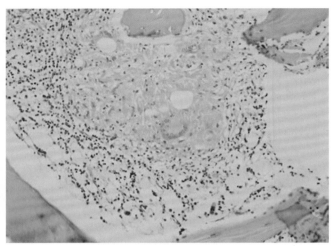

图5.8　1例45岁男性粟粒性结核(TB)患者的典型结核型肉芽肿伴朗格汉斯巨细胞。大多数此种类型肉芽肿患者最终被诊断为结核病。抗酸(Ziehl-Neelsen)细胞化学染色是一种特异性但不敏感的染色方法,鉴于结核病的高发病率,所有肉芽肿患者都应进行检测。在这些病例中,可进行分子检测和培养,以提供确认结果。

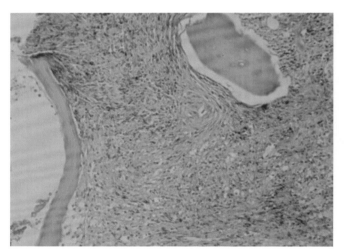

图5.7　利什曼病的骨髓纤维化。

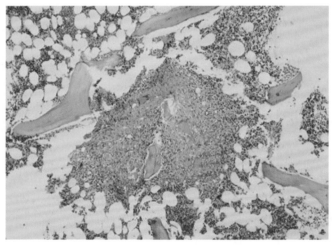

图5.9　另一例患者具有多系造血正常的骨髓内可见一结核型肉芽肿,抗酸染色阳性。骨髓肉芽肿的鉴别诊断较多,包括结节病、药物等非感染性疾病[1]。

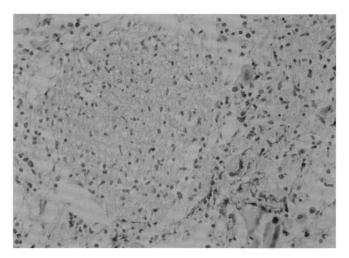

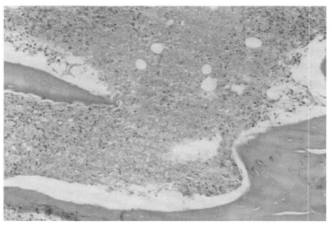

图 5.10 慢性布鲁菌病患者比较明确的骨髓肉芽肿。这是一种人畜共患的传播性感染性疾病,是通过摄入未经巴氏消毒的受感染动物的乳液传播的。骶髂关节炎和腰椎骨受累是布鲁菌病的特征。除了血清学检查外,还可对骨髓样本进行培养和分子检测(如PCR),以获得正确诊断。

图 5.12 一个3个月大的男孩接种卡介苗(BCG)后出现播散性卡介苗感染,骨髓广泛坏死。他随后被证实患有严重联合免疫缺陷(SCID),并死于卡介苗感染。接种疫苗后分枝杆菌的播散性感染是一种罕见并发症,发生在具有潜在免疫缺陷的人群中。根据宿主的免疫水平不同,可从局部皮肤结节或腋窝淋巴结肿大到伴有发热和多器官衰竭的严重播散性疾病。

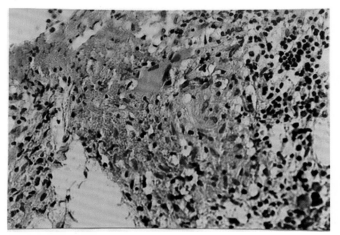

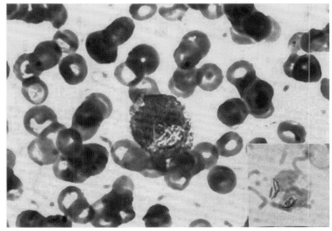

图 5.11 移植后播散性EBV感染引起的骨髓肉芽肿。肉芽肿累及骨髓可见于该病的急性期或慢性期,有时可见纤维蛋白环绕肉芽肿(本例未见)。

图 5.13 外周血一个含有结核杆菌的单核细胞,插图显示细胞质中的大量抗酸染色杆菌。这种情况在患者中是非常少见的,但一旦发现就会非常有帮助。

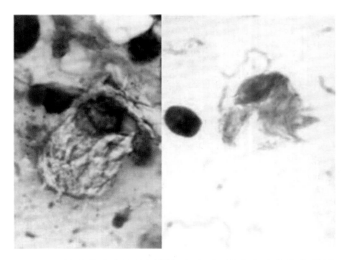

图 5.14   骨髓涂片中的戈谢样组织细胞，具有多个未染色的线性结构，代表多个结核杆菌（左），在抗酸染色中被明显标记出来（右）。

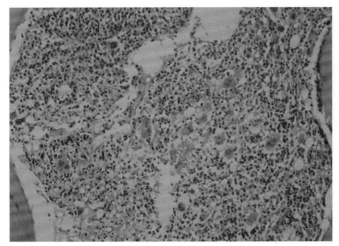

图 5.16   全髓增生引起的细胞增殖活跃是在 HIV 感染中出现的另一种非特异性变化。本图显示了巨核细胞的增生、簇集和小梁旁聚集，偶尔有发育不良的形态，包括小巨核细胞和多个核巨核细胞[2]。HIV 患者发生 MDS 的风险升高，特别是在没有接受抗反转录病毒治疗的情况下。

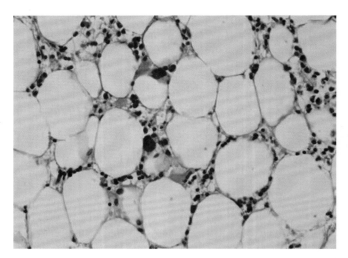

图 5.15   34 岁男性 HIV 患者增生低下的骨髓。细胞减少是本病最常见的表现之一，尤其是在晚期。有时伴随感染如肝炎病毒可能导致骨髓抑制。

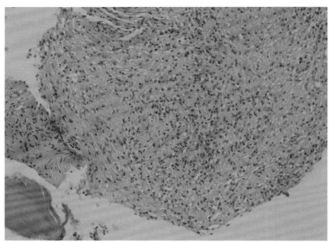

图 5.17   一名男性 HIV 感染者的骨髓肉芽肿。肉芽肿通常是弥漫性的，边界不清，因为上皮样组织细胞不能形成结核型肉芽肿形态。

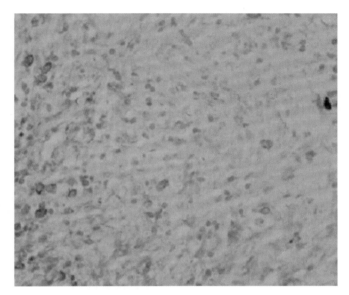

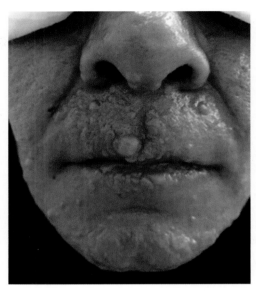

图 5.18 在图 5.17 的病例中,可以看到许多抗酸杆菌。通过分子生物学方法证实该微生物为 MAC(Mycobacterium avium-intracellulare complex,鸟分枝杆菌-细胞内复合体)。Ziehl-Neelsen 染色。

图 5.20 图 5.19 患者的临床照片,显示多发结节性皮肤病变,与皮肤黏膜利什曼病相符。在这种情况下另一个需要鉴别的是黑热病后皮肤利什曼病,其具有显著的小丘疹类似于麻风病[3]。

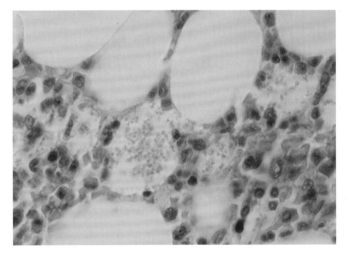

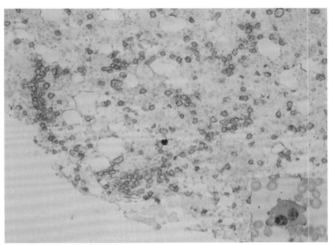

图 5.19 患有播散性皮肤黏膜和内脏利什曼病的 40 岁女性患者的骨髓。在一项免疫缺陷调查中,她被证实是未被确认的晚期艾滋病病毒感染者。骨髓活检可见大量的 LD 小体溢出到脂肪腔。

图 5.21 浆细胞数量增加是 HIV 感染的常见表现。CD138 显示浆细胞,在本例中约占骨髓细胞的 20%。但它们是多克隆性的,插图显示双核浆细胞形态。

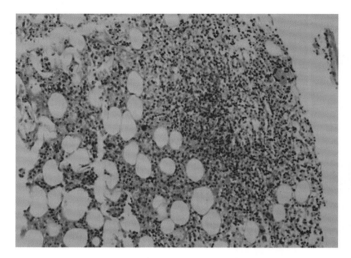

图5.22　感染艾滋病病毒的年轻男性骨髓间质中可见具有生发中心的良性淋巴小结。晚期HIV患者一个重要的鉴别还包括HHV8相关的多中心Castleman病（MCD），后者骨髓中常出现伴有散在HHV8+细胞的淋巴小结[4]。

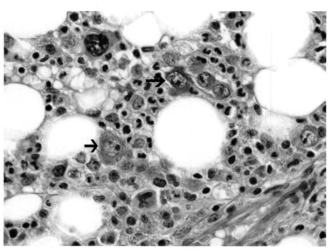

图5.24　图5.23病例的骨髓穿刺活检显示散在的巨大原始红细胞，伴有嗜酸性核病毒包涵体（箭头）。

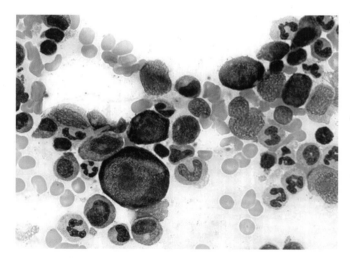

图5.23　有肾移植病史的细小病毒B19感染者，出现具有磨玻璃核包涵体的巨大原始红细胞，这些细胞通常被称为"灯笼细胞"，因其包涵体的特殊形状类似灯笼。通常还可见到细胞质空泡形成和"狗耳"样细胞质突起。注意周围区域缺乏更成熟的红系前体细胞。这种病毒会引起自限性儿童皮疹，称为"5号病"。其对那些患有潜在血红蛋白疾病的人来说是非常危险的，如镰状细胞性贫血，其可能成为危象的一部分。

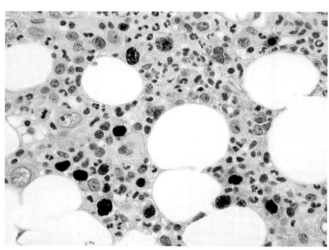

图5.25　细小病毒免疫染色（图5.23为同一病例）有助于在细胞难以观察时将病毒包涵体突显出来。

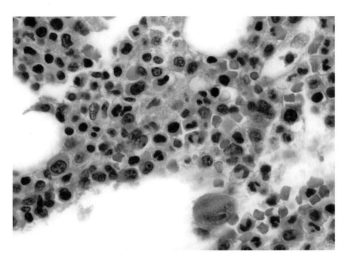

图 5.26　骨髓中的嗜酸性 CMV 包涵体。由于病毒的细胞病变作用，感染细胞通常会增大。

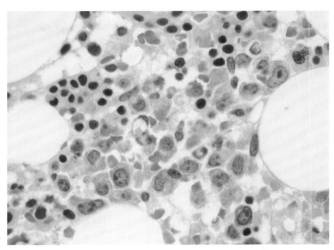

图 5.28　HHV6 病毒血症患者的骨髓表现。患儿女，7 岁，因 B-ALL 行异基因骨髓移植后出现中性粒细胞减少。注意髓系出现明显的成熟阻滞，伴有大的核左移髓系前体细胞，与 HHV6 感染一致。很少有药物会导致成熟阻滞。

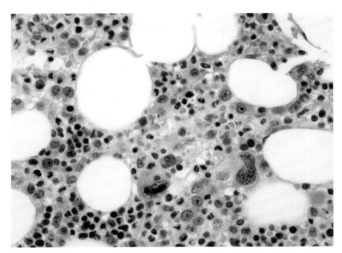

图 5.27　免疫染色显示 CMV 感染细胞。

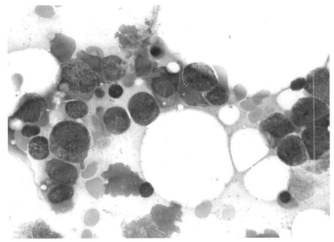

图 5.29　图 5.28 患者的骨髓穿刺涂片，HHV6 感染显示大的核左移髓系前体细胞和散在的 B 祖细胞。

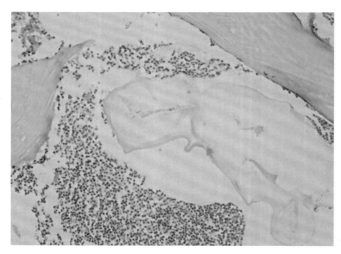

图5.30   邻近骨小梁的细粒棘球绦虫复层膜。在本病例中未发现原头节,因为陈旧性感染囊孢很少出现头节,复层膜即为诊断依据。这是一种由棘球绦虫属绦虫引起的寄生虫感染,当人体食入被食肉动物含有虫卵的粪便污染的食物或水后引起感染,血清学和放射学检查也可做出诊断。

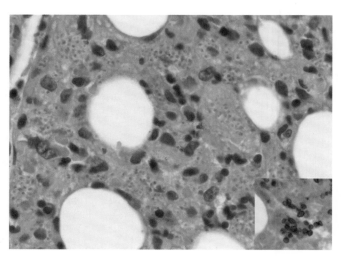

图5.32   组织胞浆菌病累及骨髓。这是一位44岁的肾移植患者,在移植8年后出现全血细胞减少和发热。组织细胞内出现许多酵母菌形态,通过间质弥漫渗透,可用真菌染色突显出来(Grocott's methenamine银染,插图)。

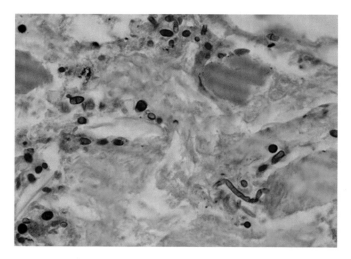

图5.31   有长期皮肤病变史的着色芽生菌病患者的骨小梁受到累及。这是一种缓慢生长的真菌感染,主要累及皮下组织。组织学检查显示,在坏死的骨髓组织内有色素性酵母菌,类似"铜硬币",伴假菌丝浸润于骨小梁之间。

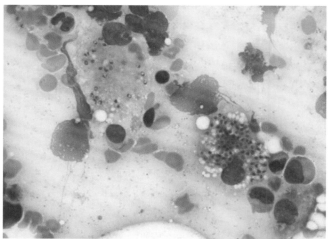

图5.33   上述病例(组织胞浆菌病)的骨髓穿刺涂片突出显示充满酵母菌形态的组织细胞。该病例还同时发生明显的噬血细胞现象(在右下方的组织细胞中可见)。

(巩文辰 译   张培红   孟斌 校)

参考文献

1. Bodem CR, Hamory BH, Taylor HM, Kleopfer L. Granulomatous bone marrow disease. A review of the literature and clinicopathologic analysis of 58 cases. Medicine (Baltimore). 1983;62(6):372–83.
2. Karcher DS, Frost AR. The bone marrow in human immunodeficiency virus (HIV)-related disease. Morphology and clinical correlation. Am J Clin Pathol. 1991;95(1):63–71.
3. Zijlstra EE. PKDL and other dermal lesions in HIV co-infected patients with Leishmaniasis: review of clinical presentation in relation to immune responses. PLoS Negl Trop Dis. 2014;8(11):e3258.
4. Venkataraman G, Uldrick TS, Little R, Yarchoan R, Pittaluga S, Maric I. Bone marrow histology in a cohort of HIV plus patients with multicentric Castleman's disease (MCD) associated with Kaposi's sarcoma-associated herpesvirus. Mod Pathol. 1458:23.

第 6 章

骨髓淋巴瘤

Megan Parilla，Girish Venkataraman

淋巴瘤是造血系统恶性肿瘤，通常起源于髓外淋巴组织中的成熟淋巴细胞，包括淋巴结和脾脏。然而，淋巴瘤经常累及结外组织，包括外周血（白血病）和（或）骨髓，甚至在一些罕见病例中骨髓是淋巴瘤唯一受累的部位[1]。除了不同背景微环境的炎细胞（如霍奇金淋巴瘤、T细胞淋巴瘤），在各种B和T细胞淋巴瘤中可观察到各种浸润模式（小梁旁、间质或窦内）。浸润模式和微环境都是有用的特征，其可提供线索帮助确定那些以骨髓受累为表现特征的淋巴瘤性质。辅助检查方法如流式细胞术和免疫组化染色都是评估骨髓受累的补充方法。

然而，从临床角度来看，极大改进的影像技术如PET/CT等促进了对骨髓侵犯的更好识别，降低了对于淋巴瘤中依赖骨髓活检进行分期的需要，尤其是霍奇金淋巴瘤[2]。除了弥漫性大B细胞淋巴瘤，所有非霍奇金淋巴瘤的分期都需要做骨髓活检。一般来说，骨髓中出现淋巴瘤意味着疾病晚期[3]。

本章我们将关注由非霍奇金和霍奇金淋巴瘤浸润的骨髓：受累的组织学模式和细胞形态学，并根据2017版WHO分类中某些新确认的实体（如EBV+弥漫性大B细胞淋巴瘤，非特指），重点关注与诊断和预后相关的免疫组织化学标志物[4]。详细信息请见图6.1

至图6-81。

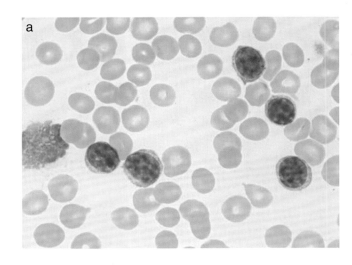

图6.1 循环中的慢性淋巴细胞白血病/小淋巴细胞性淋巴瘤（CLL/SLL）的瘤细胞脆弱易碎，在外周血涂片中经常破裂形成图左侧的"涂抹细胞"（a）。（待续）

M. Parilla (✉) • G. Venkataraman
Department of Pathology，University of Chicago Medical Center，
Chicago，IL，USA
e-mail: Megan.Parilla@uchospitals.edu；
Girish.Venkataraman@uchospitals.edu

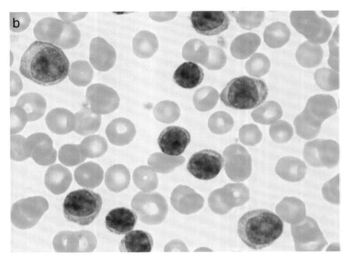

图6.1（续）　外周血涂片中完整的SLL/CLL细胞体积小，染色质聚集，细胞质少；不典型CLL通常细胞体积较大，染色质更加开放，常见于12号染色体三体改变的病例（b）。CLL/SLL循环中的大细胞是幼淋巴细胞，可根据其具有单个突出的中心核仁来识别。如果幼淋巴细胞数量超过总细胞数量的55%，则支持诊断B细胞幼淋巴细胞白血病（B-PLL）。

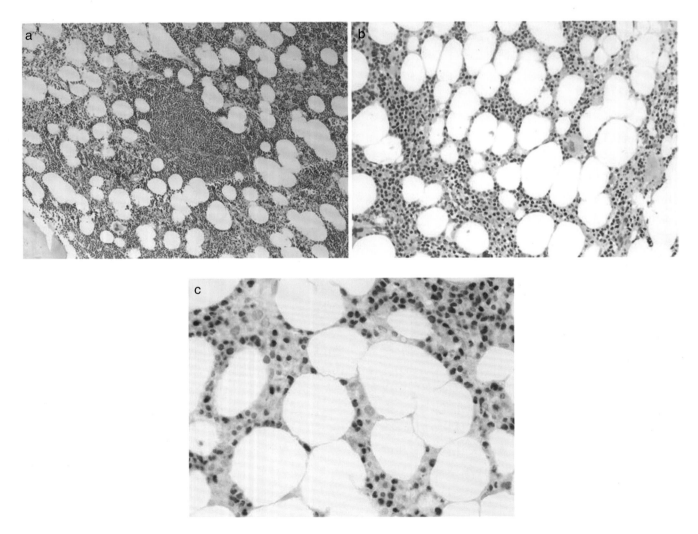

图6.2　当CLL/SLL累及骨髓时，可形成结节状模式（a）和（或）在较高倍镜下看到的组织间质模式（b）。间质浸润模式可以是明显的或模糊的，免疫组化染色能更好地显示出来，在不明显的病例中PAX5可辅助评估病变的程度（c）。

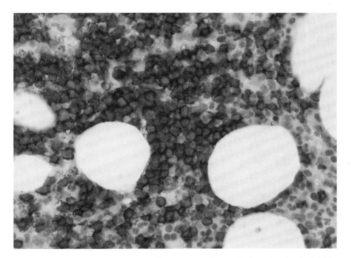

图6.3　如图所示，SLL/CLL中CD20阳性显示为B细胞系，尽管CD20与其他几个B系标志物（CD79b、CD22）及表面轻链（通过流式检测）常同时表达下调。CD5（未显示）也是阳性的，而cyclin D1阴性，可排除套细胞淋巴瘤。

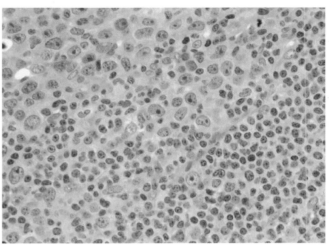

图6.5　CLL/SLL的Richter转化形成弥漫性大B细胞淋巴瘤（DLBCL-RT），骨髓活检显示大部分被双相肿瘤性增生所取代。右下方为小而圆的CLL/SLL细胞，而左上方主要为大的、转化的具有免疫母细胞形态（核仁明显）的DLBCL细胞。

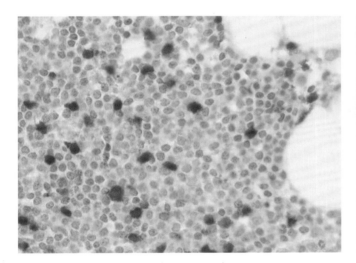

图6.4　在CLL细胞中，ZAP-70免疫组化染色阴性，而背景中散在的正常T细胞显示细胞质强表达。ZAP-70表达缺失与IGHV突变相关，这些病例比IGHV未突变、ZAP-70+的病例预后要好[5]。一项研究显示，单纯的结节状模式的病例免疫组化检测多数为ZAP-70阴性表达[6]。

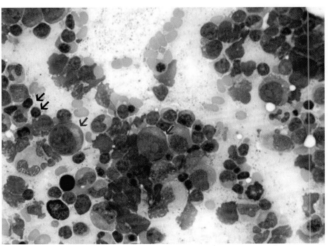

图6.6　与图6.5为同一Richter转化病例的骨髓穿刺涂片，同时显示SLL/CLL小而不明显的淋巴细胞（黑色箭头）和有明显核仁的大的转化细胞（红色箭头）。注意背景中小的早期红系前体细胞与大的淋巴瘤细胞。DLBCL-RT通常预后差，中位生存期少于8个月[7]，其发生率在CLL应用伊布替尼（BTK抑制剂）治疗后明显上升。

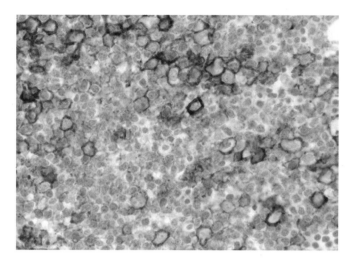

图6.7 同一Richter转化病例的骨髓活检,CD20免疫组化染色显示双相表达模式。小的CLL/SLL淋巴细胞成分CD20染色弱,间杂着大的、明亮染色的簇状的DLBCL成分。

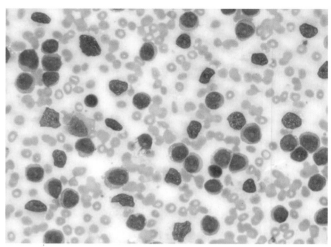

图6.8 B细胞幼淋巴细胞白血病(B-PLL)是一种主要由幼淋巴细胞构成的罕见肿瘤。循环血液中的幼淋巴细胞"中等大小"或约为正常淋巴细胞的2倍大小,并有一个明显的中心核仁。如图所示,B-PLL患者外周血分析通常显示淋巴细胞计数明显增加并伴有贫血和血小板减少。

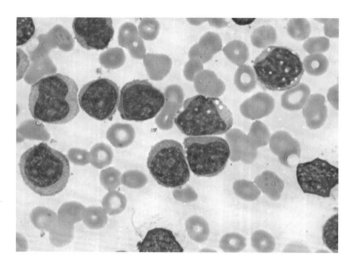

图6.9 B-PLL的核特征在高倍镜下显示得更好。核染色质比正常成熟的循环淋巴细胞更开放,但与淋巴母细胞相比仍较致密。典型的核膜规则,明显的空泡状核仁非常突出。重要的是,必须进行细胞遗传学分析以排除白血病样/母细胞样变型的套细胞淋巴瘤。套细胞淋巴瘤的白血病样变型在形态学和免疫表型(CD20和CD5)上与B-PLL类似,但其有典型的t(11;14)易位。在本例中,细胞遗传学分析t(11;14)易位是阴性的。

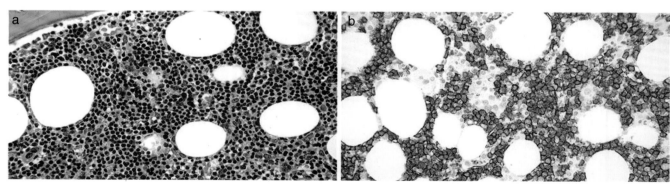

图6.10 骨髓活检显示弥漫浸润的B-PLL细胞CD20强表达(a和b)。ZAP-70免疫组化染色为阴性,仅背景T细胞染色阳性(未显示)。在CLL/SLL中ZAP-70和CD38的表达是预后差的标志;然而,在B-PLL中,ZAP-70和CD38均不被认为是有用的预后标志物[8,9]。

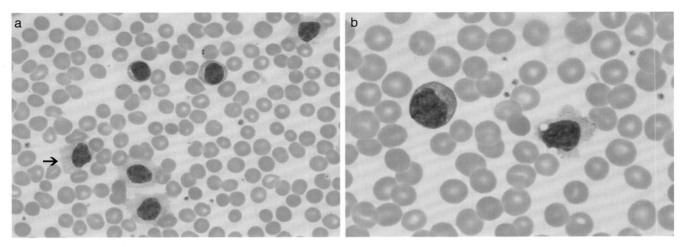

图6.11　外周血涂片中的脾边缘区淋巴瘤(SMZL)细胞,注意有许多具有细胞质突起的淋巴样细胞,在高倍镜下这些细胞的圆形有所差异(a和b)。部分病例可显示"极性绒毛",但仅有少数病例具有典型的极性绒毛。脾脏和淋巴结边缘区淋巴瘤均可累及骨髓。

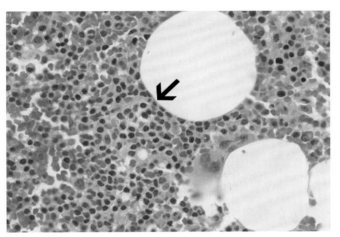

图6.12　当脾边缘区淋巴瘤累及骨髓时,淋巴瘤细胞通常见于窦内,组织学表现可能非常细微,如本图所示,最明显的是图中央脂肪细胞旁边模糊的间质小淋巴细胞浸润。

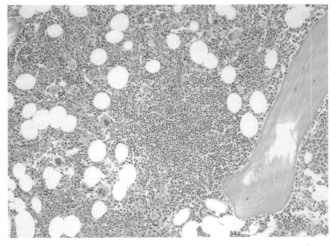

图6.14　虽然识别窦内淋巴瘤细胞可辅助边缘区淋巴瘤的诊断,但其组织学表现可以是间质性、窦内、结节状或混合性的。在这例骨髓活检中,淋巴瘤细胞形成孤立的结节。骨髓活检中这种结节状模式大多可排除毛细胞白血病,后者应与SMZL有胞浆凸起的绒毛淋巴细胞相鉴别。

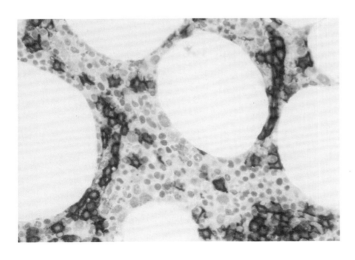

图6.13　在脾边缘区淋巴瘤中CD20免疫组化染色突显出明显的窦内浸润模式,这在传统的HE染色中不容易观察到。

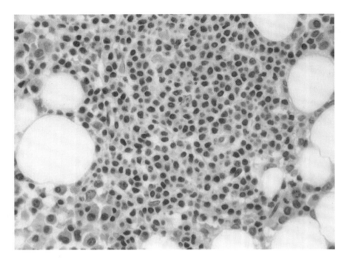

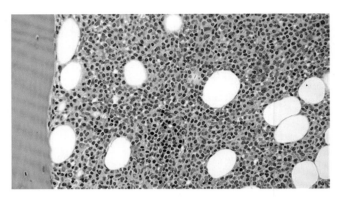

图6.17   在骨髓中,毛细胞白血病因单形性淋巴样细胞聚集而被识别。受累模式主要为窦内,但这里展示的为弥漫性受累。低倍镜下,清晰的椭圆形核、缺乏核分裂象和胞核间规则的宽间隙提示病理医生要更仔细地观察这些淋巴细胞。

图6.15   在高倍镜下,边缘区淋巴瘤的淋巴样聚集是由中等大小具有适量透明细胞质的单核细胞样细胞构成的。新近报道的原发性骨髓冷凝集素病病例显示了近乎排他性的结节状模式,这种模式与产生克隆性免疫球蛋白的CD5-/CD10-克隆性B细胞相关[10]。

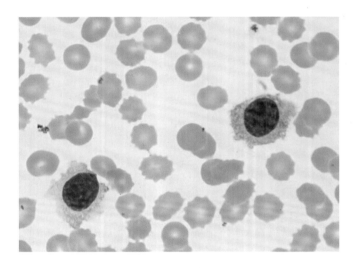

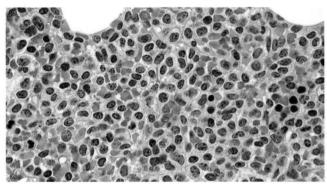

图6.18   高倍镜下易于观察,毛细胞白血病细胞呈"煎蛋"样外观,细胞核位于中央,由丰富的细胞质围绕,细胞边界明显。本图中,肿瘤浸润几乎吞噬了全部的造血组织,仅在图右侧有非常少的散在深染红系前体细胞残留。

图6.16   外周血中的毛细胞白血病(HCL)细胞。白血病细胞显示了丰富的淡蓝色细胞质,细胞质周围呈细毛样突起。典型细胞中等大小,椭圆形核,核仁不明显。偶尔细胞核更像具有肾形外观的单核细胞样细胞。

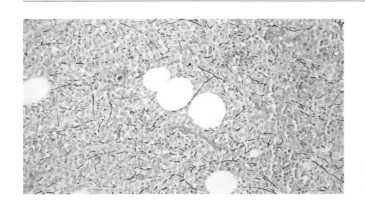

图6.19 在毛细胞白血病中,白血病细胞分泌的因子使骨髓网状纤维增多,这种纤维化可将白血病细胞滞留在骨髓内,尽管在骨髓活检中骨髓呈高度增生,但在穿刺时却可导致骨髓"干抽"。

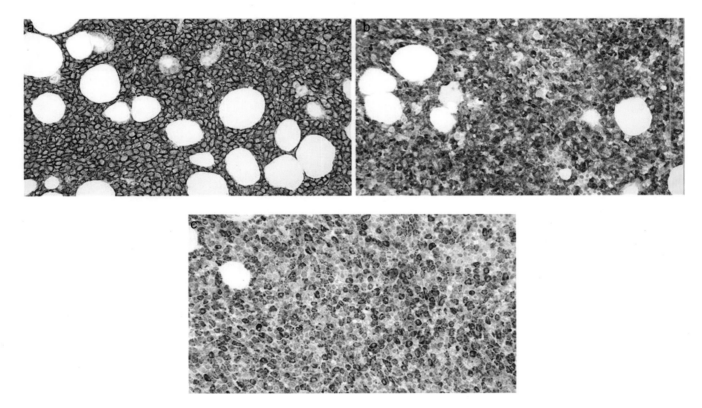

图6.20 毛细胞白血病是一种成熟B细胞肿瘤,所以强表达CD20(a)。此外,典型地强表达CD11c(b)。抗酒石酸酸性磷酸酶(TRAP)细胞化学染色毛细胞呈阳性,近来可通过免疫组化对TRAP进行染色,在毛细胞显示强的颗粒状细胞质染色(c)。

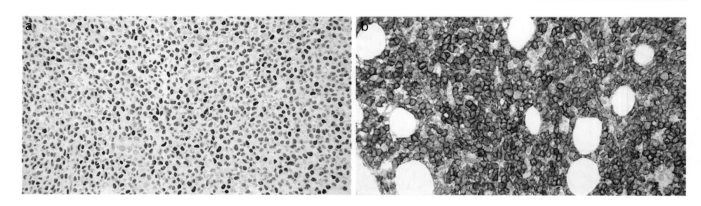

图6.21　在T细胞中表达的转录因子T-box(T-bet)的免疫组化染色,该转录因子在正常反应性Th1 T细胞中表达,也可在毛细胞白血病的B细胞核中强表达[11],因此,可用于检测微小残留病灶(a)。CD123阳性是另一个毛细胞白血病的有用标志物[12],但其并不只是毛细胞白血病所特有的标志(b)。

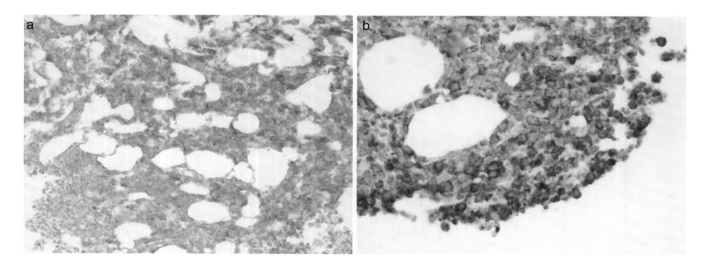

图6.22　几乎所有的毛细胞白血病病例中均发现有BRAF V600E的突变,但并不见于毛细胞白血病的变异型病例中[13]。针对BRAF V600E突变的特异性免疫组化染色阳性,提示为经典型毛细胞白血病(a)。DBA44免疫组化染色(正常在增生滤泡的良性套区淋巴细胞阳性)在毛细胞白血病中呈阳性,在其他一些淋巴瘤中也呈阳性。如图(b)所示,毛细胞白血病中DBA44在细胞质/胞膜突起的边缘染色更强。

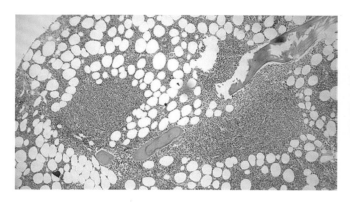

图6.23 毫无疑问,发生于淋巴结内的滤泡性淋巴瘤,其滤泡模式使淋巴结正常结构消失。然而,在骨髓中,滤泡性生长模式罕见,更常见到的是小梁旁生长模式伴有小梁旁的聚集,如本图所示。40%~70%的滤泡性淋巴瘤病例中出现骨髓受累,与高级别滤泡性淋巴瘤相比,低级别滤泡性淋巴瘤反而更容易出现骨髓受累。

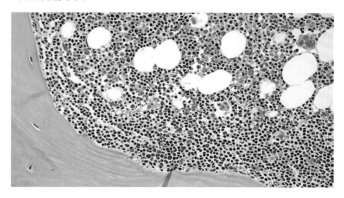

图6.24 经典的小梁旁生长取代了正常的造血细胞。滤泡性淋巴瘤由两种细胞构成:中心细胞核小,不规则而深染;中心母细胞核稍大,空泡状染色质,核形态较规则,并具有多个核周核仁(典型的为3个)。

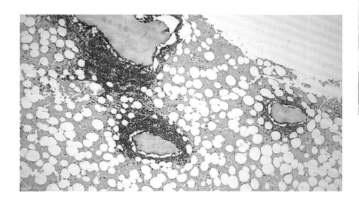

图6.25 滤泡性淋巴瘤(FL)是一种B细胞肿瘤,因此,表达典型的B细胞标志物,如CD20,图中显示为红色。免疫组化染色可帮助显示出肿瘤细胞从明显的小梁旁区域播散到间质区域。

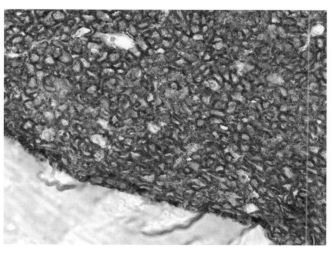

图6.26 FL肿瘤细胞的免疫表型与正常生发中心的B细胞相似,包括CD10(本图)和BCL6(未显示)的阳性表达。然而,与正常生发中心不同的是,这些肿瘤细胞显示抗凋亡蛋白BCL2的典型强阳性表达(未显示)。罕见情况下,高级别滤泡性淋巴瘤可能CD10阴性,这些病例常常累及老年患者的骨髓[14]。

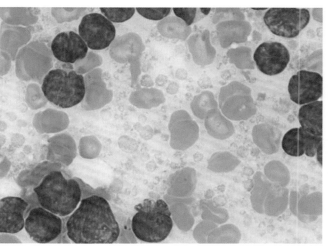

图6.27 本例骨髓穿刺液中有明显的裂细胞样淋巴细胞,这些细胞与外周血中的FL细胞具有相同的形态学特征。在这2种情况下,肿瘤细胞被形象地命名为"臀细胞"。背景中也可见到很多所谓的"淋巴腺"样小体,代表着从淋巴瘤细胞撕裂分离出来的脆性细胞质碎片。

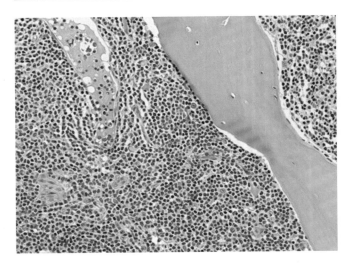

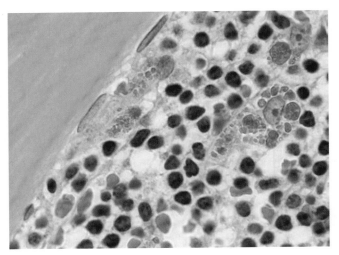

图6.28　淋巴浆细胞性淋巴瘤（LPL）理论上起源于向浆细胞分化的滤泡后B细胞，因此，该肿瘤的形态学可以是从小B细胞到浆细胞样细胞再到成熟性外观的浆细胞等多种表现。多数LPL病例可出现骨髓受累。本例为被LPL累及的骨髓，显示扩张的窦内充满了过量的免疫球蛋白形成的嗜酸性血浆蛋白。华氏巨球蛋白血症（一种产生IgM副蛋白的疾病）虽然并非LPL独有，但见于大部分的LPL病例中。

图6.30　LPL背景中通常混有组织细胞。如图所示，骨髓活检中看到的这些组织细胞充满了含铁血黄素，这是被LPL累及组织的一个特征性表现，为诊断提供了线索。

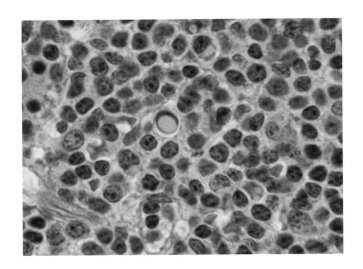

图6.29　虽然LPL细胞主要是小淋巴样细胞，但图中所呈现的Dutcher小体提供了其真正分化的证据。Dutcher小体是突出于细胞核内的细胞质包涵体，理论上由免疫球蛋白充满。这些包涵体见于浆细胞病变，如骨髓瘤，以及伴有浆细胞分化的肿瘤，如LPL。

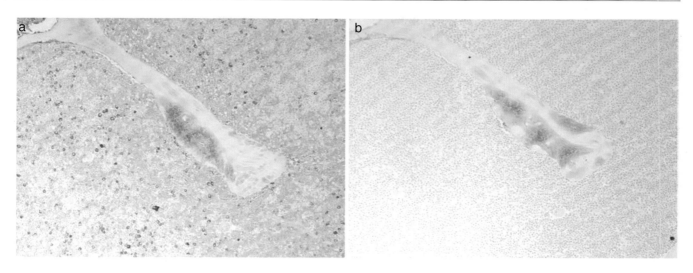

图6.31　轻链限制性表达证实了这种疾病的克隆性本质。Kappa轻链免疫组化染色阳性（a），而lambda完全阴性（b）。最近在大多数病例中发现了MYD88的特异性突变[15]。MYD88 L265P突变导致了通过Btk的不受控制的增生。伊布替尼是一种靶向Btk的药物，因此对大多数LPL病例是一种非常有效的治疗方法。其他非LPL小淋巴样增生性疾病绝大部分没有该突变，因此在大多数情况下可据此进行鉴别诊断。

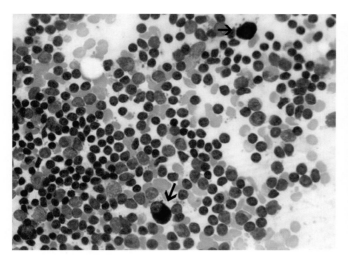

图6.32　LPL的骨髓抽吸涂片可见淋巴样细胞背景中散在的肥大细胞（黑色箭头）。这些肥大细胞是对LPL的反应，而不是恶性克隆的一部分。

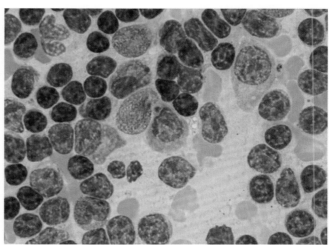

图6.33　骨髓穿刺涂片突显出LPL中的异型淋巴细胞和浆细胞，以及具有混合淋巴细胞和浆细胞特征的细胞。在疑难病例诊断中，先于MYD88突变分子检测之前，通过流式细胞术证实在淋巴样成分（CD19+/CD20+）和浆样成分（CD138+/CD38+）二者中具有完全相同的克隆性轻链对明确诊断亦是非常有用的。

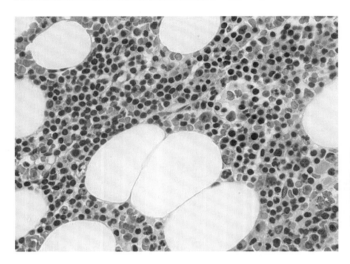

图6.34　套细胞淋巴瘤(MCL)是另一种由小到中等大小淋巴样细胞构成,并且经常累及骨髓的淋巴瘤[16]。本图显示的经典形态是细胞核小而不规则且深染,类似于正常的中心细胞。

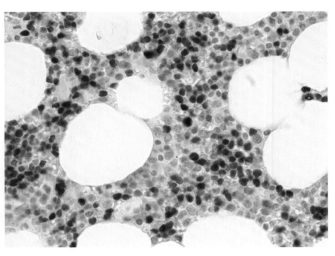

图6.36　取自同一患者的骨髓活检标本显示cyclin D1的核免疫反应。在MCL细胞内这种免疫染色为明确阳性,虽然核与核之间的染色强度不一,但反映了在活检的时间点上每个细胞所处的细胞周期的不同阶段。由于 t(11;14),几乎所有类型的MCL都有cyclin D1的过表达。

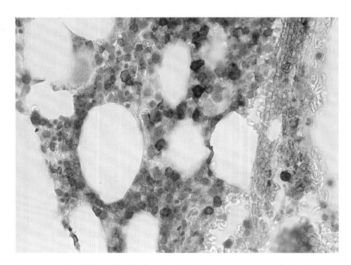

图6.35　与背景中散在的 T 细胞强表达 CD5 相比,套细胞淋巴瘤中的 B 细胞呈 CD5 弱表达。免疫组化染色突显出间质浸润的肿瘤细胞。在骨髓中,MCL组织学上可表现为结节、间质浸润、小梁旁或弥漫性生长。

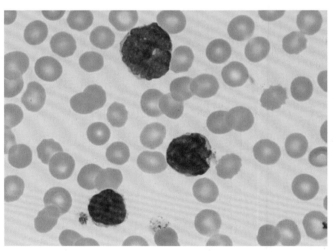

图6.37　母细胞样MCL是一种少见但具侵袭性的变异型,核型复杂,预后差。母细胞样套细胞白血病这一术语用于当外周血被母细胞样套细胞淋巴瘤累及时。本例中,外周血显示循环中的具有开放染色质和深裂核轮廓的大白血病细胞。

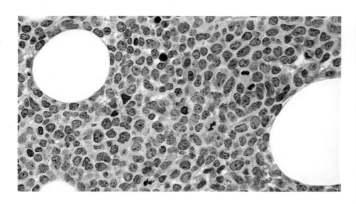

图6.38 MCL母细胞变异型的骨髓活检显示具有非常高核分裂数的母细胞样淋巴细胞的弥漫性增生。从细胞学的角度,母细胞样MCL常类似于淋巴母细胞样增生或伯基特淋巴瘤。重要的是,核分裂数是所有类型MCL最好的预后指标。高分裂活性,常见于母细胞样MCL,预示着预后不良。

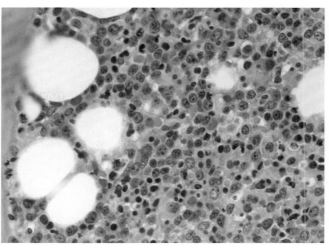

图6.40 大约1/4的弥漫性大B细胞淋巴瘤(DLBCL)病例累及骨髓,其细胞学特征可以是中心母细胞样、免疫母细胞样或多形性。本例骨髓活检中的大细胞主要是具有中心母细胞形态学特征的细胞,呈空泡状核,具有1~3个核仁。

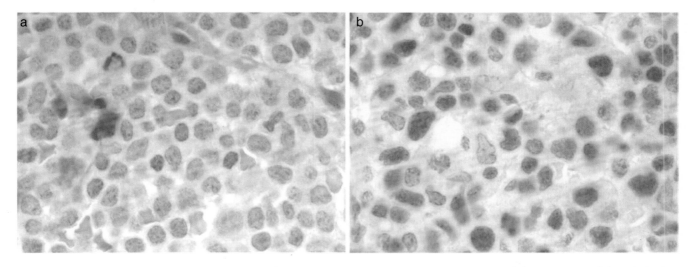

图6.39 这例母细胞样MCL显示cyclin D1阴性(a)和SOX11阳性(b)变异。cyclin D1免疫组化染色阳性的是正常的组织细胞和内皮细胞,而不是淋巴瘤细胞(a)。CCND2编码细胞周期G1期到S期转换所需的cyclin D2蛋白,CCND2重排见于50%的cyclin D1阴性MCL,其大多数SOX11呈阳性[17,18]。

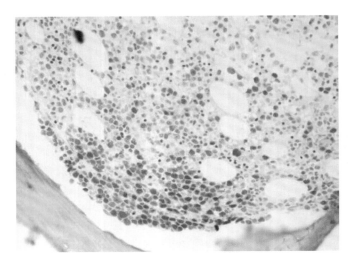

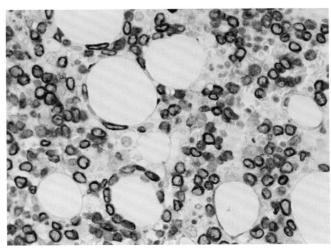

图 6.41　在这例 DLBCL 中，PAX5 突显出明显的小梁旁淋巴样聚集，使人联想到滤泡性淋巴瘤累及骨髓。虽然本病例其他区域显示与弥漫性间质淋巴瘤成分一致，但极少数病例可显示孤立的小梁旁受累（所谓的不一致组织学）。骨髓受累病例表现为不一致的小梁旁小淋巴样细胞组织学（使人联想到滤泡性淋巴瘤）可经常见到，但这不是独立于 IPI 评分的不良预后因素[19]。

图 6.42　该例 DLBCL 还显示 BCL2 阳性。根据 2017 版 WHO 分类，常规免疫组化检测 c-MYC 和 BCL2 是非常重要的，以此来确定"双表达"弥漫性大 B 细胞淋巴瘤，其具有较差的临床转归，并对标准治疗反应较差。然而，双表达与 MYC 和 BCL2 的实际易位状态并不完全相关。

图 6.43　"老年性 EBV 阳性弥漫性大 B 细胞淋巴瘤"在更年轻些的患者中并不少见，因此，在 2017 版 WHO 分类中被重新命名为"EBV 阳性 DLB-CL NOS"[4]。本例中，富于组织细胞背景中可见大的多形性细胞增生、广泛浸润骨髓，并伴有 Reed-Sternberg 样细胞（a 和 b）。插图（c）显示穿刺涂片中散在的具有明显核仁的大淋巴瘤细胞。

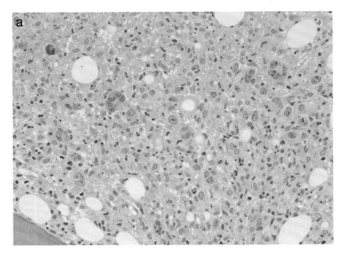

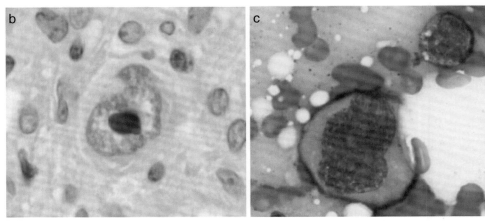

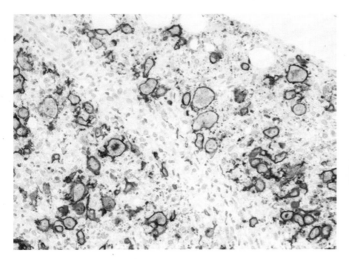

图6.44　EBV阳性DLBCL NOS中的大细胞CD20一致性强阳性表达,可与CD20下调表达的经典型霍奇金淋巴瘤相鉴别。EBV+ DLBCL典型的具有非生发中心/活化B细胞免疫表型,MUM1阳性且CD10和BCL6阴性(未显示)。作为EBV共感染的结果淋巴瘤细胞常显示表面轻链表达下调。

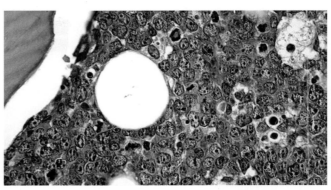

图6.46　伯基特淋巴瘤(BL)是一种细胞呈"中等大小"的成熟B细胞淋巴瘤,具有极短的倍增时间。核分裂象和散在的巨噬细胞很明显,在低倍镜下呈"星空"状,与BL累及的淋巴结表现相同。核分裂活性免疫组化染色,如Ki-67/MIB1,肿瘤细胞几乎100%染色。然而,由于对骨髓环钻活检标本进行的脱钙处理往往会由于抗原性的丢失而导致Ki-67染色假性低表达。

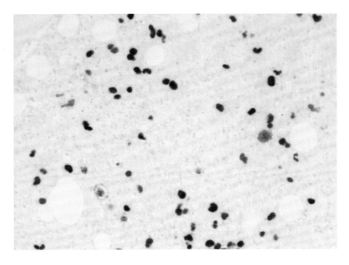

图6.45　EBV阳性DLBCL NOS的肿瘤细胞EBV原位杂交阳性,背景中的正常造血成分阴性。EBV阳性相关的肿瘤并非EBV+ DLBCL所特有,还可见于血管免疫母细胞性T细胞淋巴瘤和经典型霍奇金淋巴瘤。EBV相关DLBCL中的阳性信号见于大的和小的淋巴样细胞,与经典型霍奇金淋巴瘤不同,其EBV阳性仅局限于HRS细胞。

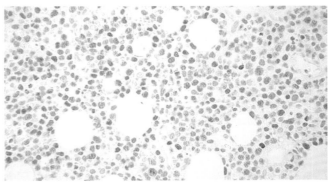

图6.47　伯基特淋巴瘤具有特征性的MYC基因易位,最常见的是t(8,14)(q24;q32)。关于是否存在真正的没有MYC基因易位的伯基特淋巴瘤仍存在争议。在这例累及骨髓的伯基特淋巴瘤中,应用克隆号为Y69的c-MYC免疫组化染色显示了预期的核高水平表达。

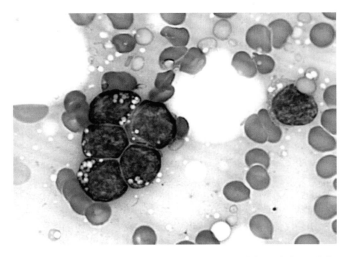

图6.48   在这例骨髓印片中,位于深蓝细胞质中的许多透明脂质空泡很好地显示了伯基特淋巴瘤的细胞学特征。

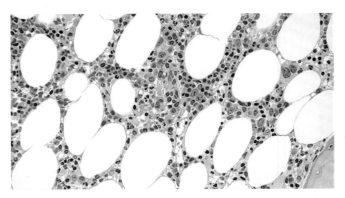

图6.50   T-LGL白血病临床上与血细胞减少相关。尽管如此,骨髓却显示为轻度细胞增多伴适度造血。多数病例中肿瘤细胞仅构成骨髓细胞成分中的一小部分。在骨髓中,T-LGL细胞位于间质或血窦内,在HE切片中表现很细微。

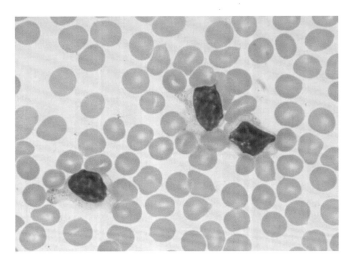

图6.49   大颗粒淋巴细胞(LGL)在正常外周血涂片中经常见到,代表正常活化的细胞毒性T细胞或自然杀伤细胞。这些具有丰富细胞质和大的嗜天青颗粒的LGL是对感染或自身免疫性疾病免疫刺激的一种反应。然而,没有明确原因的持续高数量的T细胞LGL($>2×10^9$/L,>6个月)支持具有大颗粒淋巴细胞形态的克隆性肿瘤的诊断。本例血涂片显示T-LGL白血病患者的循环大颗粒淋巴细胞。

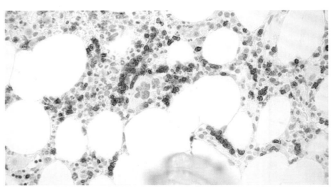

图6.51   CD3染色突显出CD3阳性的T细胞在窦内线性排列。T-LGL还表达细胞毒蛋白,如TIA-1和粒酶B(未显示),且典型的CD8呈阳性(未显示)。最近在相当数量的T-LGL病例中发现了STAT3和STAT5B的突变,这些突变与更具侵袭性的临床过程相关,这在T-LGL中通常是不典型的表现[20]。

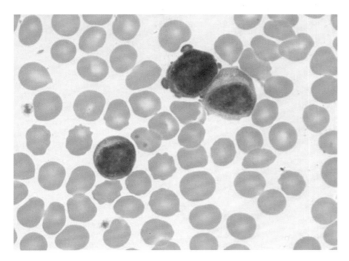

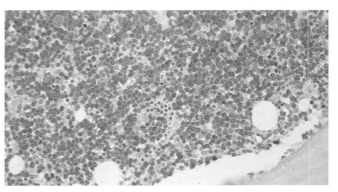

图 6.54　如图所示, T-PLL 细胞具有很强的 TCL1 免疫染色。大多数病例为 CD4+ 且经常强表达 CD7。TCL1 的过表达源于 TCL1 与邻近的位于 14 号染色体上的 TCR α~δ 位点的并置[21]。这些细胞表达高水平的表面 CD52(通过流式检测), 这也可解释其对阿仑单抗(一种抗 CD52 单克隆抗体)的良好应答。

图 6.52　外周血涂片是 T 细胞幼淋细胞白血病(T-PLL)诊断的关键。细胞学特点是小到中等大细胞伴有细胞质出泡、细胞核呈圆至椭圆形且有一个核仁。在 Wright-Giemsa 染色切片中细胞质通常是深蓝色的, 而 B-PLL 则与之相反, 后者细胞质通常是透明到淡蓝色的。临床上, 这种疾病多见于老年人, 且表现为高白细胞计数(>100×10⁹/L)。

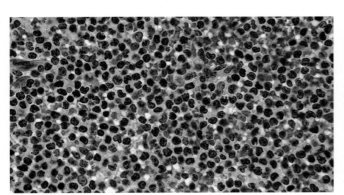

图 6.53　在 T-PLL 中, 骨髓几乎总是被成片的中等大小的淋巴样细胞弥漫性浸润, 这些细胞具有小而明显的核仁和不规则的核轮廓。

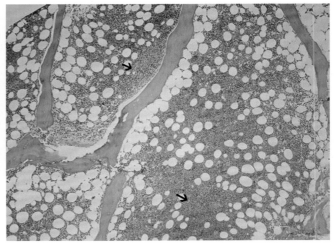

图 6.55　血管免疫母细胞性 T 细胞淋巴瘤(AITL)经常以结节状和(或)间质浸润方式及小梁旁模式累及骨髓, 如在本图增生活跃的骨髓中所示。

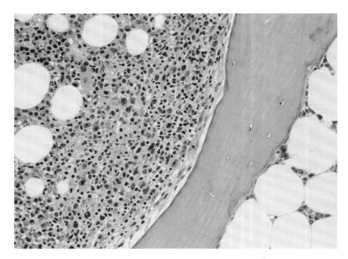

图 6.56 高倍镜下，AITL 的小梁旁聚集灶为许多大的非典型淋巴样细胞并混合小的淋巴细胞，在聚集灶周围背景中富于嗜酸性粒细胞。然而，T 细胞受体聚合酶链反应证实核例骨髓标本呈克隆性 T 细胞基因重排，支持为 T 细胞淋巴瘤伴有相关的大 B 细胞增生（见图 6.57 和图 6.58）。

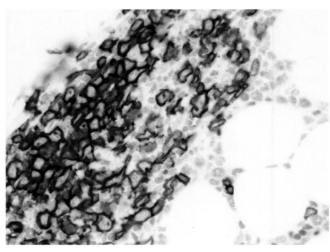

图 6.58 如 CD20 免疫组化染色所示，位于小梁旁聚集灶内的大的非典型细胞 CD20 阳性，支持在 AITL 中可共存大 B 细胞同时增殖[22]。这些 B 细胞群通常 EBV 是阳性的；然而，这个特殊病例 EBV 是阴性的。

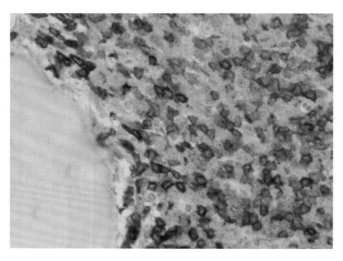

图 6.57 程序性死亡受体-1（PD-1），一种滤泡辅助性 T 细胞的标志物，在聚集灶内 AITL 的小淋巴样 CD4 +T 细胞呈阳性表达（如上图），如同 CD10 和 CXCL13（未显示）与 AITL 起源于滤泡辅助性 T 细胞一致。

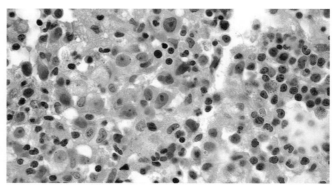

图 6.59 间变性大细胞淋巴瘤（ALCL）的骨髓受累可以是斑片状和细微的。大的、上皮样的和黏附性的细胞簇会令人考虑转移癌的诊断。并发嗜血细胞综合征并不少见，在做出 ALCL 诊断后必须仔细查找嗜血细胞性组织细胞。这例患者在活检不久之后因继发于淋巴瘤并发的嗜血细胞综合征而迅速恶化。

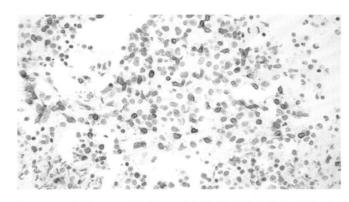

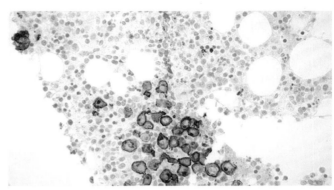

图6.60　这例ALCL对包括CD3（本图所示）在内的大多数T细胞标志均呈阴性，而仅仅对细胞毒性标志呈阳性。ALK阳性和ALK阴性的ALCL通常显示多个泛T细胞抗原丢失（CD2、CD5、CD7），而呈现为"裸"细胞表型，使得细胞系别分型困难。

图6.61　CD30强表达证实了ALCL的诊断。CD30染色在淋巴瘤细胞的细胞膜和高尔基区最强。

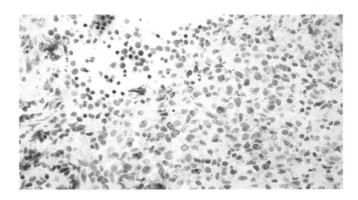

图6.62　这例ALCL对大多数细胞毒性标志物均呈阴性，包括粒酶B（如图所示），其染色仅仅局限于与CD8+ T细胞对应的背景小淋巴样细胞。对于不表达任何细胞毒性标志的病例，必须小心排除CD30阳性或可能是CD30阳性的其他恶性肿瘤，比如经典型霍奇金淋巴瘤。然而，此例PAX5阴性，有助于排除经典型霍奇金淋巴瘤。

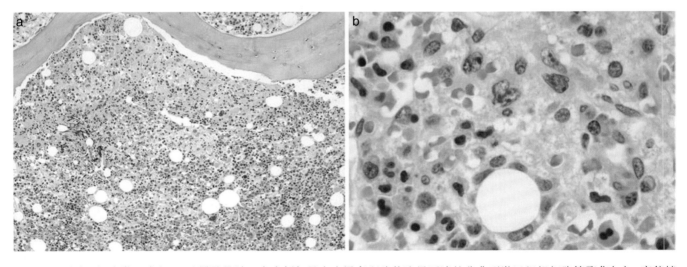

图6.63　肝脾T细胞淋巴瘤（HSTL）累及骨髓。本病例仅具有小梁旁斑片状边界不清的非典型淋巴组织细胞簇聚集（a）。高倍镜下（b）可见多形性大的淋巴样细胞散布于组织细胞间。本例为HSTL的αβ变异型，相对于γδ变异型要少见得多。αβ型HSTL的形态学特征除了显示更大的多形性之外，与γδ型HSTL大体相似[23]。

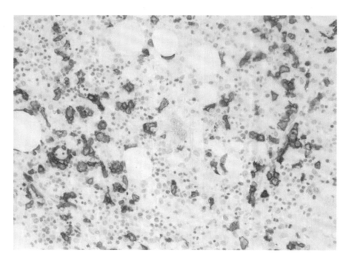

图6.64　在脾脏中脾窦是HSTL细胞的家园，并在骨髓血窦中重现这种模式（就像SMZL和T-LGL白血病，二者均显示窦内分布）。在本例活检中，CD3免疫染色突显出窦内肿瘤性T细胞的线性排列。此外，这些病例CD56呈阳性，但通常CD4和CD8呈阴性（γδ变异型）。

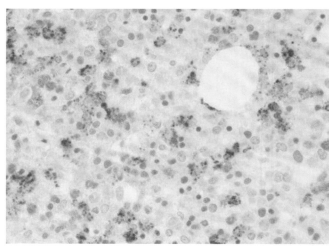

图6.66　所有类型的HSTL对于细胞毒性标志物TIA-1（T细胞内抗原）均呈颗粒状细胞质模式阳性，但其他细胞毒性标志物（粒酶B和穿孔素，未显示）呈阴性，与未活化细胞毒性表型一致。HSTL的2个变异型（αβ和γδ）都被认为是起源于具有溶解细胞特性的T细胞。

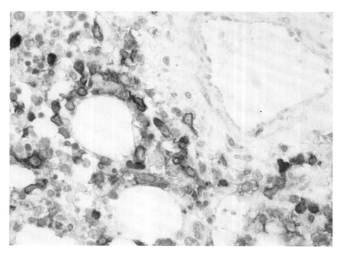

图6.65　TCR-β免疫染色阳性，支持为HSTL的αβ变异型。

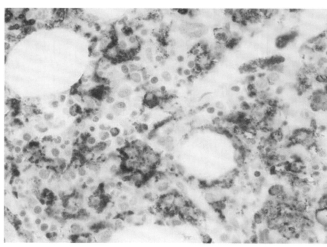

图6.67　本例CD68免疫染色突显出丰富的邻近的组织细胞。这也证实了并发的噬血现象。临床上，HSTL是一种预后差的侵袭性疾病。

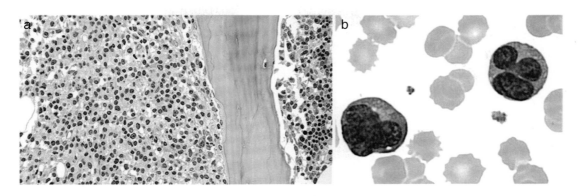

图6.68　成人T细胞白血病/淋巴瘤(ATLL)累及骨髓。本例活检(a)来自一位尼日利亚中年男性,显示大的、有点黏附性的、具有不规则核轮廓的淋巴瘤细胞呈弥漫性间质浸润。值得注意的是,许多外周循环血中的淋巴瘤细胞具有深裂隙、多分叶状核("花样细胞",插图)(b)。核深裂隙和嗜碱性细胞质使其有别于血液中的Sezary细胞。尽管就诊时常常表现为4期疾病,但骨髓受累常比预期的要少见。偶尔,骨小梁周围可见明显的破骨细胞活性,虽然本病例仅仅显示轻微的破骨性骨吸收。

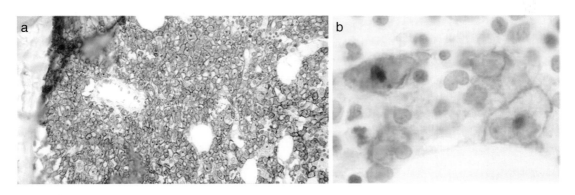

图6.69　这例ATLL患者的CD3和CD4呈阳性(a),CD25(b)和TCRβ也呈阳性。偶尔这些病例也可能CD30呈阳性,但ALK和细胞毒性标志阴性有助于排除了ALCL。

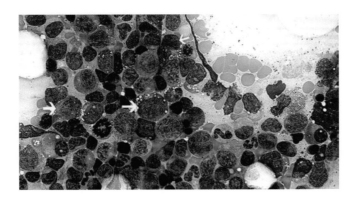

图6.70　一位ATLL患者的穿刺涂片显示许多大的淋巴瘤细胞,具有空泡状的细胞质(箭头)和不规则的核轮廓,与正常造血成分混合在一起。

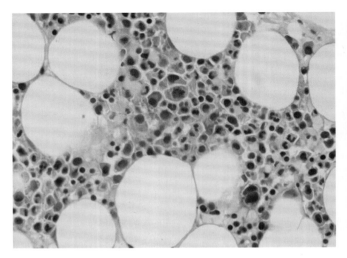

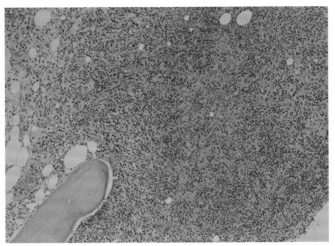

图 6.71 血管内大 B 细胞淋巴瘤（IVLBCL）累及骨髓，患者为 60 岁亚裔-印度裔女性，表现为全血细胞减少。活检显示，骨髓内非常少的大而不典型的淋巴样细胞。这些细胞位于血管内，尽管没有特殊染色血管壁难以识别。IVLBCL 有两种变异型：①"亚洲变异型"，影响亚洲人群，是一种临床侵袭性疾病，且对治疗反应差，见于身体多种器官/系统；②"西方变异型"，主要影响西方国家的高加索人群，通常局限于皮肤且具有较好的预后[24]。

图 6.73 经典型霍奇金淋巴瘤（cHL）是一种 B 细胞肿瘤，其特征为显著稀少的肿瘤细胞位于炎性浸润为主的背景中，炎性浸润背景由淋巴细胞、嗜酸性粒细胞、中性粒细胞、组织细胞和浆细胞构成。本例显示的骨髓受累表现为由炎性细胞和散在的霍奇金/R-S 细胞形成的模糊结节状浸润而导致的结构破坏。HIV 患者发生骨髓受累的频率更高[10]。然而，改进的 PET/CT 技术在很大程度上避免了在霍奇金淋巴瘤诊断时为进行常规分期而行骨髓活检的需要。

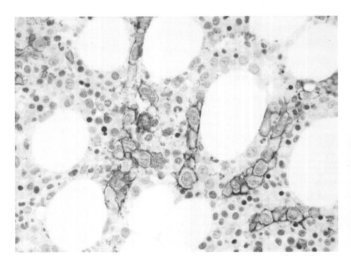

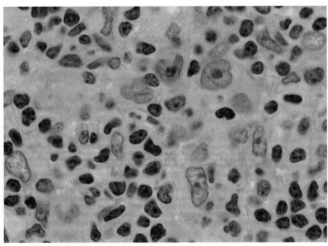

图 6.72 本例 IVLBCL 中 CD20 免疫染色突显出血管内大的淋巴瘤细胞呈线性排列。

图 6.74 在此高倍图像中，骨髓中富含组织细胞的混合性炎性细胞背景中可见具有明显嗜酸性核仁的大的单个核（霍奇金）细胞。

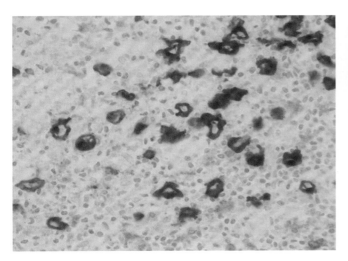

图6.75 CD30是一种细胞因子受体,在cHL肿瘤性B细胞中强表达。CD30染色定位于细胞膜及细胞质伴高尔基区增强。正常骨髓内不含有任何CD30+细胞。针对CD30抗原的靶向治疗更常用于cHL复发的病例中。

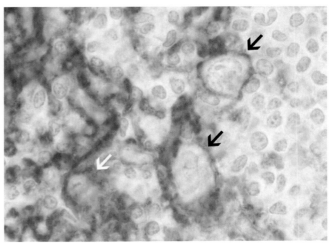

图6.77 程序性死亡受体配体1(PD-L1)在cHL的肿瘤细胞(黑色箭头)和反应性组织细胞(白箭头)中呈强阳性。如图所示,大多数cHL显示PD-L1过表达,最近的研究发现,在cHL中的PD-L1位点几乎普遍存在扩增,这导致了免疫检查点抑制剂应用于复发性cHL的获批[25,26]。

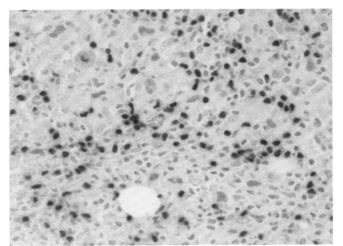

图6.76 PAX5免疫组化染色在背景非肿瘤性小B细胞中呈强阳性,但在霍奇金淋巴瘤的B细胞中呈弱阳性。尽管表达较弱,但近95%的霍奇金淋巴瘤PAX5是阳性的,这与经典型霍奇金淋巴瘤中B细胞和生发中心程序下调是一致的。霍奇金细胞对于T细胞标志物不应着色,这有助于与间变性大T细胞淋巴瘤相鉴别。

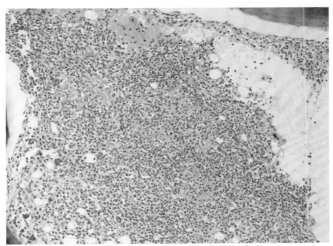

图6.78 富于T细胞/组织细胞的大B细胞淋巴瘤(T/HRLBCL)累及骨髓,患者男,61岁,伴有全血细胞减少和脾大。仔细观察发现,T/HRLBCL的骨髓受累表现为散在的上皮样肉芽肿,肉芽肿内伴有非常少的大的非典型淋巴样细胞。本例是T/HRLBCL的微结节变异型,已有报道描述该变异型在老年患者脾脏的表现,并经常伴有骨髓受累[27]。

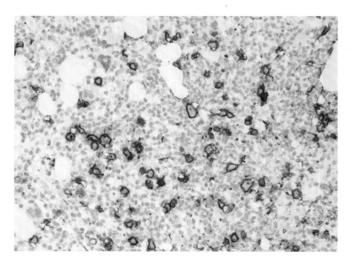

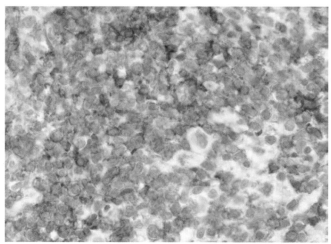

图6.79　在T/HRLBCL中，CD20免疫组化染色突显出在T细胞和组织细胞背景中散在分布的大B细胞。这些细胞可能类似于结节性淋巴细胞为主型霍奇金淋巴瘤（NLPHL）中的B细胞。然而，T/HRLBCL通常没有"爆米花"形态，并且细胞大小差异更明显。此外，在NLPHL中骨髓受累要少得多。

图6.81　在本例或T/HRLBCL中的大多数背景淋巴样细胞是表达PD-1（如图所示）的CD3+/CD4+ T细胞，大的肿瘤性B细胞PD-1呈阴性。这些小的PD-1阳性的T细胞并不是肿瘤性克隆的一部分，而是伴有免疫耗竭的背景CD4 T细胞。该病例最初显示克隆性T细胞受体基因重排，导致了T细胞淋巴瘤的错误诊断。

（潘毅　译　张培红　孟斌　校）

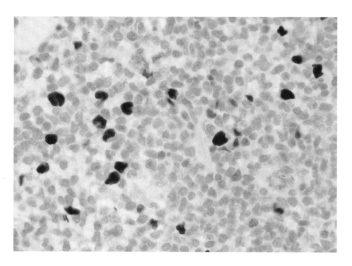

图6.80　B细胞转录因子OCT-2的核免疫染色标记出异型B细胞，并且显示出T/HRLBCL中肿瘤细胞之间明显的大小差异。此外，值得注意的是，背景中缺乏小B细胞，这是与NLPHL鉴别的重要特征。

参考文献

1. Chang H, Hung YS, Lin TL, Wang PN, Kuo MC, Tang TC, et al. Primary bone marrow diffuse large B cell lymphoma: a case series and review. Ann Hematol. 2011;90(7):791–6.
2. Zwarthoed C, El-Galaly TC, Canepari M, Ouvrier MJ, Viotti J, Ettaiche M, et al Prognostic value of bone marrow tracer uptake pattern in baseline PET scan in Hodgkin Lymphoma: results from an International Collaborative Study. J Nucl Med. 2017. pii: jnumed.116.184218. doi: https://doi.org/10.2967/jnumed.116.184218.
3. Cheson BD, Fisher RI, Barrington SF, Cavalli F, Schwartz LH, Zucca E, et al. Recommendations for initial evaluation, staging, and response assessment of Hodgkin and non-Hodgkin lymphoma: the Lugano classification. J Clin Oncol. 2014;32(27):3059–68.
4. Swerdlow SH, Campo E, Pileri SA, Harris NL, Stein H, Siebert R, et al. The 2016 revision of the World Health Organization classification of lymphoid neoplasms. Blood. 2016;127(20):2375–90.
5. Wiestner A, Rosenwald A, Barry TS, Wright G, Davis RE, Henrickson SE, et al. ZAP-70 expression identifies a chronic lymphocytic leukemia subtype with unmutated immunoglobulin genes, inferior clinical outcome, and distinct gene expression profile. Blood. 2003;101(12):4944–51.

6. Schade U, Bock O, Vornhusen S, Jäger A, Büsche G, Lehmann U, et al. Bone marrow infiltration pattern in B-cell chronic lymphocytic leukemia is related to immunoglobulin heavy-chain variable region mutation status and expression of 70-kd zeta-associated protein (ZAP-70). Hum Pathol. 2006;37(9):1153–61.

7. Swords R, Bruzzi J, Giles F. Recent advances in the diagnosis and therapy of Richter's syndrome. Med Oncol. 2007;24(1):17–32.

8. Del Giudice I, Davis Z, Matutes E, Osuji N, Parry-Jones N, Morilla A, et al. IgVH genes mutation and usage, ZAP-70 and CD38 expression provide new insights on B-cell prolymphocytic leukemia (B-PLL). Leukemia. 2006;20(7):1231–7.

9. Del Giudice I, Osuji N, Dexter T, Brito-Babapulle V, Parry-Jones N, Chiaretti S, et al. B-cell prolymphocytic leukemia and chronic lymphocytic leukemia have distinctive gene expression signatures. Leukemia. 2009;23(11):2160–7.

10. Randen U, Trøen G, Tierens A, Steen C, Warsame A, Beiske K, et al. Primary cold agglutinin-associated lymphoproliferative disease: a B-cell lymphoma of the bone marrow distinct from lymphoplasmacytic lymphoma. Haematologica. 2014;99(3):497–504.

11. Johrens K, Stein H, Anagnostopoulos I. T-bet transcription factor detection facilitates the diagnosis of minimal hairy cell leukemia infiltrates in bone marrow trephines. Am J Surg Pathol. 2007;31(8):1181–5.

12. Venkataraman G, Aguhar C, Kreitman RJ, Yuan CM, Stetler-Stevenson M. Characteristic CD103 and CD123 expression pattern defines hairy cell leukemia: usefulness of CD123 and CD103 in the diagnosis of mature B-cell lymphoproliferative disorders. Am J Clin Pathol. 2011;136(4):625–30.

13. Tiacci E, Trifonov V, Schiavoni G, Holmes A, Kern W, Martelli MP, et al. BRAF mutations in hairy-cell leukemia. N Engl J Med. 2011;364(24):2305–15.

14. Karube K, Guo Y, Suzumiya J, Sugita Y, Nomura Y, Yamamoto K, et al. CD10-MUM1+ follicular lymphoma lacks BCL2 gene translocation and shows characteristic biologic and clinical features. Blood. 2007;109(7):3076–9.

15. Treon SP, Xu L, Yang G, Zhou Y, Liu X, Cao Y, et al. MYD88 L265P somatic mutation in Waldenstrom's macroglobulinemia. N Engl J Med. 2012;367(9):826–33.

16. Cohen PL, Kurtin PJ, Donovan KA, Hanson CA. Bone marrow and peripheral blood involvement in mantle cell lymphoma. Br J Haematol. 1998;101(2):302–10.

17. Salaverria I, Royo C, Carvajal-Cuenca A, Clot G, Navarro A, Valera A, et al. CCND2 rearrangements are the most frequent genetic events in cyclin D1(-) mantle cell lymphoma. Blood. 2013;121(8):1394–402.

18. Wlodarska I, Dierickx D, Vanhentenrijk V, Van Roosbroeck K, Pospísilová H, Minnei F, et al. Translocations targeting CCND2, CCND3, and MYCN do occur in t(11;14)-negative mantle cell lymphomas. Blood. 2008;111(12):5683–90.

19. Sehn LH, Scott DW, Chhanabhai M, Berry B, Ruskova A, Berkahn L, et al. Impact of concordant and discordant bone marrow involvement on outcome in diffuse large B-cell lymphoma treated with R-CHOP. J Clin Oncol. 2011;29(11):1452–7.

20. Rajala HL, Porkka K, Maciejewski JP, Loughran TP Jr, Mustjoki S. Uncovering the pathogenesis of large granular lymphocytic leukemia-novel STAT3 and STAT5b mutations. Ann Med. 2014;46(3):114–22.

21. Herling M, Patel KA, Teitell MA, Konopleva M, Ravandi F, Kobayashi R, et al. High TCL1 expression and intact T-cell receptor signaling define a hyperproliferative subset of T-cell prolymphocytic leukemia. Blood. 2008;111(1):328–37.

22. Higgins JP, van de Rijn M, Jones CD, Zehnder JL, Warnke RA. Peripheral T-cell lymphoma complicated by a proliferation of large B cells. Am J Clin Pathol. 2000;114(2):236–47.

23. Macon WR, Levy NB, Kurtin PJ, Salhany KE, Elkhalifa MY, Casey TT, et al. Hepatosplenic alphabeta T-cell lymphomas: a report of 14 cases and comparison with hepatosplenic gammadelta T-cell lymphomas. Am J Surg Pathol. 2001;25(3):285–96.

24. Ponzoni M, Ferreri AJ, Campo E, Facchetti F, Mazzucchelli L, Yoshino T, et al. Definition, diagnosis, and management of intravascular large B-cell lymphoma: proposals and perspectives from an international consensus meeting. J Clin Oncol. 2007;25(21):3168–73.

25. Roemer MG, Advani RH, Ligon AH, Natkunam Y, Redd RA, Homer H, et al. PD-L1 and PD-L2 Genetic Alterations Define Classical Hodgkin Lymphoma and Predict Outcome. J Clin Oncol. 2016;34(23):2690–7.

26. Ansell SM, Lesokhin AM, Borrello I, Halwani A, Scott EC, Gutierrez M, et al. PD-1 blockade with nivolumab in relapsed or refractory Hodgkin's lymphoma. N Engl J Med. 2015;372(4):311–9.

27. Dogan A, Burke JS, Goteri G, Stitson RN, Wotherspoon AC, Isaacson PG. Micronodular T-cell/histiocyte-rich large B-cell lymphoma of the spleen: histology, immunophenotype, and differential diagnosis. Am J Surg Pathol. 2003;27(7):903–11.

浆细胞肿瘤

Carla S. Wilson

浆细胞肿瘤是一种与浆细胞群单克隆扩张相关的肿瘤。骨髓受累的程度、分泌的单克隆免疫球蛋白（M蛋白）的类型和数量，以及相关的实验室检查、影像学检查和临床表现有助于将这些异常病变分为以下几种类型。

- 意义未明的单克隆丙种球蛋白病（MGUS）（图7.1至图7.6）。
- 孤立性浆细胞瘤。
- 浆细胞骨髓瘤（PCM）（图7.1、图7.7至图7.31）。
- 单克隆免疫球蛋白沉积病（图7.1、图7.29至图7.31）。用于浆细胞肿瘤免疫表型和风险分层的技术（图7.32至图7.41）。

MGUS出现于3%~4%年龄超过50岁的个体中，并先于PCM发生。每年由MGUS进展到PCM的发生率约为1%，与随机的、继发的遗传学打击有关。闷燃型（无症状）的PCM是骨髓瘤的早期形式，不伴有浆细胞相关的器官损伤、淀粉样变性或恶性生物标志物。从闷燃型转变到有症状的PCM的个体中，每年有10%在诊断后第一个5年中需要治疗。超过90%（有症状）的PCM在诊断时患者年龄大于50岁，其中许多患者具有独特的骨髓三联征，包括浆细胞增多、溶骨性骨病变和单克隆丙种球蛋白血症。PCM占造血组织肿瘤的

10%~15%，尽管发病率随着人口的老龄化而增加。表7.1按照2017版WHO造血组织肿瘤分类列举了这些病变实体的分类诊断标准，新的恶性肿瘤生物标志物已被添加到更传统的诊断标准中。

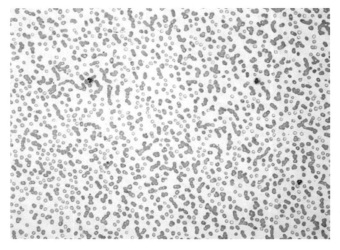

图7.1 红细胞缗钱状形成是在血涂片的稀薄区域中由4个或更多的红细胞呈线性排列而成。这种"硬币堆叠"现象是由血清蛋白（即球蛋白、纤维蛋白原）增加引起的。对于单克隆丙种球蛋白病，最好的方式是通过血清和尿蛋白电泳（SPEP、UPEP）及免疫固定电泳（IFE）检测来确定分泌的免疫球蛋白的数量和类型。

C.S. Wilson (✉)
Department of Pathology, University of New Mexico Health Sciences Center and Tricore Reference Laboratories, Albuquerque, NM, USA
e-mail: cswilson@salud.unm.edu

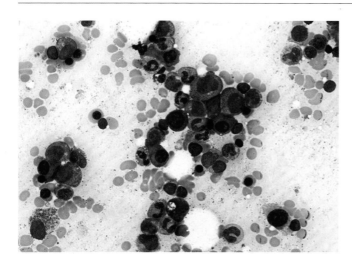

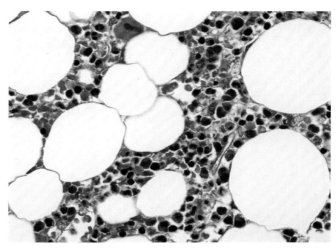

图7.2　患者男,76岁,其骨髓穿刺涂片可见4%的外观成熟的浆细胞,他患有持续性正色素性正常红细胞性贫血。偶尔会出现增大的和罕见的双核浆细胞,类似于反应性浆细胞增多。随后发现该男子有1.4g/dL的IgG lambda M成分。因为没有终末器官损害或发现浆细胞增生的临床病理特征等证据,给予意义未明单克隆丙种球蛋白病(MGUS)的诊断。MGUS有3种类型:非IgM MGUS(浆细胞)、IgM MGUS(淋巴样或淋巴浆细胞样)和轻链MGUS(其进展为轻链PCM)。15%~20%的MGUS病例为IgM型,不同于其他类型,其进展为淋巴浆细胞性淋巴瘤或慢性淋巴细胞性白血病(CLL),而不是浆细胞骨髓瘤(PCM),因此,在本章继续讨论的MGUS部分中将不包括这种亚型,其可见相关的MYD88突变。

图7.3　患者,76岁,具有正常增生程度的骨髓,充足的三系造血且淋巴细胞没有明显增加。骨髓间质可见散在的浆细胞出现,占小于10%的细胞成分,为MGUS的特征性表现。在普通人群中MGUS往往诊断不足,经常在对其他临床疾病进行检查时被偶然发现。对于非IgM MGUS而言,转化为PCM或相关肿瘤的终身风险是每年1%,对于轻链MGUS而言则更低。患者进展的风险基于以下3种因素可进一步细化,即血清M蛋白<1.5g/dL、IgG亚型和正常游离轻链比率(0.26~1.65)。对进展为PCM的风险评估分数考虑了这些标准不同因素的数量:如果所有3个影响因素都改变,患者具有高风险(58%);任意2个不同预示高-中度风险(37%);任意1个不同表示低-中风险(21%);如果没有不同,则为低风险(5%)。

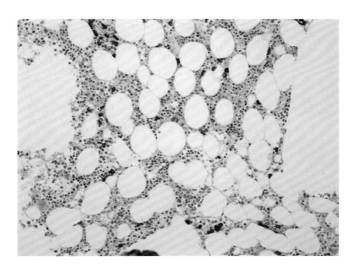

图7.4　CD138免疫组化染色是浆细胞最特异性的标志物,但不能区分浆细胞是反应性的还是肿瘤性的。CD138免疫组化染色可帮助对凝块或环钻活检切片中的浆细胞进行计数,并评估浸润模式。在本例76岁男性MGUS患者的骨髓环钻活检中,浆细胞在间质中分布,并构成细胞成分的5%。MUM1是评估良性和肿瘤性浆细胞的替代标志物。

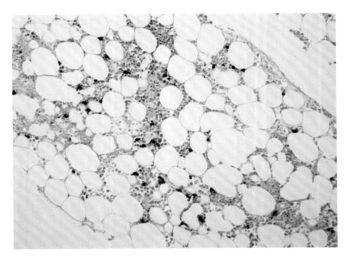

图7.5　需要对免疫球蛋白轻链进行评估以确定浆细胞的克隆性。如图所示，本例MGUS的大多数浆细胞通过原位杂交（首选方法）检测显示表达lambda轻链。lambda轻链限制性与在该76岁老人中发现的IgG lambda副蛋白相对应。

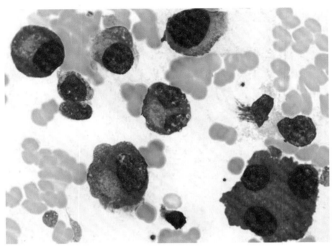

图7.7　浆细胞的细胞学特征在穿刺涂片和印片上观察最佳。在MGUS中出现明显的浆细胞异型性是不寻常的，很可能代表PCM。即使在最不平常的PCM涂片中也能发现具有可识别浆细胞特征的散在细胞。本例Wright染色的穿刺涂片中可见到浆细胞的异型性特征，包括细胞和核的增大、核的多形性、多核、分散的核染色质、明显的核仁和细胞质破裂或脱落。

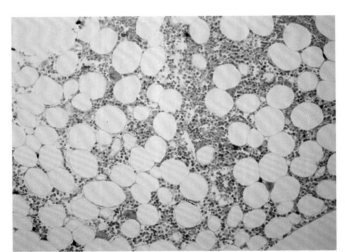

图7.6　用原位杂交评估同一骨髓的kappa轻链显示仅有非常少的kappa阳性浆细胞。该76岁无症状男子实验室检查发现M蛋白<1.5g/dL、IgG亚型、血清游离轻链比率为0.5，从而诊断为低风险MGUS。

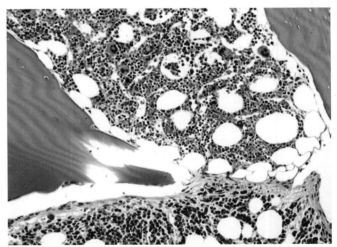

图7.8　充分的骨髓取样对于PCM的检查是必不可少的，因为局灶性病变可能间隔很远或不规则分布。在本例中，长条状环钻活检仅仅在下方部分含有骨髓瘤。与MGUS不同，PCM经常填充脂肪间隙。均质性成片的浆细胞取代正常间质，并构成超过40×高倍镜下一半以上视野，提示为PCM。2017版WHO分类中关于PCM诊断标准的一个问题是要求浆细胞数≥10%的骨髓细胞数，而在像本例这样的病例中并未达到这一标准，说明其具有相当多留存的骨髓组织。为了满足这一诊断标准，通过放射学识别更有利的病变进行补充取样是必要的。

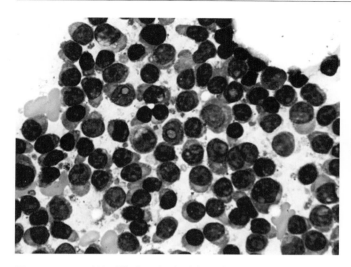

图 7.9　PCM 可见到核内和细胞质各种各样的包涵体,但其并不是肿瘤的病理学特征。浆细胞中的免疫球蛋白分泌增加或阻断形成了细胞质空泡并套叠进入细胞核,这些 Dutcher 小体表现为核内小球,尽管核膜是完整的。频繁出现的 Dutcher 小体应考虑是否为浆细胞肿瘤或淋巴浆细胞性淋巴瘤。

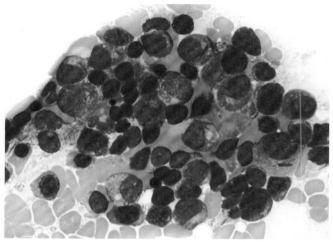

图 7.11　免疫球蛋白在某些骨髓瘤细胞的细胞质中结晶或与其他化合物结合形成晶体。晶体染成蓝色、紫色或红色,当它们呈纺锤形或拉长形时,可能类似于 Auer 小体。这例 PCM 含有许多与急性早幼粒细胞白血病相似的细胞质晶体,免疫组化染色证实了这一不寻常骨髓瘤的浆细胞表型。

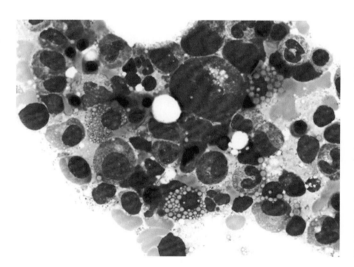

图 7.10　浆细胞中丰富的内质网导致细胞质免疫球蛋白积聚,表现为均匀的圆形、无色小球,称为 Russell 小体。当骨髓瘤细胞细胞质中出现多个 Russell 小体时,这些细胞被称为 Mott 细胞,或不太常用的桑葚细胞或葡萄细胞。

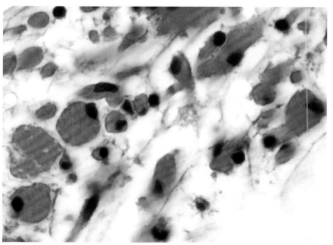

图 7.12　这些骨髓瘤细胞的细胞质中包裹着钻石形或更细长杆状形红色晶体。类似的现象可见于摄取了这些晶体的组织细胞(被称为晶体储存组织细胞增多症)。免疫染色(未显示)证实这些包含晶体的细胞是浆细胞而非组织细胞。

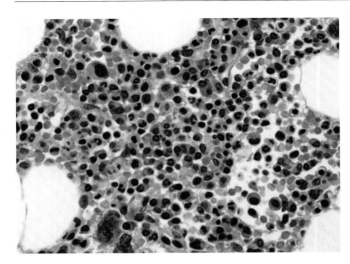

图 7.13　不同的 PCM 分类方案应用浆细胞分化的程度来预测患者的预后。浆细胞外观与预后的相关性部分是由于遗传学异常与某些形态学特征相关。如图所示，骨髓瘤细胞具有反应性浆细胞外观被认为是低风险的。浆细胞核处于偏心位置、呈圆形伴有车轮状外观并少见核仁。本例 PCM 的骨髓浸润为间质浸润模式，预后通常好于结节状和弥漫型浸润模式。

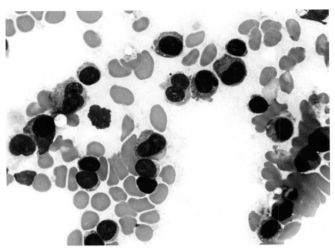

图 7.15　由于 PCM 是一种具有非常复杂核型异常的异质性疾病，因此，肿瘤性浆细胞具有各种各样的外观表现也就不足为奇了。这种有裂型的 PCM 有很多肿瘤细胞，其细胞核伴有各种大小不一的缺口、裂隙或呈卷曲状核。

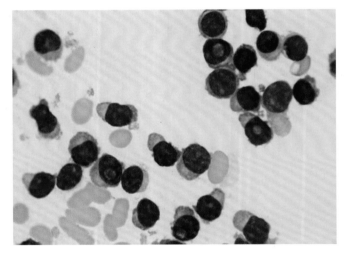

图 7.14　淋巴样或小细胞型 PCM 具有圆形、淋巴细胞样细胞核，通常有核周小窝或核周空晕，少至中等量细胞质，偶尔出现 Dutcher 小体。当这种类型的 PCM 同时伴有 CD20 阳性和 t(11；14) 易位时，其与更好的预后相关，但这些特殊并不是该 PCM 变异型所独有的。

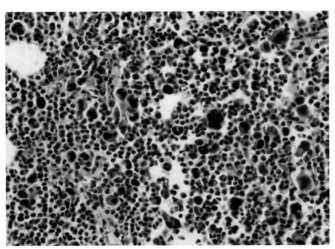

图 7.16　环钻活检切片显示成片分布的有裂骨髓瘤细胞。在 HE 染色的骨髓切片中，偶尔有较大的骨髓瘤细胞与混杂的巨核细胞很难区分开。

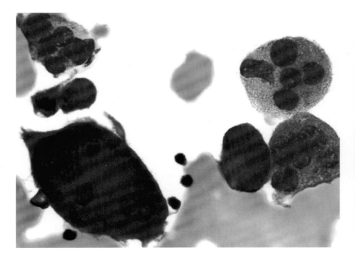

图 7.17　本例 PCM 的骨髓穿刺涂片中有很多大的、形状奇特的浆细胞。明显的细胞多形性、多核和具有明显核仁的细胞都是这种多形性型 PCM 的特征。对于该类型的病例不推荐使用"间变性"骨髓瘤这一术语;在不同的分类方案中其并没有被认为是一种病变实体。在缺乏细腻或母细胞样形态核染色质的情况下,不认为细胞是未成熟的。

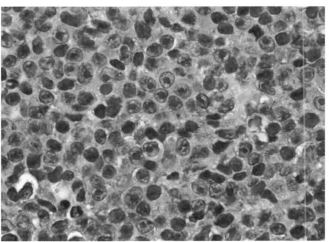

图 7.19　浆母细胞形态最能预测侵袭性 PCM。虽然在多个研究中浆母细胞性骨髓瘤是一个独立的生存预后因素,但同时也存在特征性的高风险细胞遗传学异常,包括 del(17p13)。历史上浆母细胞被描述为具有居中的大细胞核、明显的居于中心的核仁、分散的染色质和少于一半核面积的嗜碱性细胞质。活检中的浆母细胞区域经常被包裹和纤维化,核分裂象增加,所以在穿刺涂片中浆母细胞往往显示不佳。在组织切片中浆母细胞性骨髓瘤类似于免疫母细胞或浆母细胞性淋巴瘤。

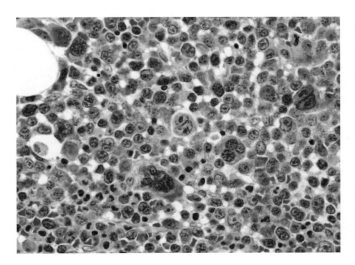

图 7.18　多形性 PCM 的环钻活检切片突出呈现明显的细胞多形性,包括伴有突出核仁的大的多核细胞,其中有些细胞类似于 R-S 细胞或间变性大细胞淋巴瘤。正确诊断这种类型 PCM 的线索是在背景浸润中识别出浆细胞的存在,这在穿刺涂片或印片中最容易辨认。

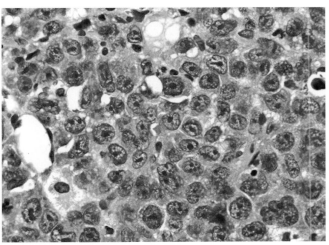

图 7.20　本例浆母细胞性淋巴瘤的骨髓具有类似于浆母细胞性骨髓瘤的形态学表现。与骨髓瘤相比,浆母细胞性淋巴瘤通常 EBV 呈阳性而 cyclin D1 呈阴性。

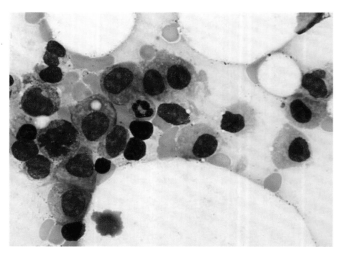

图7.21　在骨髓中骨髓瘤细胞可能难与其他造血细胞区分开来。在本例骨髓穿刺涂片中,散在分布的骨髓瘤细胞具有丰富的细胞质,类似于组织细胞。

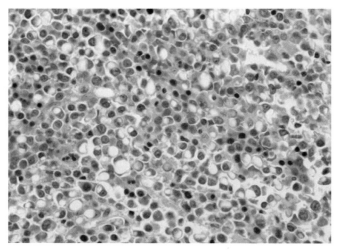

图7.23　活检切片中的骨髓瘤浸润具有多种多样的形态学表现,任何形态学不寻常的骨髓浸润必须考虑鉴别诊断。本例PCM由于大量的细胞质分泌物具有了印戒样外观而模仿印戒细胞癌的形态。对这种浸润通过免疫组化染色正确识别PCM是必不可少的。

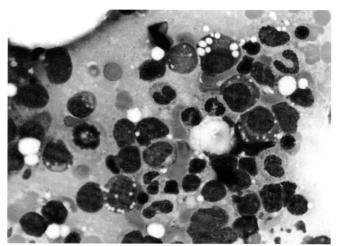

图7.22　在骨髓制片中骨髓瘤细胞可能很难与红系或巨核系前体细胞区分开。这些骨髓瘤细胞中的细胞质空泡有助于将其与周围的红系前体细胞进行区分。

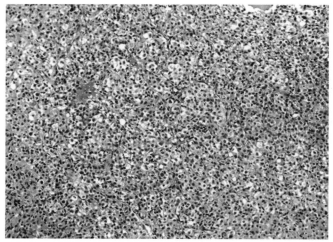

图7.24　这例HE染色的骨髓被具有灰白至透明丰富细胞质的大细胞广泛累及,形成巢状结构,类似于转移癌的形态。这些细胞角蛋白为阴性,而CD138、CD56和kappa轻链呈阳性,诊断为PCM。

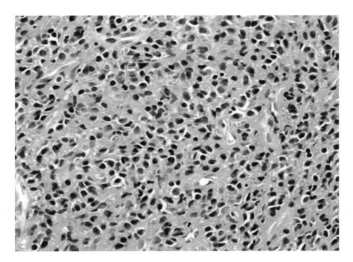

图7.25 在纤维化的骨髓中肿瘤性浆细胞很难与其他肿瘤性浸润区分。在诊断时,约9%的PCM伴有背景纤维化,这些纤维化表现为粉红色间质,难以穿刺涂片。

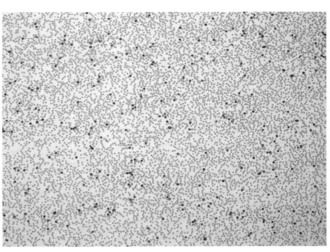

图7.27 这张外周血涂片来自一位表现为白细胞增多、贫血、血小板减少和新发肾衰竭的患者,可见红细胞缗钱状形成和浆细胞数量增多。

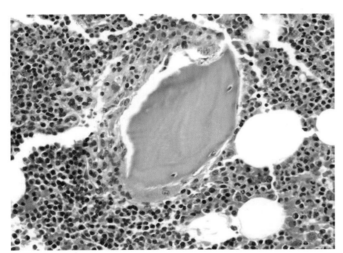

图7.26 骨髓瘤细胞与骨髓基质结合诱导破骨细胞生成因子。骨病变是由破骨细胞产生增加和活化并损伤成骨细胞功能所致。骨病变主要位于邻近骨髓瘤细胞的区域,如本图下部所见。骨髓瘤性骨病在患者发病中起重要作用。

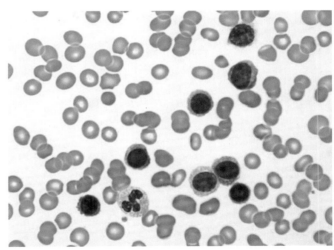

图7.28 大部分白血病细胞是小到中等大小的浆细胞,核圆形、核仁模糊,细胞质较丰富。浆细胞至少占20%的循环白细胞且>2×10⁹/L,诊断为浆细胞白血病(PCL)。这种原发表现可能会与淋巴瘤相混淆,因为循环中的白血病细胞通常具有淋巴样形态,而且可表达CD20而缺乏CD56。患者出现髓外受累,3期疾病,并经常出现免疫球蛋白轻链(本周蛋白)病。PCL具有类似于高风险PCM的遗传学异常。复杂的染色体核型常见,多数为亚二倍体或二倍体DNA。IGH重排,包括t(11;14)和t(14;16),分别见于33%和13%的病例中。

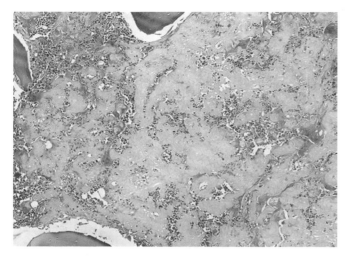

图7.29　在系统性免疫球蛋白轻链(AL)淀粉样变性患者中观察到广泛的淀粉样沉积。原发淀粉样变性(AL)是由于单克隆浆细胞过度合成游离的免疫球蛋白轻链并沉积于组织中形成。AL的淀粉样蛋白最常见的是由lambda轻链形成,其折叠稳定性降低。轻链自我结合成低聚物和原纤维,形成独特的β折叠片层。仅有20%的AL淀粉样变性患者进展为明显的PCM。患者通常在发展为骨髓瘤之前死于淀粉样变性相关的器官功能障碍。

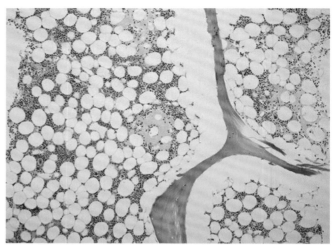

图7.31　PCM患者的骨髓活检必须评估血管和间质的淀粉样物沉积状态,如图HE染色的活检中所见,并通过刚果红染色证实。虽然10%~15%的PCM患者同时共存淀粉样变,但这种改变在骨髓标本中可能被漏掉,需要脂肪垫穿刺或终末器官活检(肾脏、胃肠道、心脏)来证实。治疗需要针对潜在的浆细胞肿瘤进行。

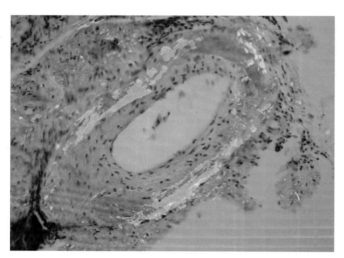

图7.30　淀粉样变纤维吸收刚果红染色并在偏振光下显示苹果绿双折光。本例刚果红染色血管壁的淀粉样物呈阳性。

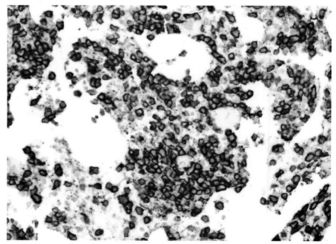

图7.32　如图所示,CD138免疫组化染色是骨髓中浆细胞最特异的标志物,但也可能表达于转移到骨髓的非造血系统肿瘤。当浆细胞在凝块和环钻活检切片中分布不均时,免疫组化染色有助于评估骨髓瘤浸润的百分比。

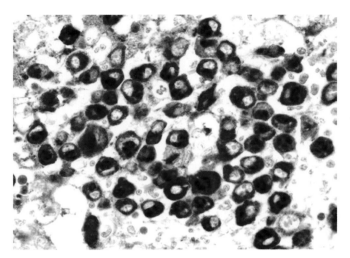

图7.33 浆细胞的克隆性最好通过轻链评估来确定。本例 kappa轻链阳性表达也证实了其为肿瘤性浆细胞,因为CD138 在多种未分化上皮性和间叶性肿瘤中均可着色。在少数轻链 表达难以解释的病例中,重链(IgG、IgA、IgM、IgD)评估可能有 助于阐明克隆性细胞群的存在。

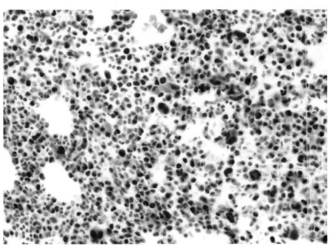

图7.35 浆细胞中cyclin D1的表达证实了克隆性过程。在至 少1/3的PCM和MGUS的病例中,包括很多缺乏t(11;14)(q13; q32)易位的病例,发现cyclin D1阳性表达。小细胞型PCM出现 cyclin D1(+)、CD20(+)和t(11;14)易位提示患者预后较好。由 于技术限制流式细胞术不能检测cyclin D1。

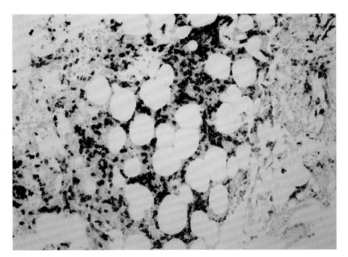

图7.34 对于轻链评估原位杂交通常比免疫组化更加可靠。 如图所示,本例PCM病例显示kappa轻链限制性,lambda原位杂 交仅显示极少数的阳性细胞。超过80%的PCM病例在诊断时 观察到异常的免疫表型。15%~20%的PCM可见CD20表达,需 要与B细胞淋巴瘤,尤其是淋巴浆细胞性淋巴瘤相鉴别。与大 多数CD20呈阳性的PCM不同,B细胞淋巴瘤还共表达CD19和 表面免疫球蛋白。

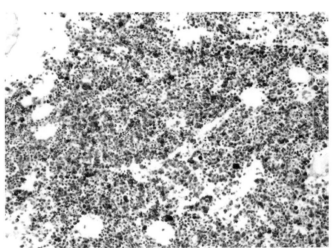

图7.36 系别失真是PCM的一个特征,其可异常表达髓系、T 细胞和B细胞抗原。本例PCM免疫组化CD117呈阳性,这种情 况可见于约30%的PCM病例。

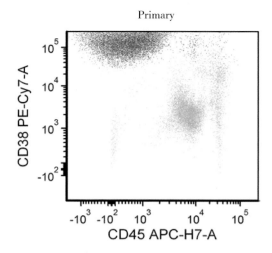

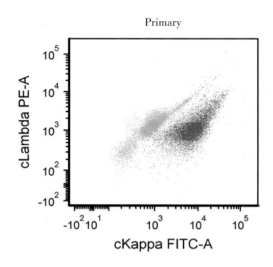

图7.37 常规的流式细胞检测分析会低估浆细胞百分比高达70%。虽然在许多病例中特定的原因尚不清楚,但罪魁祸首包括分析前浆细胞丢失、处理过程中抗原表位脱落,以及浆细胞与其他类型细胞发生黏附改变了表达模式。本例流式细胞直方图中的骨髓瘤细胞(红色)呈明亮的CD38表达和CD45缺失。活化的和未成熟的T细胞、B祖细胞和单核细胞都可能呈明亮的CD38阳性,但其同时呈CD45阳性且CD138呈阴性。

图7.39 浆细胞需要细胞膜的透化作用才能使抗免疫球蛋白的抗体进入细胞质。本例是通过发现浆细胞群(红色)中的细胞质kappa轻链限制性而确定了其克隆性的。

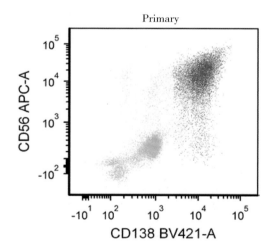

图7.38 本例直方图中骨髓瘤细胞(红色)CD138和CD56均呈阳性。CD138可识别浆细胞群,而CD56的异常表达支持其为肿瘤性过程。晚期PCM出现黏附标志物CD56丢失,使得浆细胞离开骨髓基质,发展为髓外疾病或继发性浆细胞白血病。在PCM中异常表达的其他一些系别抗原包括CD19(<5%)、CD20(15%~20%)、CD28(40%)、CD33(15%)和CD52(30%)。如果在处理过程中包含抗体结合位点的分子细胞外部分脱落,则流式细胞检测CD138可能为假阴性。

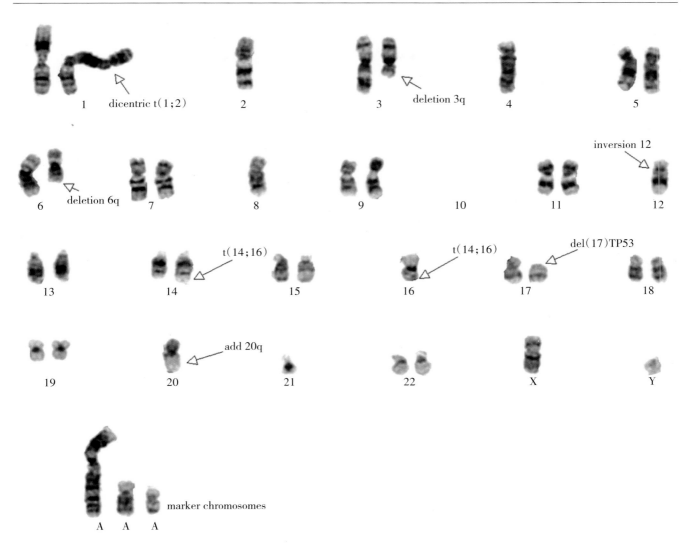

图7.40 PCM 通常具有超二倍体核型,伴有多个奇数染色体三体。与此相反,该核型来自1例浆母细胞骨髓瘤,在分析的所有20个有丝分裂细胞中显示的异常包括4、8、10、12、16、20和21染色体丢失,6q缺失,17p缺失,1、2、3、8和20染色体复杂非平衡重排,以及3~5个标志染色体的获得。t(14;16)易位导致IGH-MAF基因重排,大约发生于3%的PCM患者。这种预后不良的易位与MAF和CCND2的上调相关联,将导致细胞凋亡抵抗和侵袭性疾病。

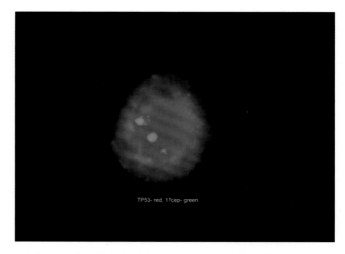

图7.41　间期荧光原位杂交(FISH)分析显示17号染色体着丝粒区2个正常拷贝数(绿色)和17p13.1区的缺失(红色)。约10%的PCM病例出现包括TP53基因在内的17p13缺失。这种高风险的细胞遗传学标记通常与高增殖性疾病、耐药和较差的预后有关,尤其大部分浆细胞中均存在时。不管是否出现其他细胞遗传学异常,TP53的缺失都是不利因素。对浆母细胞骨髓瘤的附加FISH分析证实了在至少50%计数的间期细胞中存在1p/1q、t(14;16)的不平衡,以及变异的MYC基因重排(未显示)。

表7.1　2017版WHO浆细胞肿瘤分类

标准	意义未明单克隆丙种球蛋白病(MGUS)	闷燃型骨髓瘤	浆细胞骨髓瘤(PCM)
骨髓克隆性浆细胞	<10%	≥10%并<60%或活检证实浆细胞瘤和(或)满足下面单克隆(M)蛋白的标准	≥10%或活检证实浆细胞瘤
血清或尿中单克隆(M)蛋白	<30g/L或<500mg/24h	≥30g/L或≥500mg/24h	通常存在
附加要求	缺乏淀粉样变性病、淋巴瘤或CRAB*	缺乏淀粉样变性病或CRAB*	CRAB*或1个如下所列的骨髓瘤生物标志物
定义骨髓瘤的生物标志物	无	无	骨髓克隆性浆细胞≥60% 累及/未累及血清游离轻链比≥100 MRI大于1处局灶病变(每个大小≥5mm)

*,国际骨髓瘤工作组对CRAB诊断标准的更新:

　Calcium(in serum):钙(血清)>0.25mmol/L(>1mg/dL)超过正常上限或 >2.75mmol/L(>11mg/dL)。

　Renal insufficiency:肾功能不全肌酐清除率<40mL/min或血清肌酐>177μmol/L(>2mg/dL)。

　Anemia:贫血血红蛋白>2g/dL低于正常下限或<10g/dL。

　Bone lesions:骨病变在骨骼X线、CT或PET/CT上有≥1处溶骨性病变。

　　浆细胞白血病(PCL)是一种罕见的侵袭性PCM,可为起始发病(原发性PCL)或作为PCM进展的终末事件(继发性PCL)。PCL的诊断标准是外周血浆细胞计数 >2×10⁹/L和(或)浆细胞数占白细胞数≥20%。孤立性浆细胞瘤是一种不常见的、局灶性浆细胞克隆性增殖,可累及单一骨(50%的病例)或髓外软组织(通常发生于头颈部位);必须进行分期及放射影像学和实验室检查,以排除骨髓瘤或伴有浆细胞样分化的淋巴瘤;随机骨髓活检不能含有克隆性浆细胞群,如果出现了<10%的克隆性浆细胞,诊断应修正为"孤立性浆细胞瘤伴微小骨髓累及"。

　　最常见的单克隆免疫球蛋白沉积病是系统性淀粉样轻链蛋白(AL)的淀粉样变性。这种淀粉样蛋白相关的系统性综合征(累及肾脏、肝脏、心脏、胃肠道和外周神经)是一种可能进展为PCM的单克隆浆细胞增生紊乱。

导致浆细胞肿瘤发生的基础遗传学事件在不同的浆细胞肿瘤中是相似的。潜在的遗传学变异可能解释了具有不同疾病状态的患者多样的临床表现。重现性基因组异常的临床和生物学意义,在PCM中得到了最好的检测,促进了对于这种目前尚不能治愈的肿瘤性疾病的风险分层和治疗方法的重大进展。

（潘毅 译 张培红 孟斌 校）

推荐阅读

1. Ahn JS, Okal R, Vos JA, Smolkin M, Kanate AS, Rosado FG. Plasmablastic lymphoma versus plasmablastic myeloma: an ongoing diagnostic dilemma. J Clin Pathol 2017;70:775-80.
2. Bartl R, Frisch B, Fateh-Moghadam A, Kettner G, Jaeger K, Sommerfeld W. Histologic classification and staging of multiple myeloma. A retrospective and prospective study of 674 cases. Am J Clin Pathol. 1987;87:342–55.
3. Bayer-Garner IB, Sanderson RD, Dhodapkar MV, Owens RB, Wilson CS. Syndecan-1 (CD138) immunoreactivity in bone marrow biopsies of multiple myeloma: shed syndecan-1 accumulates in fibrotic regions. Mod Pathol. 2001;14:1052–8.
4. Chesi M, Bergsagel PL. Advances in the pathogenesis and diagnosis of multiple myeloma. Int J Lab Hematol. 2015;37(Suppl 1):108–14.
5. Heerema-McKenney A, Waldron J, Hughes S, Zhan F, Sawyer J, Barlogie B, Shaughnessy JD Jr. Clinical, immunophenotypic, and genetic characterization of small lymphocyte-like plasma cell myeloma: a potential mimic of mature B-cell lymphoma. Am J Clin Pathol 2010;133:265–270.
6. Jelinek T, Kryukov F, Rihova L, Hajek R. Plasma cell leukemia: from biology to treatment. Eur J Haematol. 2015;95:16–26.
7. Małyszko J, Kozłowska K, Małyszko JS. Amyloidosis: a cancer-derived paraproteinemia and kidney involvement. Adv Med Sci. 2017;62:31–8.
8. Muchtar E, Dispenzieri A, Lacy MQ, Buadi FK, Kapoor P, Hayman SR, et al. Overuse of organ biopsies in immunoglobulin light chain amyloidosis (AL): the consequence of failure of early recognition. Ann Med. 2017;49:545-51.
9. Paiva B, Puig N, Cedena MT, de Jong BG, Ruiz Y, Rapado I, et al. Differentiation stage of myeloma plasma cells: biological and clinical significance. Leukemia. 2017;31:382–92.
10. Rajkumar SV, Dimopoulos MA, Palumbo A, Blade J, Merlini G, Mateos MV, et al. International Myeloma Working Group updated criteria for the diagnosis of multiple myeloma. Lancet Oncol. 2014;15:e538–48.
11. Rajkumar SV. Multiple myeloma: 2016 update on diagnosis, risk-stratification, and management. Am J Hematol. 2016;91:719–34.
12. Ravindran A, Bartley AC, Holton SJ, Gonsalves WI, Kapoor P, Siddiqui MA, et al. Prevalence, incidence and survival of smoldering multiple myeloma in the United States. Blood Cancer J. 2016;6:e486.
13. Stella F, Pedrazzini E, Agazzoni M, Ballester O, Slavutsky I. Cytogenetic alterations in multiple myeloma: prognostic significance and the choice of frontline therapy. Cancer Investig. 2015;33:496–504.

第 8 章

免疫缺陷相关淋巴增殖性疾病

Juehua Gao，Yi-Hua Chen

免疫缺陷相关淋巴增殖性疾病(LPD)可发生在HIV感染者、移植后(移植后淋巴增殖性疾病,PTLD)或其他临床情况下,包括原发性免疫缺陷或使用免疫抑制药物(医源性免疫缺陷相关LPD)。免疫缺陷情况下的LPD具有相似的形态学特征,表现范围很广泛,从多形性淋巴浆细胞的增生到侵袭性淋巴瘤。在诊断为免疫缺陷相关LPD的患者中,推荐把骨髓分期检查作为初始诊断的一部分。

HIV 患者的淋巴增殖性疾病

HIV患者的LPD是异质性的,从多克隆的增生性病变到侵袭性淋巴瘤均可见到。在这个疾病谱系的一端是早期病变和多形性病变,主要表现为由小淋巴细胞、浆细胞和免疫母细胞组成的混合性增生,类似于多形性PTLD(图8.1)。早期病变和多形性LPD累及骨髓时,其特征可能与HIV感染的患者常见的反应性改变相重叠,虽然HIV患者早期及多形性LPD的发生率未知,但远比PTLD的患者少见。在谱系的另一端是HIV相关淋巴瘤,包括也发生在免疫功能正常患者身上的淋巴瘤,如弥漫性大B细胞淋巴瘤、伯基特(Burkitt)淋巴瘤和霍奇金淋巴瘤,以及在HIV患者中更常见的淋巴瘤,如原发渗出性淋巴瘤和浆母细胞性淋巴瘤。与HIV相关的淋巴瘤通常具有侵袭性,并常常扩散至骨髓。在某些情况下,骨髓可能是主要的或最初的诊断部位(图8.2和图8.3)[1,2]。HIV相关淋巴瘤的形态特征与发生在免疫能力正常人群的相应类型相似,但EB病毒(EBV)通常呈阳性。例如,HIV相关霍奇金淋巴瘤几乎总是与EBV相关[3]。HIV相关淋巴瘤骨髓受累的发生率报道各不相同。在一个最大的系列报道中,来自德国的一组HIV相关淋巴瘤病例有25/154例(16%)弥漫性大B细胞淋巴瘤、32/103例(31%)伯基特淋巴瘤和6/34例(18%)浆母细胞性淋巴瘤累及骨髓[4]。原发渗出性淋巴瘤几乎总是发生在免疫缺陷患者中,与人类疱疹病毒8(HHV8)感染联系紧密,常与EBV感染同时存在,但骨髓受累少见(11%)[5]。表8.1总结了HIV相关LPD累及骨髓的病变特征。

移植后淋巴增殖性疾病

移植后淋巴增殖性疾病(PTLD)包括另一大组免疫缺陷相关LPD,根据目前WHO分类包括4个类型,即早期病变、多形性PTLD、单形性PTLD(B细胞及T细胞淋巴瘤)和经典型霍奇金淋巴瘤(表8.2)。实体器官移植后的PTLD骨髓受累的发生率从14%到40%不等[6-13],以单形性(23.5%)和多形性(15.7%)为主[13]。单形性PTLD累及骨髓可以是B细胞或T细胞类型(图8.4)[13]。在所有受累骨髓的单形性PTLD中,弥漫性大

J. Gao (✉) • Y.-H. Chen
Department of Pathology, Northwestern University Feinberg School of Medicine, Chicago, IL, USA
e-mail: j-gao@northwestern.edu; y-chen5@northwestern.edu

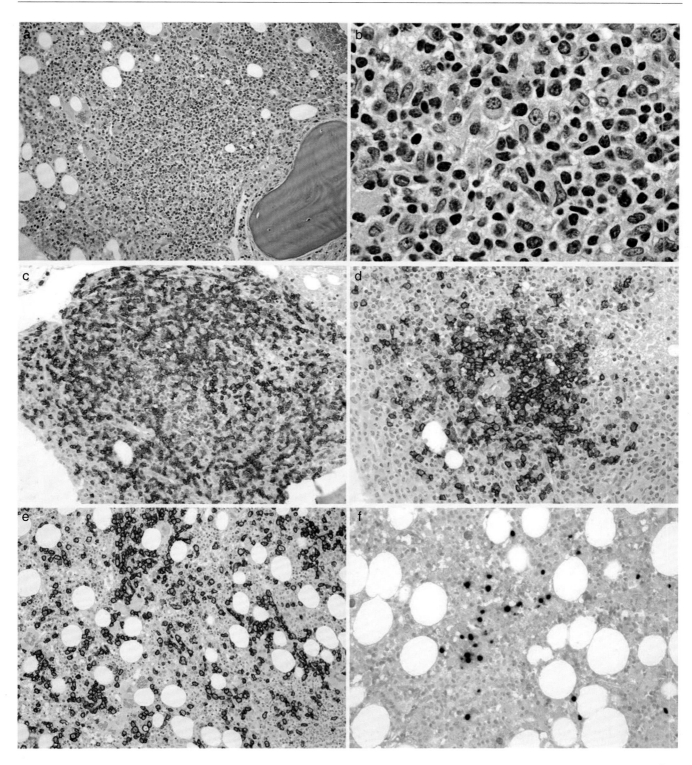

图8.1 患者女,43岁,HIV感染的多形性淋巴样增生累及骨髓。(a)骨髓活检显示多个淋巴聚集灶和间质淋巴浆细胞浸润。(b)由淋巴细胞、浆细胞和组织细胞混合组成的浸润灶,淋巴细胞以小到中等大细胞为主,偶尔也会出现大的免疫母细胞。(c)大部分淋巴细胞是CD3+T细胞。(d)CD20+B细胞存在但数量明显少于T细胞。(e)CD138染色显示多量浆细胞,这些浆细胞细胞质kappa和lambda轻链呈多型性染色模式(未显示)。(f)EBV编码RNA(EBER)原位杂交染色显示散在阳性细胞。流式细胞分析显示淋巴细胞以T细胞为主,除CD4/CD8细胞比例倒置外,无免疫表型异常。B细胞群为膜kappa和lambda轻链呈多克隆染色模式。

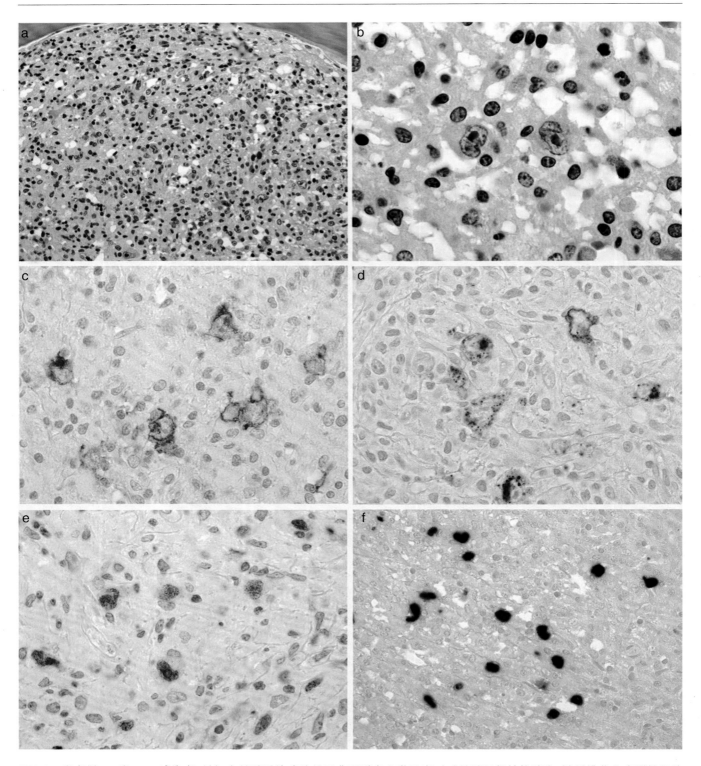

图 8.2　患者男，40 岁，HIV 感染者，最初由骨髓活检确诊的经典型霍奇金淋巴瘤。(a) 骨髓局部结构消失，被纤维化和多形性细胞浸润取代，包括小淋巴细胞、组织细胞、浆细胞、嗜酸性粒细胞和散在分布的大的非典型细胞。(b) 大细胞含有大的细胞核和明显的嗜酸性核仁，符合霍奇金细胞。大细胞 CD30(c)、CD15(d)、PAX5(e) 和 EBER(f) 呈阳性，CD45、CD20 和 CD3 呈阴性（未显示）。

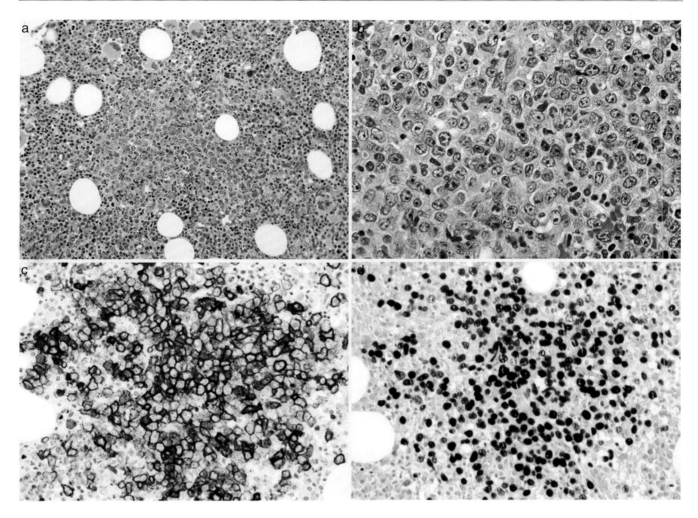

图8.3 患者女,50岁,HIV感染者的高级别B细胞淋巴瘤累及骨髓和1例新诊断的高级别B细胞淋巴瘤伴MYC基因重排。(a)骨髓活检显示由大的淋巴细胞组成的淋巴聚集灶。(b)大细胞核仁明显突出,细胞质丰富、双嗜性,CD20(c)和EBER(d)呈阳性。细胞遗传学检测显示为复杂核型,有3个独立克隆,每个克隆都有t(8;14)(q24,1;q32)。

B细胞淋巴瘤是最常见的,但其他类型如伯基特淋巴瘤、浆细胞瘤样病变、浆细胞骨髓瘤和罕见的NK/T细胞淋巴瘤也有报道(图8.5至图8.8)[13]。基于EBV编码RNA(EBER)原位杂交检测的EBV感染状态和器官移植类型对于预测骨髓是否受累都没有统计学意义[13]。累及骨髓的形态学表现多种多样,从淋巴聚集灶、间质浸润、浆细胞增多到片状不典型淋巴细胞构成的结构性、破坏性病变[13-15]。早期病变或多形性PTLD所累及的骨髓可能表现轻微,并可能与反应性或感染性改变重叠。EBER阳性见于散在的造血细胞间或定位于淋巴聚集灶的淋巴细胞、浆细胞样淋巴细胞或浆细胞[14]。一些细微的形态学改变,如小淋巴细胞聚集灶、轻度浆细胞增多,以及出现罕见的EBER阳性细胞,要考虑移植后免疫缺陷,但这些病变并不被认为是PTLD累及骨髓的确切证据[14]。然而,出现细胞异型性、广泛坏死或大的转化细胞增多,进行克隆性或染色体异常的检测有助于淋巴增殖性病变的诊断[14,16]。单形性PTLD的形态学表现与发生在免疫功能正常患者中的淋巴瘤相似,骨髓受累程度表现为从免疫组织化学染色显示的轻微间质浸润到明显的结节性或弥漫性浸润[13,15]。

表8.1 HIV相关淋巴增殖性疾病骨髓受累情况

病变类型	组织学亚型	骨髓受累发生率	病毒感染状态	形态学
多形性淋巴细胞增殖	多形性淋巴细胞增殖	比PTLD少见	经常EBV+	淋巴样细胞包括从小的浆细胞样到免疫母细胞各种形态
也可发生于免疫功能正常患者的淋巴瘤	弥漫性大B细胞淋巴瘤	12%~16%[4,19]	30%~90% EBV+[20]	大量中心母细胞或免疫母细胞伴浆细胞样特征
	伯基特淋巴瘤	31%[4]	30%~70% EBV+[20]	与免疫功能正常患者的伯基特淋巴瘤相似,有些伴有更多的浆细胞样特征
	经典型霍奇金淋巴瘤	14%[2]	几乎全部EBV+[20]	病灶为多形性浸润和R-S细胞或其变异型
特发于HIV患者的淋巴瘤	原发渗出性淋巴瘤	11%[5]	一般HHV8+,通常EBV+	片状浆母细胞样或免疫母细胞样形态的大细胞
	浆母细胞性淋巴瘤	6%~39%[21,22]	91% EBV+[21]	片状浆母细胞样形态的大细胞

表8.2 移植后淋巴增殖性疾病骨髓受累情况

病变类型	骨髓受累发生率	EBV感染状态	形态学	治疗和结局
早期病变	罕见	几乎全部EBV+	淋巴样聚集;多克隆浆细胞增殖	趋向于自发消退或随着免疫抑制剂的减少趋向消退
多形性PTLD	15.7%[13]	大多数EBV+	混合有免疫母细胞的B细胞分化全谱系多形性增殖	逐渐减少伴有或不伴有利妥昔单抗的免疫抑制剂
单形性PTLD	23.5%[13]	EBV+/?	弥漫性大B细胞淋巴瘤、伯基特淋巴瘤、浆细胞瘤样病变、浆细胞骨髓瘤、NK/T细胞淋巴瘤	化疗;骨髓受累与预后差相关
经典型霍奇金淋巴瘤	罕见	大多数EBV+	形态特征与免疫功能正常患者的经典型霍奇金淋巴瘤相似	化疗;骨髓受累与预后差相关

医源性免疫缺陷相关疾病

医源性免疫缺陷相关LPD与PTLD情况类似,可发生于使用免疫调节药物治疗的风湿性疾病或炎症性疾病的患者(图8.9)。发生于非移植后的免疫缺陷相关LPD在形态上与PTLD相似,常累及结外,而骨髓受累少见[17,18]。总的来说,非移植患者免疫缺陷相关LPD骨髓受累的相关资料有限。

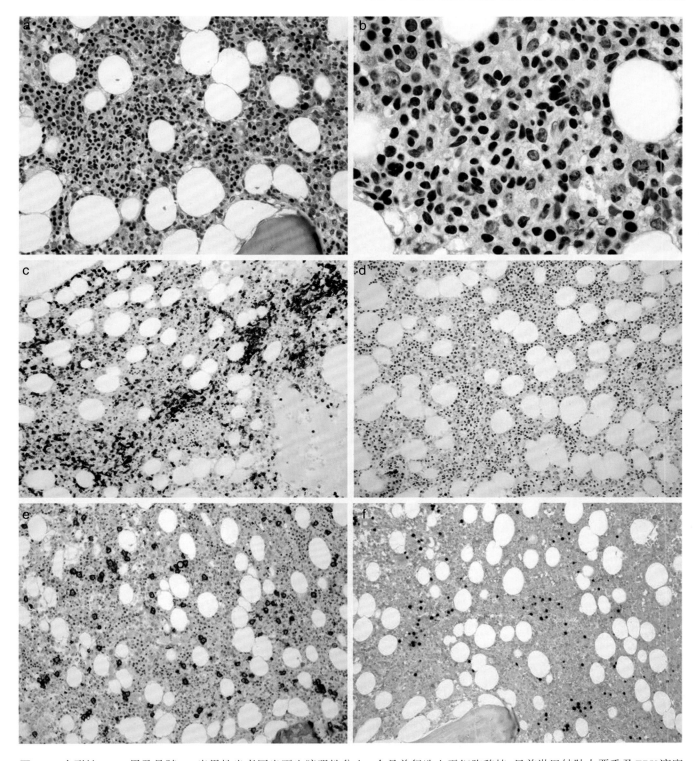

图8.4 多形性PTLD累及骨髓,32岁男性患者因患再生障碍性贫血4个月前行造血干细胞移植,目前淋巴结肿大严重及EBV滴度升高。(a)骨髓活检显示异常的淋巴聚集,呈灶性和间质性浸润。(b)淋巴细胞主要是小细胞,混合有组织细胞,偶见浆细胞。(c)CD3免疫染色显示淋巴样浸润主要为CD3+ T细胞。(d)非常罕见CD20+ B细胞(<1%)。(e)染色显示浆细胞(CD138+)也增加,但细胞质kappa和lambda轻链呈多型性染色模式。(f)原位杂交显示骨髓切片中有散在EBER阳性细胞。流式细胞分析发现了非常小的单一型B细胞群(小于总细胞的1%),CD5和CD10呈阴性,T细胞显示CD4/CD8细胞比例倒置。

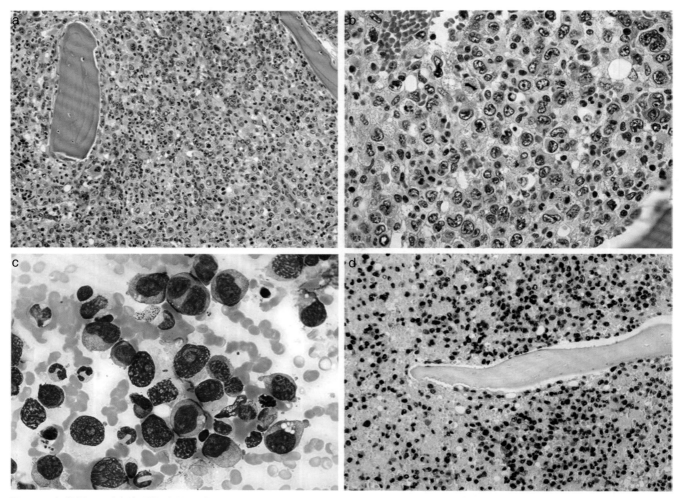

图8.5 患者男,23岁,单形性移植后淋巴增殖性疾病(PTLD),弥漫性大B细胞淋巴瘤(DLBCL),累及骨髓,20年前因限制型心肌病行心脏移植手术。(a)骨髓活检显示弥漫性浸润的、胞体大的淋巴细胞。(b)大细胞核大,核仁突出,双嗜性细胞质。(c)骨髓涂片显示大淋巴细胞核大、核仁突出,细胞质丰富、嗜碱性。(d)原位杂交大细胞EBER阳性。

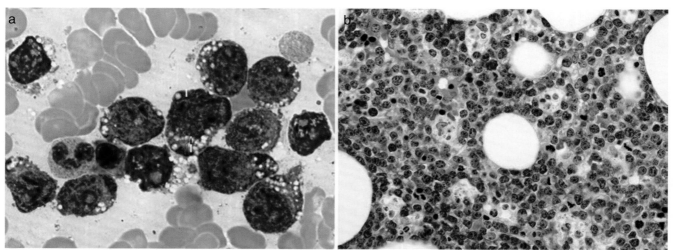

图8.6 患者男,65岁,单形性移植后淋巴增殖性疾病(PTLD),伯基特淋巴瘤,累及骨髓。患者6年前有原位肾移植病史,最近一次淋巴结活检诊断为PTLD,伯基特淋巴瘤。(a)骨髓涂片显示中等大小淋巴细胞,核质比高,深嗜碱性细胞质并有空泡形成。(b)骨髓活检显示浸润的淋巴细胞由单一的、中等大小的淋巴细胞群和散在、呈"星空状"的着色体巨噬细胞组成,EBER为阴性(未显示)。细胞遗传学检测t(2;8)(p11.2;q24.1)呈阳性,这是一个涉及IGK基因的变异型MYC基因重排。

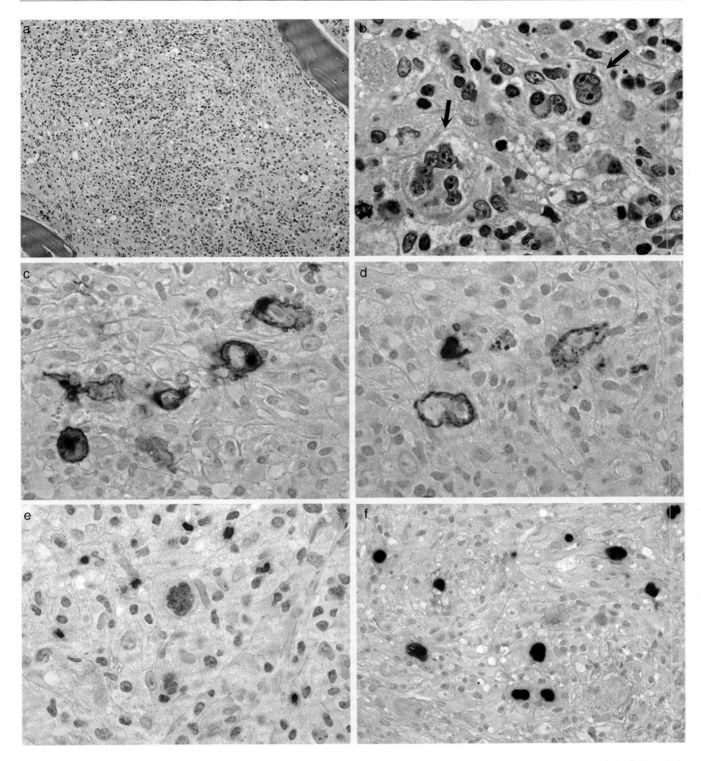

图 8.7 患者男，42 岁，单形性移植后淋巴增殖性疾病（PTLD），经典型霍奇金淋巴瘤类型，累及骨髓，病史为因自身免疫性肝炎行原位肝移植后，新近伴发贫血和血小板减少。（a）骨髓活检显示在纤维化背景下广泛的多形性细胞浸润。（b）纤维化和炎性浸润的背景中偶见单核霍奇金细胞和双叶或多核 Reed-Sternberg 细胞（箭头），背景炎性浸润细胞由小淋巴细胞、浆细胞、组织细胞和偶见的嗜酸性粒细胞组成，大细胞 CD30（c）、CD15（d）、PAX5（e）和 EBER（f）呈阳性。

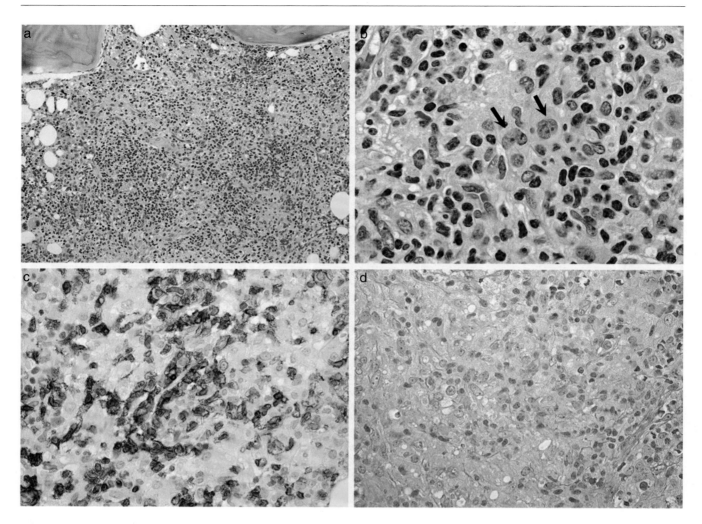

图8.8 患者男,50岁,单形性移植后淋巴增殖性疾病(PTLD),外周T细胞淋巴瘤,非特指型(PTCL-NOS),累及骨髓,患者15个月前因终末期肾病继发高血压行肾移植,最近淋巴结活检诊断为PTLD,PTCL-NOS。(a)骨髓活检显示多灶性淋巴组织细胞浸润。(b)淋巴细胞体积小,核不规则,也可见少许霍奇金样细胞(箭头)。(c)绝大多数淋巴细胞为CD3+ T细胞。(d)EBER为阴性。流式细胞分析显示T细胞CD7丢失,与淋巴结活检相似。

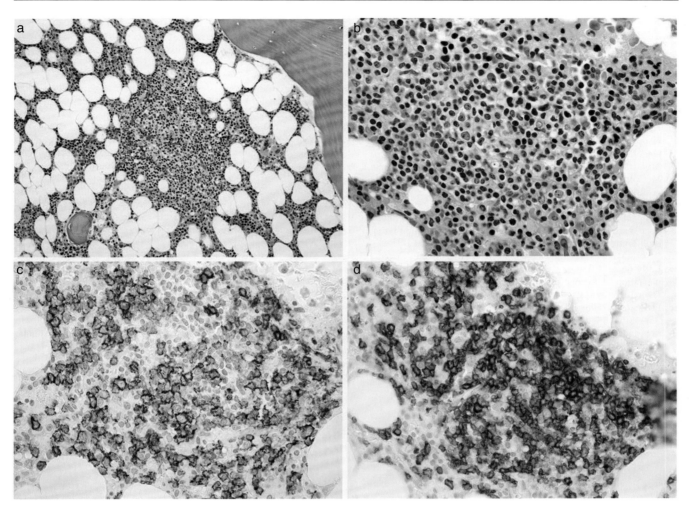

图8.9 患者女,47岁,多形性LPD累及骨髓,患者有系统性红斑狼疮甲氨蝶呤治疗史,最近经淋巴结活检诊断为多形性医源性免疫缺陷相关淋巴增殖性疾病。(a)骨髓活检显示,淋巴聚集灶和间质淋巴细胞混合组织细胞浸润。(b)淋巴细胞以小细胞为主,细胞核稍不规则,细胞质稀少。(c)CD20免疫染色显示大量B细胞,体积小至中等大。(d)显示大量CD3+ T细胞。偶尔可见EBER+细胞(未显示)。流式细胞分析未发现单一型B细胞或免疫表型异常的T细胞。

(孟斌 译 张培红 校)

参考文献

1. Corti M, Villafane M, Minue G, Campitelli A, Narbaitz M, Gilardi L. Clinical features of AIDS patients with Hodgkin's lymphoma with isolated bone marrow involvement: report of 12 cases at a single institution. Cancer Biol Med. 2015;12:41–5.
2. Ponzoni M, Fumagalli L, Rossi G, Freschi M, Re A, Vigano MG, et al. Isolated bone marrow manifestation of HIV-associated Hodgkin lymphoma. Mod Pathol. 2002;15:1273–8.
3. Said JW. Immunodeficiency-related Hodgkin lymphoma and its mimics. Adv Anat Pathol. 2007;14:189–94.
4. Schommers P, Hentrich M, Hoffmann C, Gillor D, Zoufaly A, Jensen B, et al. Survival of AIDS-related diffuse large B-cell lymphoma, Burkitt lymphoma, and plasmablastic lymphoma in the German HIV Lymphoma Cohort. Br J Haematol. 2015;168:806–10.
5. Boulanger E, Agbalika F, Maarek O, Daniel MT, Grollet L, Molina JM, et al. A clinical, molecular and cytogenetic study of 12 cases of human herpesvirus 8 associated primary effusion lymphoma in HIV-infected patients. Hematol J. 2001;2:172–9.
6. Morrison VA, Dunn DL, Manivel JC, Gajl-Peczalska KJ, Peterson BA. Clinical characteristics of post-transplant lymphoproliferative disorders. Am J Med. 1994;97:14–24.
7. Maecker B, Jack T, Zimmermann M, Abdul-Khaliq H, Burdelski M, Fuchs A, et al. CNS or bone marrow involvement as risk factors for poor survival in post-transplantation lymphoproliferative disorders in children after solid organ transplantation. J Clin Oncol. 2007;25:4902–8.
8. Dotti G, Fiocchi R, Motta T, Mammana C, Gotti E, Riva S, et al. Lymphomas occurring late after solid-organ transplantation: influence of treatment on the clinical outcome. Transplantation. 2002;74:1095–102.
9. Muti G, Cantoni S, Oreste P, Klersy C, Gini G, Rossi V, et al. Post-transplant lymphoproliferative disorders: improved outcome after clinico-pathologically tailored treatment. Haematologica. 2002;87:67–77.

10. Akar Ozkan E, Ozdemir BH, Yilmaz Akcay E, Terzi A, Karakus S, Haberal M. Bone marrow involvement by lymphoproliferative disorders after solid-organ transplant. Exp Clin Transplant. 2015;13(Suppl 1):183–7.

11. Hourigan MJ, Doecke J, Mollee PN, Gill DS, Norris D, Johnson DW, et al. A new prognosticator for post-transplant lymphoproliferative disorders after renal transplantation. Br J Hematol. 2008;141:904–7.

12. Knight JS, Tsodikov A, Cibrik DM, Ross CW, Kaminski MS, Blayney DW. Lymphoma after solid organ transplantation: risk, response to therapy, and survival at a transplantation center. J Clin Oncol. 2009;27:3354–62.

13. Montanari F, O'Connor OA, Savage DG, Zain JM, Venkatraman S, McCormick EK, et al. Bone marrow involvement in patients with posttransplant lymphoproliferative disorders: incidence and prognostic factors. Hum Pathol. 2010;41(8):1150.

14. Koeppen H, Newell K, Baunoch DA, Vardiman JW. Morphologic bone marrow changes in patients with posttransplantation lymphoproliferative disorders. Am J Surg Pathol. 1998;22:208–14.

15. Perry AM, Aoun P, Coulter DW, Sanger WG, Grant WJ, Coccia PF. Early onset, EBV(−) PTLD in pediatric liver–small bowel transplantation recipients: a spectrum of plasma cell neoplasms with favorable prognosis. Blood. 2013;121:1377–83.

16. Frizzera G, Hanto DW, Gajl-Peczalska KJ, Rosai J, McKenna RW, Sibley RK, et al. Polymorphic diffuse B-cell hyperplasias and lymphomas in renal transplant recipients. Cancer Res. 1981;41:4262–79.

17. Salloum E, Cooper DL, Howe G, Lacy J, Tallini G, Crouch J, et al. Spontaneous regression of lymphoproliferative disorders in patients treated with methotrexate for rheumatoid arthritis and other rheumatic diseases. J Clin Oncol. 1996;14:1943–9.

18. Hoshida Y, JX X, Fujita S, Nakamichi I, Ikeda J, Tomita Y, et al. Lymphoproliferative disorders in rheumatoid arthritis: clinicopathological analysis of 76 cases in relation to methotrexate medication. J Rheumatol. 2007;34:322–31.

19. Baptista MJ, Garcia O, Morgades M, Gonzalez-Barca E, Miralles P, Lopez-Guillermo A, et al. HIV-infection impact on clinical-biological features and outcome of diffuse large B-cell lymphoma treated with R-CHOP in the combination antiretroviral therapy era. AIDS. 2015;29:811–8.

20. Raphael M, Said J, Borisch B, Cesarman E, Harris NL. Lymphomas associated with HIV infection. In: Swerdlow SH, Campo E, Harris NL, Jaffe ES, Pileri SA, Stein H, et al., editors. WHO classification of tumours of haematopoietic and lymphoid tissues. 4th ed. Lyon: WHO Publications Center; 2008. p. 340–2.

21. Koizumi Y, Uehira T, Ota Y, Ogawa Y, Yajima K, Tanuma J, et al. Clinical and pathological aspects of human immunodeficiency virus-associated plasmablastic lymphoma: analysis of 24 cases. Int J Hematol. 2016;104:669–81.

22. Loghavi S, Alayed K, Aladily TN, Zuo Z, Ng SB, Tang G, et al. Stage, age, and EBV status impact outcomes of plasmablastic lymphoma patients: a clinicopathologic analysis of 61 patients. J Hematol Oncol. 2015;8:65.

微信扫码
☆ 医学资讯
☆ 病例分享
☆ 行业社群
☆ 推荐书单

第 **9** 章

淋巴母细胞性
白血病/淋巴瘤

Qian-Yun Zhang

淋巴母细胞性白血病/淋巴瘤(即急性淋巴母细胞性白血病/淋巴瘤,ALL)是儿童最常见的恶性肿瘤。在年龄调整后的儿童发病率为 3.1/100 000,因此在美国每年有 2500~3000 名儿童被诊断患有 ALL。80%~85% 的病例为 B-ALL,10%~15% 为 T-ALL(表 9.1)。约 75% 的 ALL 发生在 6 岁以下的儿童,但任何年龄均可发病[1,2]。遗传因素在肿瘤发生过程中发挥重要作用。在新生儿疾病筛查(Guthrie 卡)的血样中发现了 t(12;21)

ETV6-RUNX1 融合基因,这些新生儿后来发展为伴有 t(12;21) ETV6-RUNX1 的 ALL 患者。唐氏综合征患者 ALL 患病风险增加,ALL 患者的双胞胎和兄弟姐妹 ALL 发病率也增加[3]。其他可能导致罹患 ALL 风险的因素包括辐射暴露、孕产妇年龄增加、男性和高加索人。患者典型表现为贫血、血小板减少和(或)中性粒细胞减少相关的体征和症状,如疲劳、乏力、气短、易瘀伤、出血和感染。ALL 患者的典型诊断检查方案见表 9.2 和表

表 9.1　2017 版 WHO ALL 分类

B 淋巴母细胞性白血病/淋巴瘤,非特殊型(NOS)
B 淋巴母细胞性白血病/淋巴瘤伴 t(9;22)(q34.1;q11.2);BCR-ABL1
B 淋巴母细胞性白血病/淋巴瘤伴 t(v;11q23.3);KMT2A 重排
B 淋巴母细胞性白血病/淋巴瘤伴 t(12;21)(p13.2;q22.1);ETV6-RUNX1
B 淋巴母细胞性白血病/淋巴瘤伴超二倍体
B 淋巴母细胞性白血病/淋巴瘤伴亚二倍体(亚二倍体 ALL)
B 淋巴母细胞性白血病/淋巴瘤伴 t(5;14)(q31.1;q32.3);IL3-IGH
B 淋巴母细胞性白血病/淋巴瘤伴 t(1;19)(q23;p13.3);TCF3-PBX1
B 淋巴母细胞性白血病/淋巴瘤,BCR-ABL1 样
B 淋巴母细胞性白血病/淋巴瘤伴 iAMP21
T 淋巴母细胞性白血病/淋巴瘤
早期 T 前体细胞淋巴母细胞性白血病
暂定命名:自然杀伤(NK)细胞淋巴母细胞性白血病/淋巴瘤

Q.-Y. Zhang (✉)
Department of Pathology, University of New Mexico,
Albuquerque, NM, USA
e-mail: qzhang@salud.unm.edu

9.3,图示说明见图9.1至图9.36。

　　虽然ALL主要是血液和骨髓的病变,但有些患者可能表现为髓外病变,而骨髓内原始细胞少于25%,这些患者符合淋巴母细胞性淋巴瘤(LBL)的标准。ALL的定义要求骨髓内原始细胞所占比例超过25%,但这个定义是比较武断的。ALL与LBL生物学上相似,但临床表现不同,它们被统称为ALL。B-ALL和T-ALL两者都可能表现出一定的成熟谱系。表9.4和表9.5总结了不同阶段的免疫表型特征。

　　ALL的预后取决于临床特征、实验室检查、遗传学异常和对化学治疗的反应(表9.6至表9.8,图9.37至图9.39)[2,4-6]。儿童的总体完全缓解率>95%,但成人的总体完全缓解率要低得多(60%~85%)。儿童的生存率>90%,25~59岁的生存率为40%,老年患者的生存率<20%[7-10]。

表9.2　ALL诊断和随访的常规检查推荐

检测项目	检测时间点	检测价值
全血细胞计数	诊断和随访时	用于诊断和评估造血情况
骨髓穿刺和芯针活检	诊断和随访时	用于诊断和评估残余病灶及造血情况
流式细胞学检测	诊断时,随访时可选	检测白血病细胞并监测微小残留病灶
适用儿童患者的COG FISH套餐	诊断时,随访时可选	评估预后和监测(如果发现有异常)
细胞遗传学分析	诊断时,随访时可选	评估预后,监测(如果发现有异常),检测克隆演化
BCR-ABL1融合的分子检测	诊断和随访时	监测
Ph样检测[a]	诊断时	评估预后
代谢套餐	诊断时,随访时可选	评估生理状态
肿瘤溶解综合征检查	诊断时,随访时可选	评估肿瘤溶解综合征是否存在及严重程度
脑脊液	诊断和随访时	评估预后和监测
影像学	诊断时,可选	评估髓外受累

COG,美国儿童肿瘤组;FISH,荧光原位杂交。

[a],Ph样(BCR-ABL1样),基因表达谱与Ph+ALL相似,但没有BCR-ABL1融合的ALL。

表9.3　随访时骨髓分期;脑脊液分期

BM分期	BM结果
M1骨髓	原始细胞<5%
M2骨髓	原始细胞5%~25%
M3骨髓	原始细胞≥25%

CSF分期	CSF结果
CNS1	脑脊液中没有检测到白血病细胞
CNS2	脑脊液<5个白细胞/μL,且细胞离心涂片原始细胞为阳性
CNS3	脑脊液>5个白细胞/μL,且细胞离心涂片原始细胞为阳性

BM,骨髓;CSF,脑脊液。

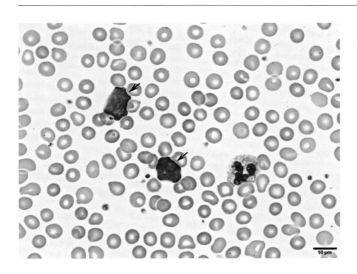

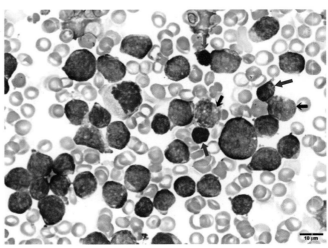

图9.1　全血细胞计数(CBC)是ALL检查的基本要求(表9.2)。外周血涂片检查常可发现循环的原始细胞。这是1例5月龄男孩的外周血,新近诊断为B淋巴母细胞性白血病,显示2个原始细胞和1个中性粒细胞。原始细胞小至中等大小,细胞质稀疏蓝染,染色质纤细至稍簇集,有1个或2个明显的核仁。背景中可见散在的血小板。病变早期时,患者可能没有本例所述的外周血细胞减少症,但大多数患者会出现与细胞减少症相关的体征和症状,如继发于贫血的疲乏、虚弱、眩晕或气短;中性粒细胞减少继发的感染;血小板减少引起的出血或瘀斑;白血病细胞浸润引起的手臂、腿或关节疼痛,以及全身性症状,如不明原因的体重减轻。

图9.3　通常骨髓穿刺涂片可发现从小到大不同体积的淋巴母细胞,正常的造血细胞明显减少。在此图中,有1个红系前体细胞(红色箭头)、2个中幼粒细胞(黑色箭头)和2个淋巴细胞(蓝色箭头)与淋巴母细胞混合在一起。(说明:本图中的箭头标注与原著略有改动,即最下方的蓝色箭头在原著中为红色箭头。改动经本章节原作者Qian-yun Zhang教授认可并同意。)

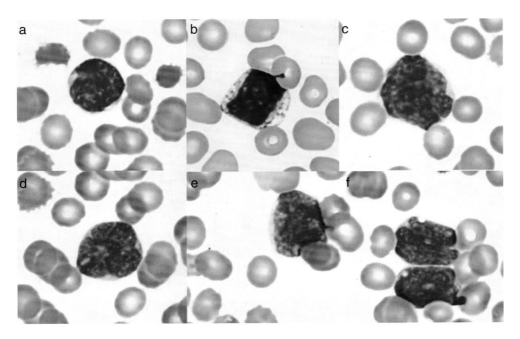

图9.2　ALL的原始细胞形态多样,如图所示,原始细胞大小不一,细胞核可呈圆形或轻度核裂(a)。大多数原始细胞细胞质稀少、浅蓝色,极少数可具有中等量细胞质伴有粗大嗜天青颗粒(b)。原始细胞可能会有深的核裂(c、e、f)或花样的细胞核(d)。

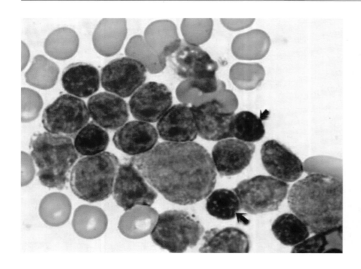

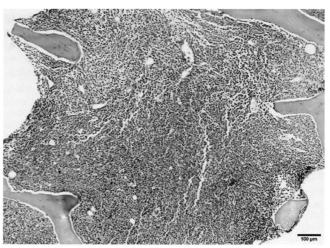

图9.4 骨髓涂片高倍镜下显示淋巴母细胞,其中小的原始细胞染色质略浓集粗糙,大的原始细胞染色质开放且细腻。与其相比,可见2个成熟的小淋巴细胞(蓝色箭头)。

图9.5 骨髓活检低倍镜下显示骨髓被淋巴母细胞广泛替代,其中混合有呈明显减少的三系造血组织。低倍镜下仅能看到极少的巨核细胞。

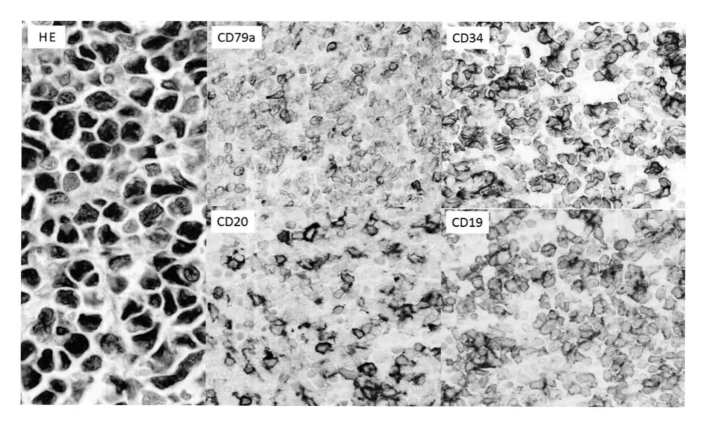

图9.6 骨髓活检高倍镜下展示淋巴母细胞的细节。淋巴母细胞大小不一,核染色质浓集或开放,核形圆至深核裂,核仁不明显至突出。免疫组化染色显示淋巴母细胞表达CD79a、CD34和CD19,部分细胞也表达CD20。

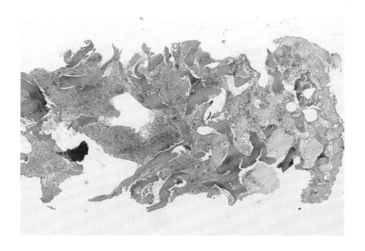

图9.7　骨髓出现坏死很少见。如本例所示,骨髓完全坏死,流式细胞术和免疫组化染色的免疫表型均未能确定诊断。在外周血中没有发现循环原始细胞。该患者不得不反复进行骨髓活检,才最终确诊为B-ALL。

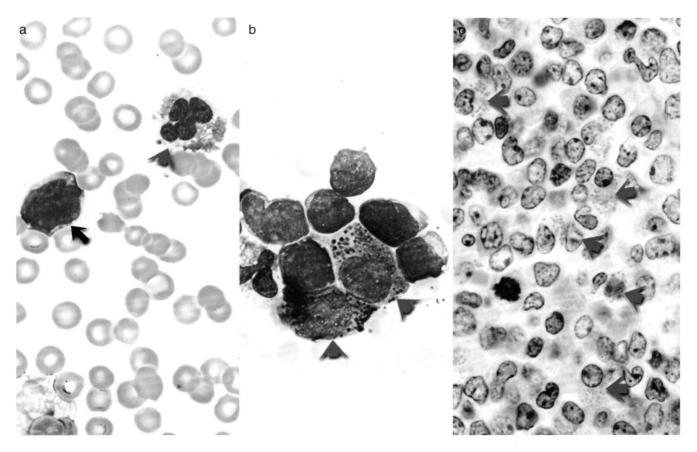

图9.8　(a)该患者外周血除了循环的原始细胞(黑色箭头)外,还有显著的嗜酸性粒细胞(红色箭头)绝对增多。(b)在骨髓涂片中,具有粗大的嗜酸性和嗜碱性混合性颗粒(红色箭头)的嗜酸性粒细胞前体明显增多。(c)骨髓活检显示,混合有嗜酸性粒细胞前体(红色箭头)的大量淋巴母细胞。细胞遗传学检测显示伴有 t(5;14) (q31;q32) IL3-IGH 易位。这种易位涉及 IL3 基因和 IGH 基因,导致 IL3 基因结构性过表达,从而导致反应性嗜酸性粒细胞增多。嗜酸性粒细胞不是肿瘤克隆的一部分,其临床表现、原始细胞形态和预后与其他类型的 B-ALL 无明显差异。对于这类 B-ALL 需要注意的是,患者可能出现嗜酸性粒细胞增多症,但不伴有循环原始细胞。因此,对于没有明显病因的嗜酸性粒细胞增多症患者,需要高度怀疑本病,可能需要骨髓活检以明确诊断。

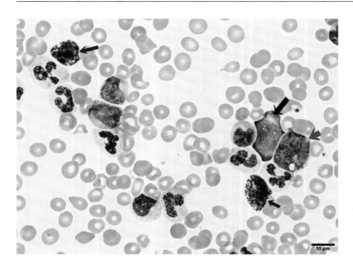

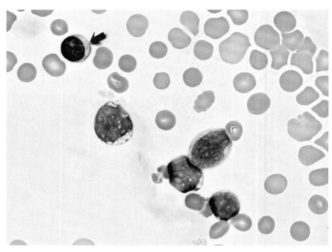

图9.9　ALL主要表现为原发疾病,但偶尔也可表现为慢性粒细胞白血病(CML)患者的母细胞急变。这张血涂片来自一位28岁男性,他的外周血显示处于CML慢性期,骨髓活检显示为B-ALL急变期,BCR-ABL1转录物检测如图9.26所示。

图9.11　腰椎穿刺可能会造成创伤,并产生外周血(PB)污染的样本,这种情况并不少见,如图所示。图中有4个原始细胞,背景为大量红细胞和一个成熟的淋巴细胞(蓝色箭头)。无法区分原始细胞来自PB还是CSF。在这种情况下,同时复查PB涂片对排除血液来源至关重要。如果PB中没有原始细胞,则可以认定母细胞来自CSF。如果PB中也存在原始细胞,应建议在1周左右复查脑脊液以做进一步评估。

母细胞

单核细胞

19个有核细胞中有3个是母细胞

图9.10　脑脊液(CSF)检测是ALL标准检查的一部分(表9.2和表9.3),在诊断时及之后定期进行检查。如图所示,脑脊液阳性预示预后不良。图中还可见一个单核细胞,细胞质量中等,色苍白。持续监测脑脊液(和睾丸检查)将有助于发现ALL复发,因为中枢神经系统和睾丸是白血病细胞的避难所,常常是病变复发所在。腰椎穿刺也可给予鞘内化疗药物,如作为ALL患者标准治疗的甲氨蝶呤。

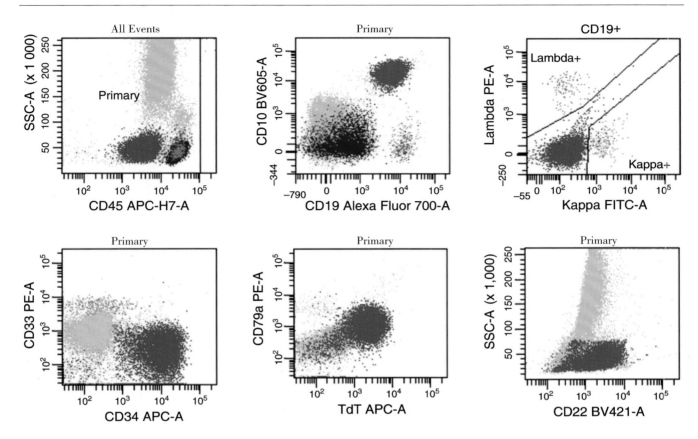

图 9.12　应尽可能对血液和（或）骨髓进行流式细胞检测。流式可同时检测 6~10 种抗体。它也可检测抗原的异常表达，具有更广泛的抗体组合，而且敏感性比免疫组化高得多；对于检测随访样本中的微小残留灶是一个出色的工具。如表9.4和表9.5所示，ALL 可能来自不同成熟阶段的前体细胞。有些 ALL 病例具有不成熟的免疫表型，而另一部分病例则可显示成熟的免疫表型。这个组合流式图展示了 1 例典型的 B-ALL 流式检测结果，其在大多数 B-ALL 病例中都可以被看到。红色细胞群代表 ALL 细胞，呈 CD45 弱阳性，B 细胞标记 CD10、CD19、CD79a 和 CD22，以及未成熟细胞标记 CD34 和 TdT 阳性。原始细胞免疫球蛋白轻链和髓系标志物 CD33 呈阴性。

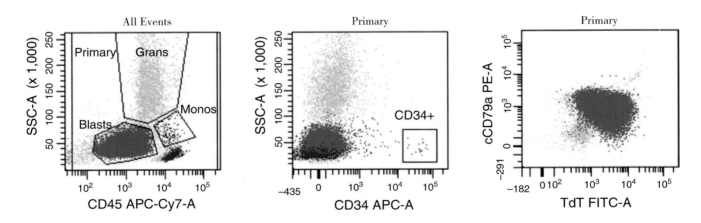

图 9.13　在 ALL 部分类型中，免疫表型与细胞遗传学密切相关。细胞遗传学检查对 ALL 是至关重要的，因为细胞遗传学异常可以预测预后（表9.6和表9.7）。这是一个具有 t(1;19)(q23;p13.3) TCF3-PBX1 易位的 B-ALL 病例，原始细胞群在上面的组合中标为红色，下面的标为蓝色。典型的伴有这种易位的 ALL 具有成熟的免疫表型（即 CD34 阴性）。原始细胞通常表达细胞质 μ 链（本例没有做）和多少不等的 CD20，其他在原始细胞表达的标记包括 CD10、CD79a、TdT 和弱 CD45。伴 t(1;19) TCF3-PBX1 的 ALL 占儿童 B-ALL 病例的 6%，但在成人中较少见。临床和形态学特征与 ALL 的其他类型均无明显区别。TCF3-PBX1 融合基因具有致瘤作用。伴 TCF3-PBX1 的 ALL 患者预后中等，中枢神经系统复发率较高。（待续）

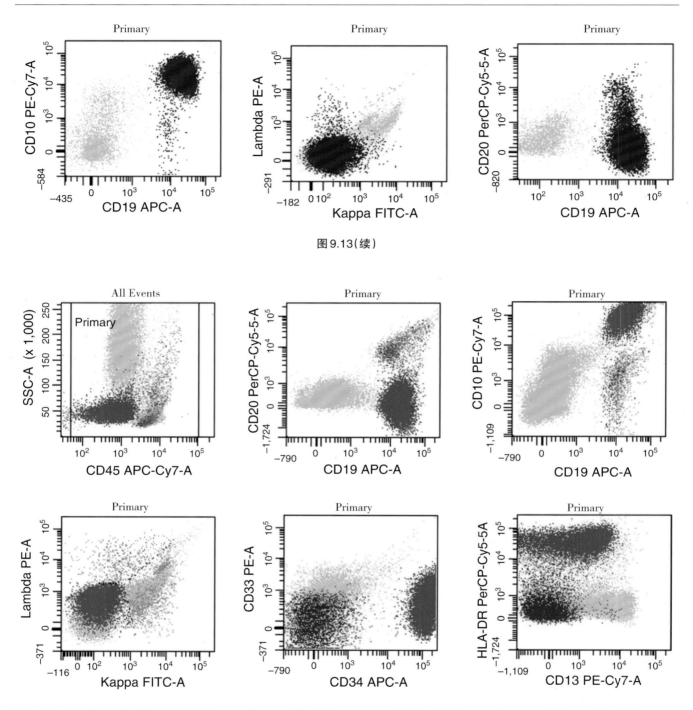

图9.13(续)

图9.14　ALL偶可表达髓系标志物,如CD13和CD33,这在伴BCR-ABL1融合相关易位9;22 (Ph+ ALL)的ALL中尤其普遍。因此,使用细胞遗传学和(或)荧光原位杂交(FISH)和(或)以基于聚合酶链反应(PCR)为基础的分子检测来排除易位是非常重要的,因为BCR-ABL1融合阳性的ALL在所有类型的ALL中预后最差。Ph+ ALL占成人ALL的25%,仅占儿童ALL的2%~4%。在儿童大部分Ph+ ALL病例中产生p190 BCR-ABL1融合(图9.27 a和b,红色曲线。黑色曲线是持家基因)。成人ALL患者大约一半产生p190 BCR-ABL1融合,另一半产生p210 BCR-ABL1融合(图9.26 a-c,绿色曲线。黑色曲线是持家基因。红色曲线为p190转录本,在诊断时常见为低拷贝数,治疗后常消失)。Ph+ ALL具有白细胞增多和治疗反应差的倾向。患者常同时伴IKZF1突变。Ph+ ALL的治疗包括酪氨酸激酶抑制剂,如伊马替尼、达沙替尼和尼罗替尼。

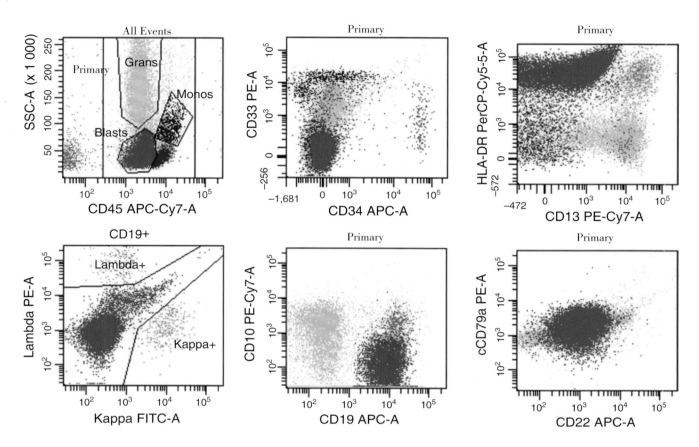

图9.15 另一具有独特免疫表型的ALL亚型为伴KMT2A(即MLL)基因重排的ALL。KMT2A有许多易位伙伴基因,其中涉及AF4和KMT2A基因的t(4;11)(q21;q23)最常见。这种易位可能发生在子宫孕育期,易位和疾病进展之间的潜伏期很短,在1岁以内的婴幼儿ALL中约80%具有KMT2A重排,这增加了中枢神经系统受累的风险。这些淋巴母细胞是早期前体细胞,其特点是CD10阴性,表达CD19、CD79a和CD22;也可表达髓系标志物,如CD13和CD15。伴KMT2A易位的白血病预后不良[11]。

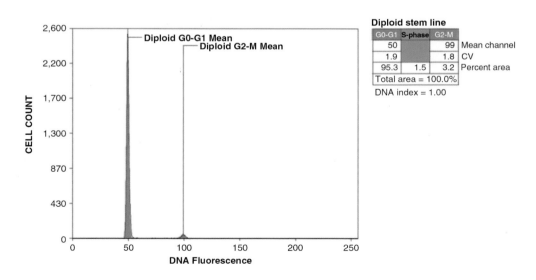

图9.16 作为诊断时的常规检查,DNA指数反映细胞中染色体的数量(表9.2)。这种基于流式的DNA指数检测以内部二倍体为标准(DNA指数1.0)。如本例所示,白血病细胞为二倍体,因此,白血病细胞的峰值与对照组完全重叠,于是出现一个单峰(二倍体G0-G1平均值),原始细胞的DNA指数为1.0。该方法还可测量细胞在S期、G2期和分裂中期(二倍体G2-M平均值)的百分比,尽管它们不具有预后意义。

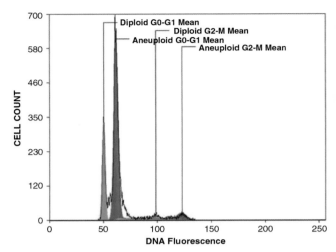

Diploid stem line

G0-G1	S-phase	G2-M	
51		99	Mean channel
2.6		4.2	CV
21.3		3.7	Percent area

Total area = 25.0%
DNA index = 1.00

Aneuploid stem line

G0-G1	S-phase	G2-M	
62		123	Mean channel
3.2		3.2	CV
62.3	8.4	4.3	Percent area

Total area = 75.0%
DNA index = 1.22

图9.17 在本例DNA指数检测中,白血病细胞是非整倍体,其DNA指数为1.22(即超二倍体)。白血病细胞DNA含量形成一个单独的峰(红色峰,非整倍体G0–G1平均值)。左侧二倍体G0–G1平均峰作为内对照(绿色峰,二倍体G0–G1平均值)

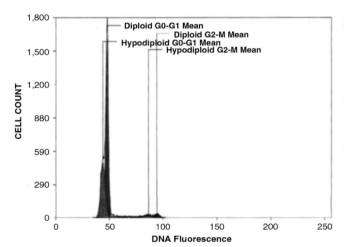

Diploid stemline

G0-G1	S-phase	G2-M	
48		94	Mean channel
2.7		2.9	CV
60.5		2.6	Percent area

Total area = 63.1%
DNA index = 1.00

Hypodiploid stemline

G0-G1	S-phase	G2-M	
44		86	Mean channel
4.6		3.1	CV
29.3	5.6	2.0	Percent area

Total area = 36.9%
DNA index = 0.92

图9.18 亚二倍体DNA指数(红色峰,亚二倍体G0–G1平均值)。右侧为内对照二倍体峰(绿色峰,二倍体G0–G1平均值)。DNA指数是0.92。

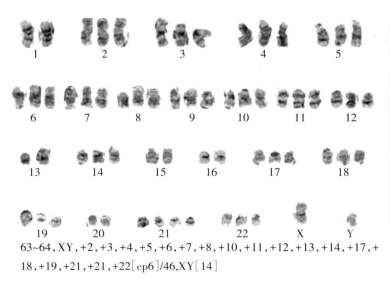

63~64,XY,+2,+3,+4,+5,+6,+7,+8,+10,+11,+12,+13,+14,+17,+18,+19,+21,+21,+22[cp6]/46,XY[14]

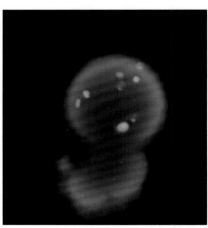

FISH 显示3个染色体拷贝,即4、10和17。

图9.19 左图显示为超二倍体核型,包括4、10和17号染色体三倍体,患者为一名2岁男孩,其白细胞计数低,脑脊液呈阴性,提示预后良好。右图是FISH检测4、10和17号染色体的着丝粒,证实每个染色体有3个拷贝(红、绿和浅绿)。

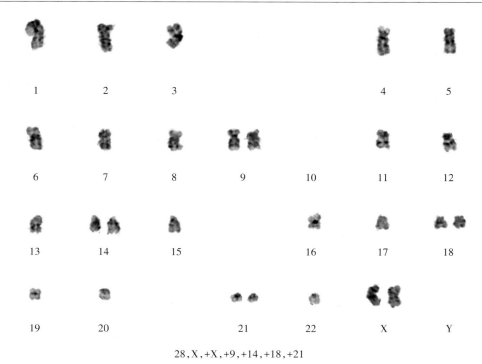

28,X,+X,+9,+14,+18,+21

图9.20 相反,这种亚二倍体核型提示预后较差[12]。这个核型显示了一个接近单倍体的细胞系,其中X、9、14、18和21号染色体为2个拷贝。

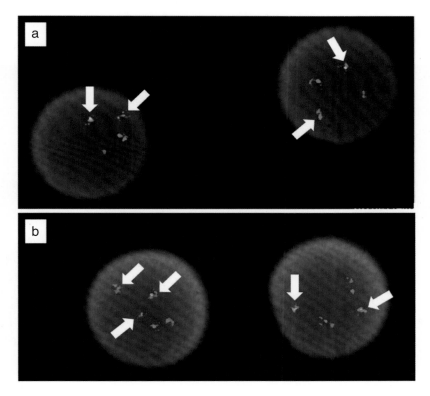

图9.21 荧光原位杂交(FISH)常与核型分析和分子检测联合使用,以确定细胞遗传学异常,如易位、缺失、重复或染色体数目异常。FISH的优点是其可在间期细胞进行,并可检测到核型的亚微观下的缺失和增加。对于骨髓干抽或无法获得细胞生长的患者,可对印片或涂片直接进行FISH检测。48岁ALL女性患者常规核型检测由于缺乏细胞生长而失败。(a)穿刺涂片的FISH检测显示大多数细胞存在2个BCR-ABL1融合拷贝(白色箭头)、1个正常的BCR基因拷贝(绿色)和1个正常的ABL1拷贝(红色)。(b)然而,有一小部分细胞显示3个融合信号,如图左面的细胞(白色箭头),这一结果提示在一小群原始细胞中存在克隆进化。

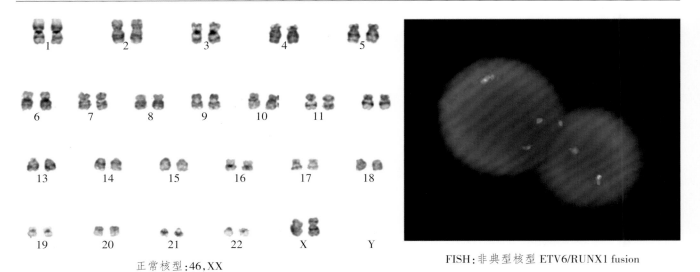

正常核型：46,XX

FISH：非典型核型 ETV6/RUNX1 fusion

图9.22　在ALL中，t(12;21)易位被认为是一个好的预后指标。然而，这种易位是隐秘的，不能通过核型检测到（左图），确诊需要依靠FISH检测（右图）。t(12;21)易位是儿童ALL中最常见的易位，占病例数的20%。在婴儿ALL中未见该易位，在成人ALL中罕见。其临床和形态学表现与其他ALL亚型相似。免疫表型与其他ALL亚型相似，只是较常表达CD13。左图是一个染色体检测，显示了正常的核型46,XX。FISH检测显示一个异常信号，与ETV6/RUNX1（即TEL/AML1）融合一致。这个结果是非典型的，因为只有一个融合信号存在。另外，正常的ETV6区域有丢失（没有正常的绿色信号）。这些非典型的表现可以在FISH检测中看到，很可能是继发于DNA片段的丢失，或者基因的剩余部分太小使得FISH探针无法杂交。伴t(12;21)易位的ALL患者预后良好。

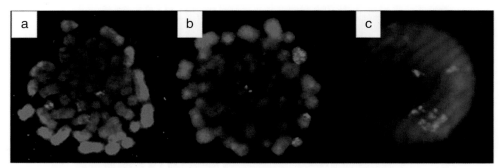

a. 中期细胞FISH：BCR（绿色）和ABL1（红色）探针。
b. 中期细胞FISH：ETV6（绿色）和RUNX1（红色）探针。
c. 间期细胞FISH：ETV6（绿色）和RUNX1（红色）探针。

图9.23　12岁女孩的细胞遗传学检测显示了一个复杂的异常核型。在COG FISH套餐中，有ABL1基因3拷贝（a）和RUNX1基因多拷贝（即RUNX1基因染色体内扩增或iAMP21）（b,c）。ABL1异常需要更进一步的检查，因为ABL1重排被认为是Ph样ALL，具有与Ph+ ALL相似的较差预后（表9.8）[13-21]。尽管如此，根据年龄、复杂的核型和iAMP21，该患者被分层为预后不良。ALL伴iAMP21倾向发生于老年患者，表现为白细胞计数低、预后差[22]。

图9.24 唐氏综合征(DS)患者可能出现良性血液学异常,如新生儿短暂性骨髓生成异常和无贫血的持续性大红细胞增多。他们的血液恶性肿瘤发病率也增加了10~20倍,也就是巨核细胞系的急性髓系白血病和B-ALL。有些假说认为,21号染色体上的RUNX1、CRLF2和(或)CBS基因可能在DS的克隆转化中发挥作用;另一些假说则认为,许多其他基因也可能参与其中。DS中的B-ALL常为亚二倍体核型,偶尔出现有利的核型[23,24]。ALL的DS患者通常都有一个好的临床结局,这些患者对化疗特别敏感,所以合适的剂量很重要。CRLF2异常,通常与JAK突变相关,见于50%以上的DS-ALL患者(表9.8)。本例25岁男性DS患者的细胞遗传学研究显示21三体(红色箭头),未发现其他异常。

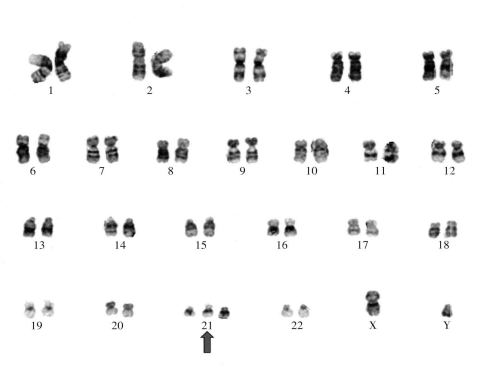

图9.25 偶尔情况下核型可能高度复杂,如图所示有72条染色体。然而,这不是一个超二倍体核型。仔细检查,这是一个超三倍体男性染色体体组。有广泛的结构和数量异常,包括额外的染色体拷贝、染色体丢失、缺失、额外的核物质、1个易位和2~7条来源不明的标记染色体。该体组代表了一个亚二倍体核型的核内复制,并预示着该患者预后不良。亚二倍体ALL患者倾向于更高的复发概率。

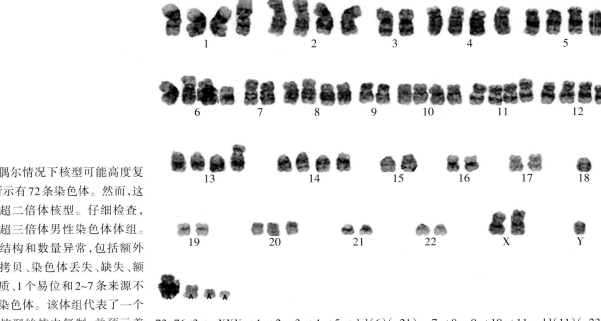

73~76<3n>,XXY,+1,+2,−3,+4,+5,+del(6)(q21),−7,+8,−9,+10,+11,add(11)(q23),add(11)(p14),+12,+13,rob(13;21)(q10;q10),+add(14)(p11.2),−15,−16,−17,−18,−19,+20,−21,−22,+2~7mar

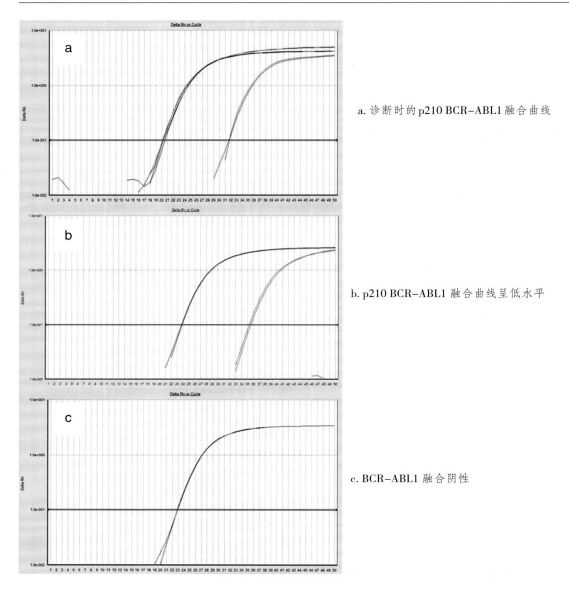

a. 诊断时的 p210 BCR–ABL1 融合曲线

b. p210 BCR–ABL1 融合曲线呈低水平

c. BCR–ABL1 融合阴性

图9.26　在 Ph+ ALL 患者中,评估 BCR-ABL1 融合基因转录本的作用不如在慢性粒细胞白血病中那么明确。然而,有数据表明,定量聚合酶链反应(qPCR)评估的分子反应与治疗结果相关。完全分子反应(CMR)定义为检测敏感性为0.01%时检测不到BCR-ABL1转录本。主要分子反应(MMR)根据p210 BCR-ABL1的国际标准定义为BCR-ABL1∶ABL1比值≤0.1%,或p190 BCR-ABL1下降了3个对数,但不满足CMR标准。研究表明,在3~6个月达到MMR和持续的CMR与较高的生存率和良好的长期预后相关[25,26]。在本例中,黑色曲线为持家基因 ABL1 的转录本,绿色曲线为 p210 BCR-ABL1 的转录本,红色曲线为 p190 BCR-ABL1 的转录本。(a)本例患者为48岁女性,在B-ALL诊断时,其p210 BCR-ABL1/ABL1转录本比值为0.86,这表明BCR-ABL1融合转录本为高拷贝数,通常见于诊断时(绿色曲线)。黑色曲线为持家基因,用于内部质量控制。一般在背景中会出现p190 BCR-ABL1(红色曲线)的一个非常低水平的小产物,这只有在诊断时主要转录本高的时候才能看到,在治疗后常常消失,此转录本可能是选择性剪接的产物。(b)3个月时的BCR-ABL1转录本,BCR-ABL1/ABL1的比值为0.00031,符合MMR标准,但不符合CMR标准,因为仍然有可检测到的转录本。(c)在5个月时,患者没有可检测到的转录本,已经达到CMR,没有绿色或红色曲线,只有持家基因(黑色曲线)存在。

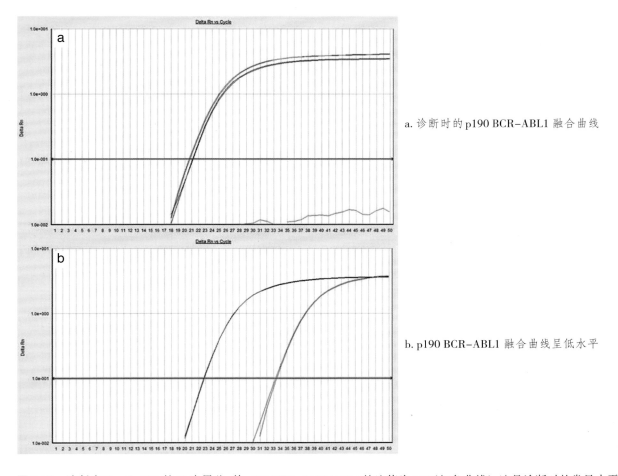

a. 诊断时的 p190 BCR-ABL1 融合曲线

b. p190 BCR-ABL1 融合曲线呈低水平

图9.27 诊断为 Ph± B-ALL 的13岁男孩,其 p190 BCR-ABL1/ABL1 的比值为1.01(红色曲线),这是诊断时的常见水平(a)。1个月后(b),其转录本降至0.00053,降低了3个对数以上,符合MMR的标准。

图9.28 T-ALL/淋巴母细胞淋巴瘤(LBL)的典型表现是青少年或年轻男性的纵隔淋巴结肿大[27,28]。T-ALL 更常见于成人,占成人ALL 的20%~25%。男性较多,常表现为白细胞计数升高、淋巴结肿大、脏器增大和前纵隔肿块。图示的淋巴结活检取自一名15岁男孩,他患有纵隔肿块和颈部淋巴结肿大,并伴有胸腔积液。低倍镜下可见弥漫性淋巴细胞浸润取代整个淋巴结。高倍镜下(b)原始细胞胞质少,核呈圆形至略不规则形,染色质相对浓集至淡染,偶尔可见明显的核仁。在胸腔积液离心涂片上(a),巨噬细胞周围可见大量的原始细胞。

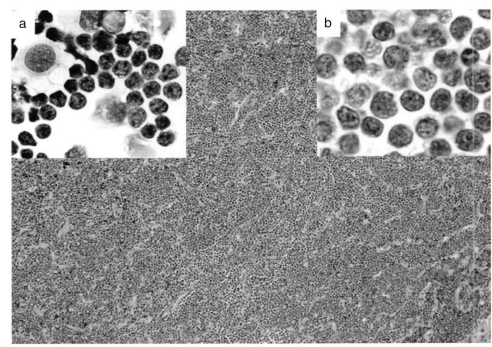

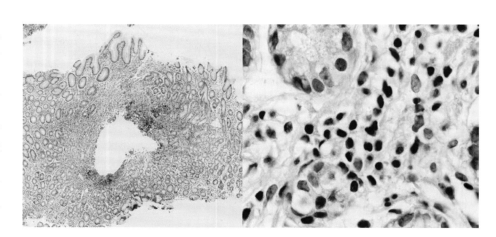

图9.29 与图9.28为同一患者。免疫组化染色显示原始细胞表达CD3(a)、CD1a(b)和TdT(c)。流式细胞检测如图9.33所示。[说明:CD1a(b)在原著中误写为TIA1(b),修改征得原作者的证实及同意,包括图9.31图注。]

图9.30 虽然T-ALL/LBL通常表现为淋巴结或骨髓疾病,但可发生结外受累,伴有或不伴有纵隔受累。这名11岁男孩有慢性便秘病史,因发热、呕吐和进行性腹痛到急诊室就诊。胃镜检查发现整个十二指肠中有多个葡萄状肿块,随后的影像学检查发现前纵隔肿块。在十二指肠活检中,可见轻度的黏膜和黏膜下淋巴样细胞浸润(左图),局部破坏十二指肠腺体,如右图高倍镜所示。

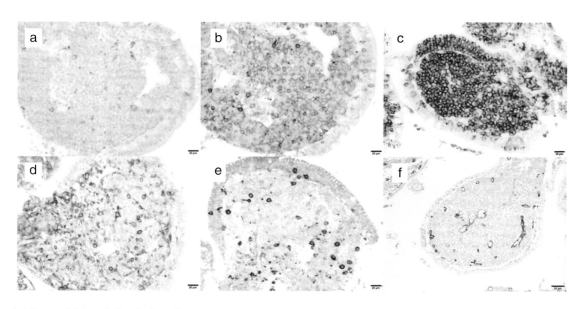

图9.31 与图9.30为同一患者,免疫组化显示T-ALL细胞表达CD3、CD5、CD7、CD43、CD45和BCL2。CD2、CD4、CD8、CD34、CD1a、EBER、BCL6和溶菌酶均为阴性。图示为代表性的免疫组化染色:CD2(a)、CD5(b)、CD7(c)、CD4(d)、CD8(e)和CD34(f)。

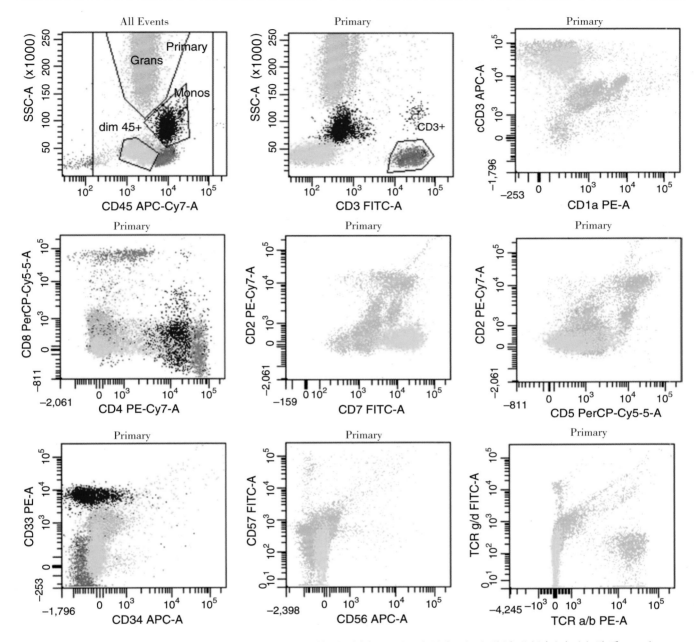

图9.32 与图9.30和图9.31为同一患者,流式细胞术检测外周血样本,显示一个异常T细胞群(亮蓝绿色)表达细胞质CD3和CD7,CD45呈弱阳性,小部分CD4、CD5和CD33呈弱阳性。表面CD3、CD2、CD8、CD34、CD56、CD57、TCR a/b和TCR g/d呈阴性。

表9.4　B-ALL不同阶段的临床、病理和遗传学改变

特征	早期前体	"普通"型	成熟前体
临床	婴儿	儿童和成人	儿童,成人较少
病理	CD10阴性	CD10阳性	细胞质μ重链,CD34通常呈阴性
遗传学	KMT2A(MLL)重排	所有类型	t(1;19)
预后	差	所有类型	中等

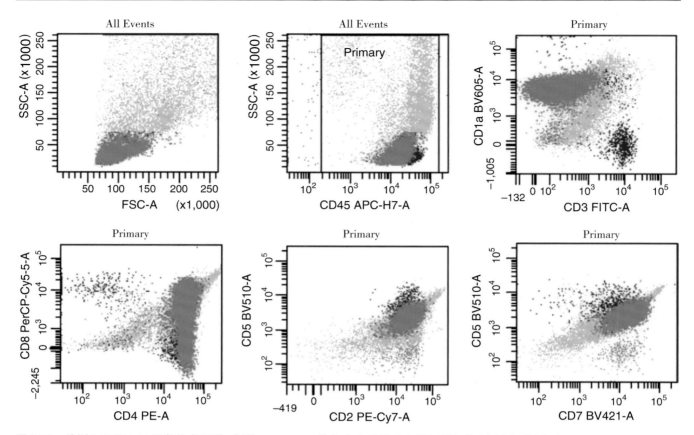

图9.33 从图9.28和9.29患者的表现看,典型T-ALL/LBL的免疫表型显示为淋巴母细胞(亮绿色群)表达CD1a、CD2、CD5、CD7、CD4、CD8不等和明亮的CD45,表面CD3呈阴性,这种免疫表型被称为CD4和CD8"双阳性",与CD1a阳性一起,对应于T细胞发育的皮质胸腺细胞(即普通胸腺细胞)阶段(表9.5)。

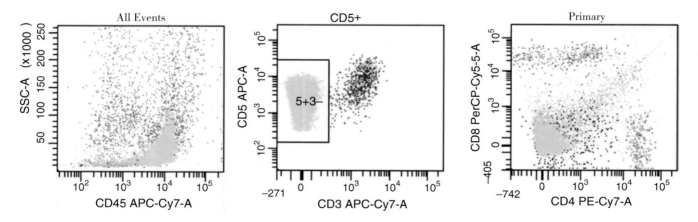

图9.34 T-ALL/LBL可呈现"双阴性"免疫表型。流式细胞套餐显示淋巴母细胞(上方套餐为浅绿色,下方套餐为深绿色)表达CD5、CD7、细胞质CD3、TdT和CD45。CD2、CD4、CD8、HLA-DR和CD34(未显示)呈阴性。这种免疫表型最可能代表不成熟的胸腺细胞(即前T细胞)(表9.5)。(待续)

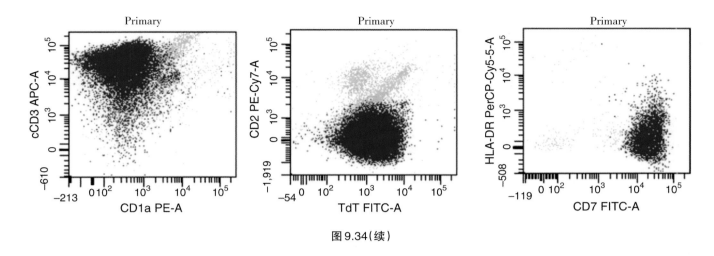

图9.34（续）

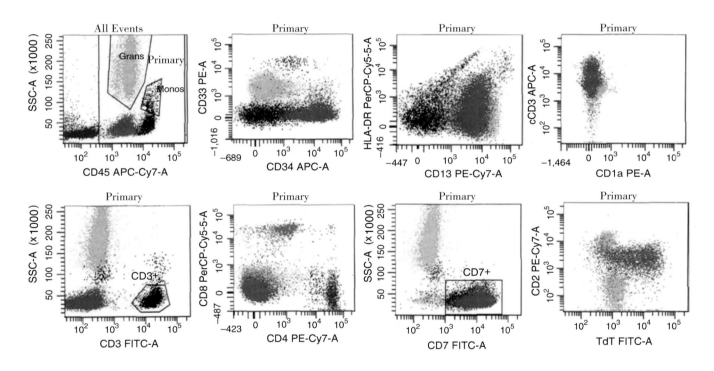

图9.35　早期T前体细胞（ETP）T-ALL/LBL具有独特的免疫表型，发生于老年患者。由于其预后不良，因此，识别ETP T-ALL/LBL具有重要意义。根据定义，原始细胞表达CD7，也能表达CD2和细胞质CD3。这些细胞可表达CD4，但CD8是阴性的。其特征性地表达一个或多个髓系或干细胞标志物，包括CD34、CD117、HLA-DR、CD13、CD33、CD11b或CD65。该流式细胞检测图显示了ETP T-ALL/LBL的典型结果。原始细胞CD7、CD2、细胞质CD3、CD34、CD13、TdT和部分HLA-DR呈阳性。表面CD3、CD4、CD8和CD1a呈阴性。

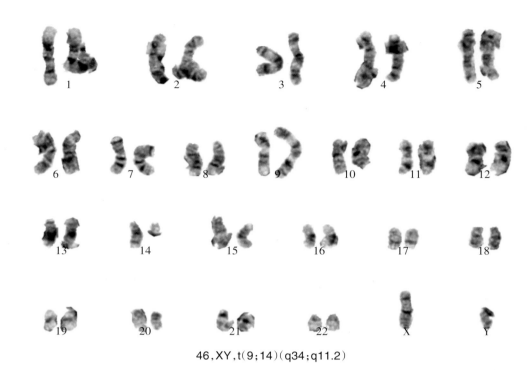

46,XY,t(9;14)(q34;q11.2)

图9.36 异常核型见于55%～70%的T-ALL/LBL,包括易位和缺失[28]。最常见的异常包括T细胞受体(TCR)位点(位于14q11.2处的α和δ、7q34处的β和7p14处的γ)、6q缺失、通过缺失或不平衡易位造成的9p核物质丢失、8三体、11q缺失和12p丢失(表9.7)[29-32]。此外,扩增和点突变在分子检测中也很常见。NOTCH1激活突变见于约50%的T-ALL中,可能参与了T-ALL的发病机制,但其预后意义尚不明确[33]。NOTCH1编码一种跨膜信号蛋白,在发育和肿瘤形成中起关键作用。图中核型为t(9;14)(q34;q11.2),NOTCH1/TRA(TCR)。NOTCH1-TRA融合在T-ALL中非常罕见[34]。

表9.5 T-ALL不同阶段标志物表达情况

早期T前体细胞(ETP)

  CD7加上一种或多种不成熟或髓系标记CD34、TdT、CD117、HLA-DR、CD13

  可表达cCD3和CD2

未成熟胸腺细胞(前T细胞,双阴性)

  TdT、CD7、CD2、cCD3、CD34不一、HLA-DR不一

普通胸腺细胞(皮质胸腺细胞,双阳性)

  CD1a、CD2、CD5、CD7、CD4、CD8

成熟胸腺细胞(髓质胸腺细胞,表达CD4或CD8)

  sCD3、CD2、CD5、CD7、CD4或CD8

表9.6 基于临床表现、初始实验室检查和细胞遗传学异常的风险分层

特征	有利因素	不利因素
诊断时的年龄	1~10岁	<1岁或≥10岁
性别	女性	男性
诊断时WBC	<50×10⁹/L	≥50×10⁹/L
CNS分期	CNS1	CNS2、CNS3
细胞遗传学	超二倍体>50条染色体;4、10和17号染色体三体;t(12;21)EVT6-RUNX1	亚二倍体;t(9;22)BCR-ABL1,KMT2A重排,iAMP21,t(17;19)TCF3-HLF

(待续)

表9.6(续)

特征	有利因素	不利因素
治疗反应		
形态学	诱导结束时M1	诱导结束时M2、M3
流式检测	MRD<0.1%	MRD>0.1%
BCR-ABL1的qPCR结果	6个月内达到MMR或CMR	6个月未达到MMR

CMR,完全分子反应;MMR,主要分子反应;MRD,微小残留病灶;qPCR,定量聚合酶链反应;WBC,白细胞计数。

表9.7　细胞遗传学异常的常见类型

异常	肿瘤类型	发生率	预后
超二倍体	B-ALL	25%	好
t(12;21)ETV6-RUNX1	B-ALL	20%	好
Ph样ALL(BCR-ABL1样)	B-ALL	9%	差
KMT2A重排	B-ALL	6%	差
t(1;19)TCF3-PBX1	B-ALL	4%	中等
t(9;22)BCR-ABL1	B-ALL	3%	差
iAMP21	B-ALL	2%	差
亚二倍体	B-ALL	1%	差
TCR位点易位	T-ALL	30%的异常病例	不详
del6p	T-ALL	20%	不详
9p丢失	T-ALL	15%	不详
8三体,del11q,del12p	T-ALL	5%~10%	不详
NUP214-ABL1融合	T-ALL	4%~6%	不详
NOTCH1激活突变	T-ALL	50%	不详

TCR,T细胞受体。

表9.8　Ph样(BCR-ABL1样)ALL的特征

特征	注释
发生率	约10%的儿童ALL,约15%的高危ALL,27%的年轻人ALL
特征	随年龄增加
	显症时WBC较高
	较常见于男性
	诱导结束时高MRD
	生存率低
基于NGS的检测	基于RNA确定融合、点突变和表达水平(与ALL相关的81个基因,包括所有重现性Ph样ALL融合事件)
基于FISH的检测	确定CRLF2、ABL1、ABL2、PDGFRB、CSF1R、JAK2、EPOR重排

主要相关基因

基因	基因功能	发生率	潜在TKI
CRLF2	50%的病例与JAK突变相关;结构性JAK-STAT活化	<3%的儿童B-ALL 约10%的成人ALL >50%的DS-ALL	JAK抑制剂鲁索替尼
JAK1/2	结构性JAK-STAT活化	多达35%的DS-ALL	JAK抑制剂鲁索替尼
EPOR	结构性JAK-STAT活化	3.9%	JAK抑制剂鲁索替尼
ABL1	ABL类酪氨酸激酶	5%的T-ALL	ABL类抑制剂:伊马替尼、达沙替尼、尼洛替尼

(待续)

表9.8(续)

基因	基因功能	发生率	潜在TKI
ABL2	ABL类酪氨酸激酶	–	ABL类抑制剂：伊马替尼、达沙替尼、尼洛替尼
PDGFRB	ABL类酪氨酸激酶	8%的Ph样ALL	ABL类抑制剂：伊马替尼、达沙替尼、尼洛替尼
CSF1R	ABL类酪氨酸激酶	–	ABL类抑制剂：伊马替尼、达沙替尼、尼洛替尼
IKZF1	激酶,Ph+ALL的标志	15%的儿童ALL,30%的成人ALL,>60%的Ph+ALL	–

DS-ALL,唐氏综合征相关ALL;FISH,荧光原位杂交;MRD,微小残留病灶;NGS,二代测序;TKI,酪氨酸激酶抑制剂;WBC,白细胞计数。

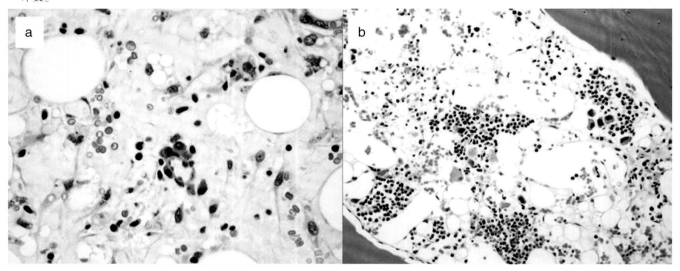

图9.37　化疗反应对预测预后有重要意义。早期应答者预后较好。(a)化疗第14天行骨髓活检在多年前是常规进行的,但由于流式细胞术检测外周血中微小残留病灶(MRD)的敏感性提高,目前已不再需要。在第14天,对化疗有反应患者的典型发现基本上是一个无细胞的骨髓,其中有一些散在的成纤维细胞、内皮细胞、主要围绕在血管周围的浆细胞、散在的淋巴细胞和吞噬含铁血黄素的巨噬细胞,背景是严重的纤维素样坏死(化疗效应),而造血细胞缺失。(b)第29天的骨髓活检,显示骨髓开始恢复,以红系前体为主,可见少数巨核细胞。髓系也将很快出现。

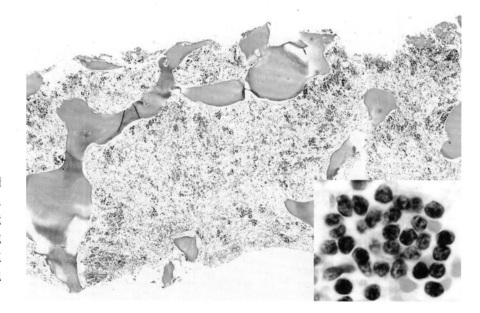

图9.38　17岁女性患者第15天的骨髓活检显示伴有残留病灶,骨髓细胞明显减少,提示化疗有效。然而,在高倍镜(插图)下有成簇的细胞存在,这些细胞在形态上与诊断性的原始细胞相似。流式细胞检测证实了残余病变。这一发现预示预后较差。

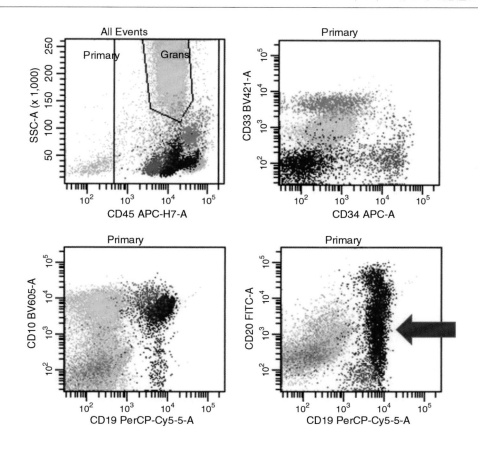

图9.39 MRD评估的一个挑战是如何区分淋巴母细胞和B祖细胞,后者在化疗后的骨髓中可能很明显。淋巴母细胞通常在流式细胞图中形成一簇。B祖细胞的特征是表现为分化谱系,其表达CD20,且多数细胞CD34常表达缺失。淋巴母细胞和B祖细胞的区别在这个组合流式图中得到了说明。一名16岁男孩被诊断为伴BCR-ABL1阳性的B-ALL,疗效缓慢,经过3个月的治疗,最终达到了形态学缓解。在完成了2年的ALL全方案治疗2个月后,他的BCR-ABL1转录本开始上升。骨髓活检和流式细胞检测发现原始细胞群,证实其疾病复发。淋巴母细胞形成一个紧密的簇(红色群体),表达CD34、CD10和CD19,CD20呈阴性。B祖细胞(紫色群体)表达CD19和CD10,但大多数细胞CD34表达阴性,并显示出特征性的CD20表达谱(蓝色箭头)。相反,成熟B细胞(蓝色)表达CD19和CD20,但CD10呈阴性。还可见到粒细胞(黄色)和单核细胞(棕色)。

(张艳辉 译 张培红 孟斌 校)

参考文献

1. Swerdlow SH, Campo E, Harris NL, Jaffe ES, Pileri SA, Stein H, et al. WHO classification of tumours of haematopoietic and lymphoid tissues. 4th ed. IARC: Lyon; 2008. p. 168–78.
2. Bassan R, Maino E, Cortelazzo S. Lymphoblastic lymphoma: an updated review on biology, diagnosis, and treatment. Eur J Haematol. 2016;96:447–60. https://doi.org/10.1111/ejh.12722.
3. Moriyama T. Familial acute lymphoblastic leukemia. Rinsho Ketsueki. 2016;57:900–9. 10.11406/rinketsu.57.900.
4. Pulte D, Gondos A, Brenner H. Improvement in survival in younger patients with acute lymphoblastic leukemia from the 1980s to the early 21st century. Blood. 2009;113:1408–11. https://doi.org/10.1182/blood-2008-06-164863.
5. Pui CH, Mullighan CG, Evans WE, Relling MV. Pediatric acute lymphoblastic leukemia: where are we going and how do we get there? Blood. 2012;120:1165–74. https://doi.org/10.1182/blood-2012-05-378943.
6. Madhusoodhan PP, Carroll WL, Bhatla T. Progress and prospects in pediatric leukemia. Curr Probl Pediatr Adolesc Health Care. 2016;46:229–41. https://doi.org/10.1016/j.cppeds.2016.04.003.
7. Sorensen JT, Gerald K, Bodensteiner D, Holmes FF. Effect of age on survival in acute leukemia. 1950-1990. Cancer. 1993;72:1602–6.
8. Irken G, Oren H, Gülen H, Duman M, Uçar C, Atabay B, et al. Treatment outcome of adolescents with acute lymphoblastic leukemia. Ann Hematol. 2002;81:641–5.
9. Jacobson S, Tedder M, Eggert J. Adult acute lymphoblastic leukemia: a genetic overview and application to clinical practice. Clin J Oncol Nurs. 2016;20:E147–54.
10. Paul S, Kantarjian H, Jabbour EJ. Adult acute lymphoblastic leukemia. Mayo Clin Proc. 2016;91:1645–66. https://doi.org/10.1016/j.mayocp.2016.09.010.
11. Guest EM, Stam RW. Updates in the biology and therapy for infant acute lymphoblastic leukemia. Curr Opin Pediatr. 2017;29:20–6. https://doi.org/10.1097/MOP.0000000000000437.

12. Safavi S, Paulsson K. Near-haploid and low-hypodiploid acute lymphoblastic leukemia: two distinct subtypes with consistently poor prognosis. Blood. 2017;129:420–3. https://doi.org/10.1182/blood-2016-10-743765.

13. Bhojwani D, Kang H, Menezes RX, Yang W, Sather H, Moskowitz NP, et al.; Children's Oncology Group Study; Dutch Childhood Oncology Group; German Cooperative Study Group for Childhood Acute Lymphoblastic Leukemia. Gene expression signatures predictive of early response and outcome in high-risk childhood acute lymphoblastic leukemia: a Children's Oncology Group Study [corrected]. J Clin Oncol 2008;26:4376–4384. doi: https://doi.org/10.1200/JCO.2007.14.4519

14. Moorman AV, Schwab C, Ensor HM, Russell LJ, Morrison H, Jones L, et al. IGH@ translocations, CRLF2 deregulation, and microdeletions in adolescents and adults with acute lymphoblastic leukemia. J Clin Oncol. 2012;30:3100–8. https://doi.org/10.1200/JCO.2011.40.3907.

15. Roberts KG, Morin RD, Zhang J, Hirst M, Zhao Y, Su X, et al. Genetic alterations activating kinase and cytokine receptor signaling in high-risk acute lymphoblastic leukemia. Cancer Cell. 2012;22:153–66. https://doi.org/10.1016/j.ccr.2012.06.005.

16. Mullighan CG. The genomic landscape of acute lymphoblastic leukemia in children and young adults. Hematology Am Soc Hematol Educ Program. 2014;2014(1):174–80. https://doi.org/10.1182/asheducation-2014.1.174.

17. Roberts KG, Li Y, Payne-Turner D, Harvey RC, Yang YL, Pei D, et al. Targetable kinase-activating lesions in Ph-like acute lymphoblastic leukemia. N Engl J Med. 2014;371:1005–15. https://doi.org/10.1056/NEJMoa1403088.

18. Boer JM, Steeghs EM, Marchante JR, Boeree A, Beaudoin JJ, Beverloo HB, et al. Tyrosine kinase fusion genes in pediatric BCR-ABL1-like acute lymphoblastic leukemia. Oncotarget. 2017;8:4618–28. 10.18632/oncotarget.13492.

19. Den Boer ML, van Slegtenhorst M, De Menezes RX, Cheok MH, Buijs-Gladdines JG, Peters ST, et al. A subtype of childhood acute lymphoblastic leukaemia with poor treatment outcome: a genome-wide classification study. Lancet Oncol. 2009;10:125–34. https://doi.org/10.1016/S1470-2045(08)70339-5.

20. Jain N, Roberts KG, Jabbour E, Patel K, Eterovic AK, Chen K, et al. Ph-like acute lymphoblastic leukemia: a high-risk subtype in adults. Blood. 2017;129:572–81. https://doi.org/10.1182/blood-2016-07-726588.

21. Roberts KG, Gu Z, Payne-Turner D, McCastlain K, Harvey RC, Chen IM, et al. High frequency and poor outcome of Philadelphia chromosome–like acute lymphoblastic leukemia in adults. J Clin Oncol. 2017;35:394–401. https://doi.org/10.1200/JCO.2016.69.0073.

22. Ryan SL, Matheson E, Grossmann V, Sinclair P, Bashton M, Schwab C, et al. The role of the RAS pathway in iAMP21-ALL. Leukemia. 2016;30:1824–31. https://doi.org/10.1038/leu.2016.80.

23. Buitenkamp TD, Izraeli S, Zimmermann M, Forestier E, Heerema NA. van den Heuvel-Eibrink MM, et al. Acute lymphoblastic leukemia in children with Down syndrome: a retrospective analysis from the Ponte di Legno study group. Blood. 2014;123:70–7. https://doi.org/10.1182/blood-2013-06-509463.

24. Lee P, Bhansali R, Izraeli S, Hijiya N, Crispino JD. The biology, pathogenesis and clinical aspects of acute lymphoblastic leukemia in children with Down syndrome. Leukemia. 2016;30:1816–23. https://doi.org/10.1038/leu.2016.164.

25. Zhang L, Ramjit RT, Hill CE, Arellano M, Khoury HJ, Mann KP. Clinical significance of quantitative monitoring and mutational analysis of BCR-ABL1 transcript in Philadelphia chromosome positive B lymphoblastic leukemia. Leuk Lymphoma. 2015;57:364–9. https://doi.org/10.3109/10428194.2014.1003059.

26. Short NJ, Jabbour E, Sasaki K, Patel K, O'Brien SM, Cortes JE, et al. Impact of complete molecular response on survival in patients with Philadelphia chromosome–positive acute lymphoblastic leukemia. Blood. 2016;128:504–7. https://doi.org/10.1182/blood-2016-03-707562.

27. Belver L, Ferrando A. The genetics and mechanisms of T cell acute lymphoblastic leukaemia. Nat Rev Cancer. 2016;16:494–507. https://doi.org/10.1038/nrc.2016.63.

28. Karrman K, Johansson B. Pediatric T-cell acute lymphoblastic leukemia. Genes Chromosomes Cancer. 2017;56:89–116. https://doi.org/10.1002/gcc.22416.

29. Heerema NA, Sather HN, Sensel MG, Kraft P, Nachman JB, Steinherz PG, et al. Frequency and clinical significance of cytogenetic abnormalities in pediatric T-lineage acute lymphoblastic leukemia: a report from the Children's Cancer Group. J Clin Oncol. 1998;16:1270–8.

30. Schneider NR, Carroll AJ, Shuster JJ, Pullen DJ, Link MP, Borowitz MJ, et al. New recurring cytogenetic abnormalities and association of blast cell karyotypes with prognosis in childhood T-cell acute lymphoblastic leukemia: a pediatric oncology group report of 343 cases. Blood. 2000;96:2543–9.

31. Karrman K, Forestier E, Heyman M, Andersen MK, Autio K, Blennow E, et al. Clinical and cytogenetic features of a population-based consecutive series of 285 pediatric T-cell acute lymphoblastic leukemias: rare T-cell receptor gene rearrangements are associated with poor outcome. Genes Chromosomes Cancer. 2009;48:795–805. https://doi.org/10.1002/gcc.20684.

32. Girardi T, Vicente C, Cools J, De Keersmaecker K. The genetics and molecular biology of T-ALL. Blood. 2017;129:1113–23. https://doi.org/10.1182/blood-2016-10-706465.

33. Reichard K. Precursor B- and T-cell acute lymphoblastic leukemia/lymphoma (aka lymphoblastic leukemia/lymphoma). In: Foucar K, Reichard K, Czuchlewski D, editors. Bone marrow pathology. 3rd ed. Chicago: ASCP; 2010. p. 591–615.

34. Suzuki S, Nagel S, Schneider B, Chen S, Kaufmann M, Uozumi K, et al. A second NOTCH1 chromosome rearrangement: t(9;14)(q34.3;q11.2) in T-cell neoplasia. Leukemia. 2009;23:1003–6. https://doi.org/10.1038/leu.2008.366.

第10章

骨髓增生异常综合征

Sandeep Gurbuxani

骨髓增生异常综合征（MDS）是一种克隆性造血干细胞疾病，是以髓系中一系或多系的血细胞发育异常导致无效造血，进而引起血细胞减少为特征的疾病，患者患急性髓系白血病的发病风险升高。MDS正确的诊断和分类需要结合形态学、临床资料及一些辅助检查，包括细胞遗传学和检测细微致病基因变异的二代测序技术。形态学上发育异常的评估有赖于取材充分、染色良好的外周血涂片，骨髓穿刺涂片，以及骨髓活检。此外，原始细胞计数可预测急性白血病的进展，必须仔细评估外周血涂片中的200个细胞，骨髓穿刺涂片中500个细胞。本章根据WHO定义的MDS分类和诊断标准，总结了形态学上各个系别的发育异常或病态（表10.1）[1]。目前人们认识到MDS的诊断总是伴有不同程度的血细胞减少，而临床行为则受发育异常系别的数量和原始细胞数目的影响[2]。因此，WHO修订版建议更改名称，取消了难治性贫血和难治性细胞减少症，并以发育异常的系别和原始细胞计数为标准归到了MDS的各个亚型中（表10.1，图10.1至图10.40）。

表10.1 WHO MDS分类

亚型	发育异常的系别	血细胞减少	PB和BM原始细胞	注释
MDS伴单系发育异常（MDS-SLD）	1	1或2	PB<1%，BM<5%，无Auer小体	除外MDS伴孤立性del(5q)
MDS伴多系发育异常（MDS-MLD）	2或3	1~3	PB<1%，BM<5%，无Auer小体	除外MDS伴孤立性del(5q)
MDS伴环形铁粒幼细胞（MDS-RS）				
MDS-RS伴SLD	1	1或2	PB<1%，BM<5%，无Auer小体	如果SF3B1突变不存在或没检测，RS≥15%；如果SF3B1突变存在，RS≥5%；除外MDS伴孤立性del(5q)
MDS-RS伴MLD	2或3	1~3	PB<1%，BM<5%，无Auer小体	如果SF3B1突变不存在或没检测，RS≥15%；如果SF3B1突变存在，RS≥5%；除外MDS伴孤立性del(5q)

（待续）

S. Gurbuxani (✉)
Department of Pathology, Section of Hematopathology, University of Chicago, Chicago, IL, USA
e-mail: sandeep.gurbuxani@uchospitals.edu

表10.1(续)

亚型	发育异常的系列	血细胞减少	PB 和 BM 原始细胞	注释
MDS 伴原始细胞过多 （MDS-EB）				
MDS-EB-1	1~3	1~3	PB2%~4%，BM5%~9%，无 Au-er 小体	
MDS-EB-2	1~3	1~2	PB5%~19%，BM10%~19%，或 Auer 小体	
MDS 伴孤立性 5(q) 缺少	1~3	1~2	PB<1%，BM<5%，无 Auer 小体	-7 或 del(7q)，加另外一个细胞遗传学异常
MDS，不能分类（MDS-U）				
1% PB 原始细胞	1~3	1~3	PB=1%，BM<5%，无 Auer 小体	1% 的原始细胞应为 2 次独立的检测
全血细胞减少伴单系发育异常	1	3	PB<1%，BM<5%，无 Auer 小体	
血细胞减少，不伴发育异常，但伴有 MDS 定义的细胞遗传学异常	0	1~3	PB<1%，BM<5%，无 Auer 小体	
儿童难治性血细胞减少（暂定类型）	1~3	1~3	PB<2%，BM<5%，无 Auer 小体	

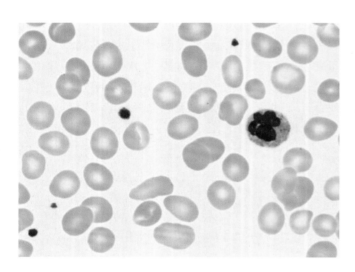

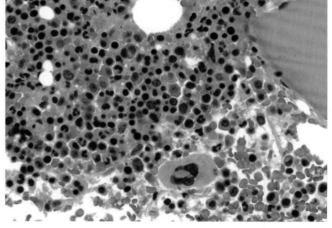

图 10.1　67 岁男性患者的外周血涂片，诊断为难治性贫血[现归类为 MDS 伴单系发育异常（MDS-SLD）]，外周血涂片显示多形的红细胞，包括一些较大的卵圆形细胞。视野中的中性粒细胞，其核分叶和细胞质颗粒大致正常。外周血中没有见到原始细胞，患者表现为贫血(9g/dL)，白细胞计数和血小板计数正常，B12 和叶酸水平正常。只要发育异常仅限于一系，即使伴有两系细胞减少也可诊断为 MDS-SLD。出现全血细胞减少的患者往往具有不同的临床结果，被归类为骨髓增生异常综合征，不能分类亚型(见图 10.40)。

图 10.2　骨髓活检显示骨髓增生极度活跃，红系前体细胞增多。骨髓中原始细胞不多，粒系存在发育成熟的谱系，巨核细胞形态正常(视野底部)。一些患者骨髓增生正常，骨髓增生减少者不常见。

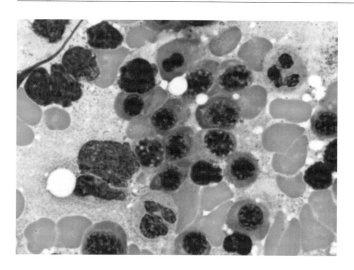

图10.3 骨髓穿刺涂片显示轻度红系发育异常,可见巨幼样变的红系细胞和偶尔可见的双核红系前体细胞(顶部)。这个视野中的2个粒细胞有正常的核染色质、正常的核分叶和适量的细胞质颗粒。

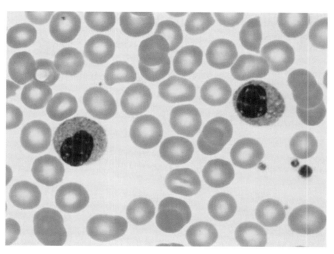

图10.5 患者有肾移植病史,服用伐昔洛韦与他克莫司联合治疗,外周血涂片显示红细胞增多,以及多个分叶减少的粒细胞。本例强调了一个事实,即单独存在形态上的发育异常是不足以诊断MDS的,如本例可继发于药物治疗。

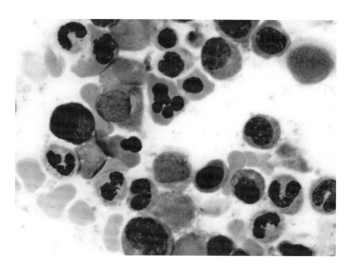

图10.4 确诊为MDS-SLD的71岁女性患者,骨髓穿刺涂片显示明显的红系发育异常。可看到核出芽、多核和核分叶增多。此外,还可见到巨幼样变的红系细胞。粒系细胞的发育异常较为模糊,偶尔可见核分叶减少或核外突。不到10%的中性粒细胞有此改变。诊断为MDS-SLD的大多数病例表现为贫血和骨髓红系细胞发育异常[3]。单独的粒系细胞发育异常和单独的巨核细胞发育异常罕见,需要仔细排除自身免疫的情况、药物接触史、继发于感染因素所导致的骨髓抑制和形态学类似发育异常的情况。

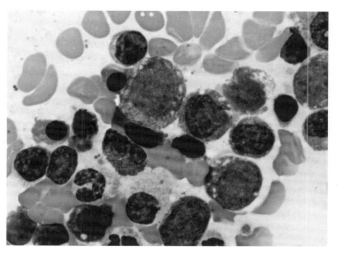

图10.6 患者女,42岁,全血细胞减少。骨髓穿刺涂片显示所有系别的前体细胞中都可见到细胞质空泡,骨髓中原始细胞不多,核型分析显示正常女性核型,额外病史追溯患者2年前曾有减重手术史。由于病史和骨髓形态学上红系和髓系均有明显的细胞质空泡,疑似铜缺乏症(类似MDS),实验室检查显示铜水平低于20μg/dL。除了减重手术,铜缺乏症可能是由于肠外进食或管饲而没有添加铜导致的。另外,蛋白质丢失性肠病和摄入过量锌量(导致铜滞留在肠道内)、含锌的义齿黏合剂和营养性锌补充剂都可导致铜缺乏[4]。

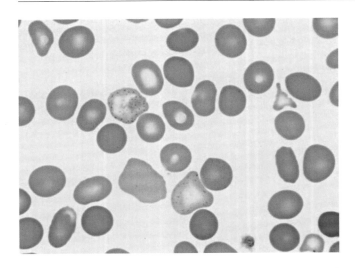

图 10.7   骨髓增生异常综合征患者的外周血涂片显示单系发育异常伴环形铁粒幼（MDS-RSSLD），以前被称为难治性贫血伴环形铁粒幼（RARS）。红细胞体积大，可见嗜碱性点彩红细胞，这是由于细胞内的核糖体成熟异常，滞留在无核红细胞内所致。

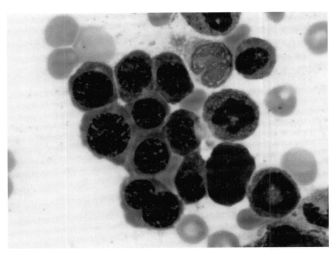

图 10.9   单系发育异常伴环形铁粒幼（MDS-RSSLD）患者的骨髓穿刺涂片，Wright-Giemsa 染色显示红系细胞巨幼样变，偶尔可见双核的红系前体细胞。粒系细胞和巨核细胞无明显的病态。

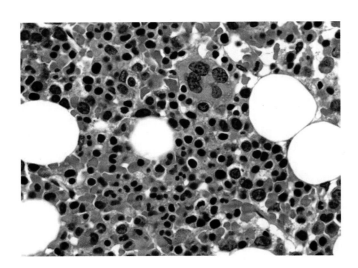

图 10.8   单系发育异常伴环形铁粒幼（MDS-RSSLD）患者的骨髓活检，骨髓增生较活跃，红系增生明显。根据定义，原始细胞在骨髓中不到5%。粒系细胞发育成熟，巨核细胞形态正常。

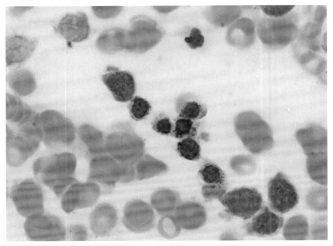

图 10.10   单系发育异常伴环形铁粒幼（MDS-RSSLD）骨髓涂片的普鲁士蓝染色，显示大量的环形铁粒幼细胞。环形铁粒幼细胞是指红系前体细胞胞质中出现的铁颗粒在 5 颗或以上，且围绕核周 1/3 或以上者。以前诊断为难治性贫血伴环形铁粒幼细胞（RARS）的患者，需要表现为外周血贫血，骨髓仅限于红系发育异常，如果出现 15% 或更多的环形铁粒幼细胞即可诊断。最近的数据[5]表明，骨髓环形铁粒幼细胞的存在与剪接体基因 SF3B1 的突变有明显的相关性。在新修订的 WHO 分类中，如果存在 SF3B1 突变，出现 5% 的环形铁粒幼细胞即可诊断。与新修订的名称对应，不再使用难治性贫血 RARS 的诊断，代之以 MDS-RSSLD。

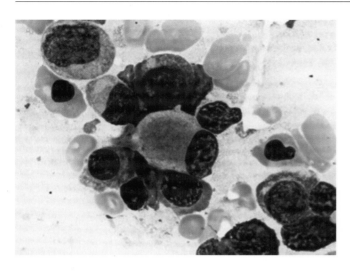

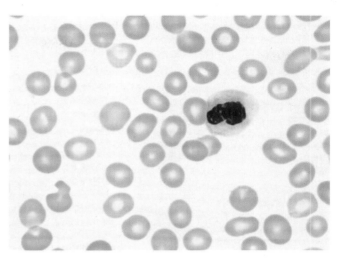

图 10.11　与图 10.9 相比，本图中骨髓穿刺涂片显示除巨幼样变的红系前体细胞外，还有增生异常的不分叶的巨核细胞。普鲁士蓝染显示大量环形铁粒幼细胞，二代测序（NGS）可检测到 SF3B1 突变。骨髓中原始细胞不多，出现 SF3B1 突变是预后好的标志，即使患者存在多个系别的病态[6]。2017 版 WHO 分类将多系异常伴环形铁粒幼或 SF3B1 突变的作为 MDS 的一个独立亚型，命名为 MDS 伴多系异常及环形铁粒幼（MDS-RSMLD）。

图 10.13　MDS 伴多系发育异常（MDS-MLD），可出现各种血细胞减少。本例中 3 个系别都有累及。外周血中未见原始细胞，病态的粒系细胞表现为核分叶减少，异常染色质浓集，细胞质颗粒减少。

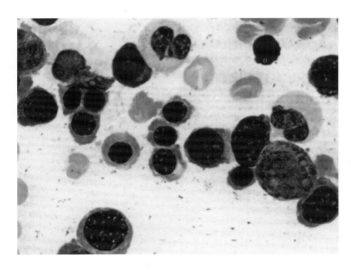

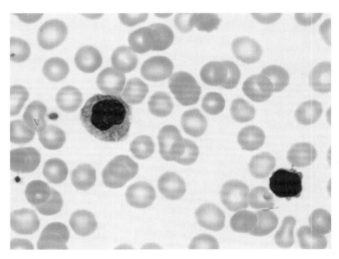

图 10.12　MDS 伴多系发育异常及环形铁粒幼（MDS-RSMLD）显示红系巨幼样变，粒系细胞的病态表现为 20% 的粒系细胞核分叶减少，细胞质内颗粒减少。骨髓中的原始细胞不足 5%。普鲁士蓝染色显现环形铁粒幼细胞，NGS 检测出现 SF3B1 突变。

图 10.14　MDS 伴多系发育异常（MDS-MLD）患者，外周血表现为血小板计数正常、大细胞性贫血及不分叶的中性粒细胞。

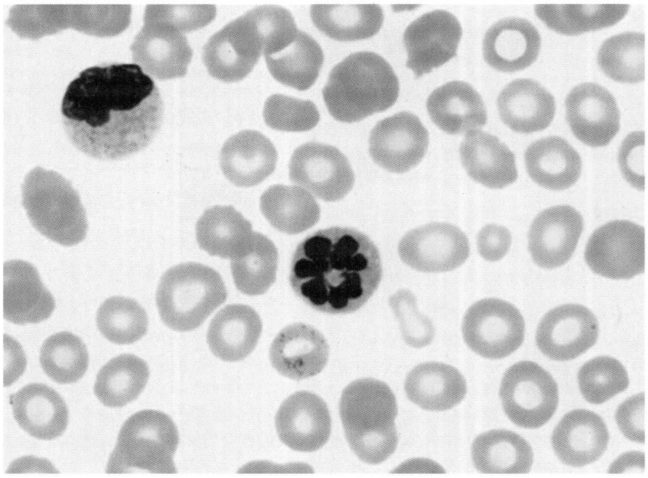

图 10.15 MDS 伴多系发育异常（MDS-MLD）伴多种病态粒系细胞，表现为不规则的核过分叶和细胞质内颗粒减少。

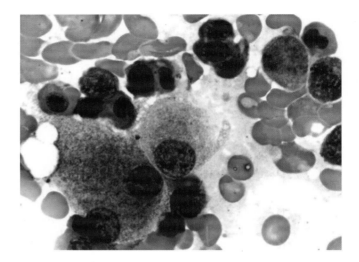

图 10.17 骨髓穿刺涂片显示巨核细胞发育不良，一些巨核细胞体积小，核呈单个圆形。另一些巨核细胞虽体积较大，但有多个异常分离的核。此外，红系细胞呈现巨幼样变、出芽或双核，故有两系发育异常，符合 MDS-MLD 的诊断。此病以前称作难治性细胞减少伴多系发育异常（RCMD）。

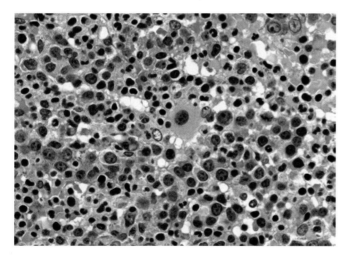

图 10.16 MDS 伴多系发育异常（MDS-MLD）患者骨髓增生极度活跃，表明无效造血明显，这是所有 MDS 常见的潜在特征。活检显示骨髓中明显红系巨幼样变，出现单圆核的巨核细胞，粒系细胞左移，原始细胞不足 5%。

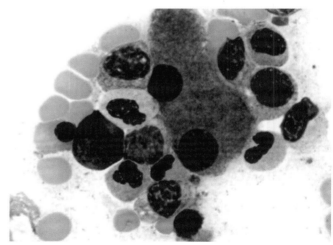

图 10.18 MDS 伴多系发育异常（MDS-MLD）累及粒系细胞和巨核细胞时，粒系细胞的病态表现为核分叶减少和细胞质颗粒改变，巨核细胞的病态表现为核叶异常分离。红系细胞减少，原始细胞不足 5%。没有环形铁粒幼细胞，染色体核型分析因 17 号染色体短臂缺失出现 i(17q)，导致 TP53 基因丢失。

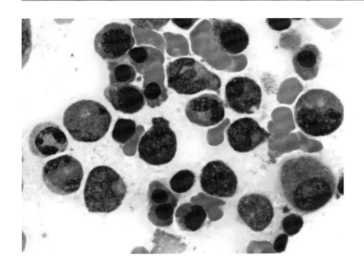

图10.19 MDS伴多系发育异常（MDS-MLD）伴巨核细胞和粒细胞发育异常。视野中可见一个原始细胞，骨髓原始细胞总的计数不足5%，外周血中未见原始细胞。

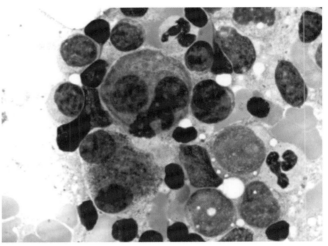

图10.21 骨髓穿刺涂片显示明显的巨核细胞发育异常，中性粒细胞发育异常，以及出现12%的原始细胞，符合MDS-EB2的诊断。染色体核型分析显示有−5和del(20q)。在诊断3个月后，临床病程进展，转化为髓性白血病。

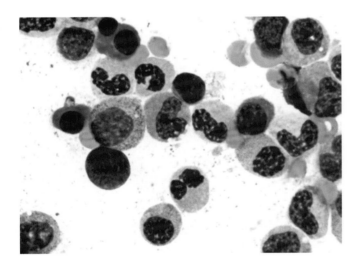

图10.20 71岁男性患者的骨髓穿刺涂片，表现为贫血和血小板减少，外周血中可见2%的原始细胞。骨髓穿刺涂片显示明显的粒系发育异常，表现为细胞核分叶减少或不分叶，细胞质内颗粒减少，骨髓中有6%的原始细胞，骨髓符合骨髓增生异常综合征伴1级原始细胞增多的诊断（MDS-EB1），以前称为难治性贫血伴原始细胞增多（RAEB）。

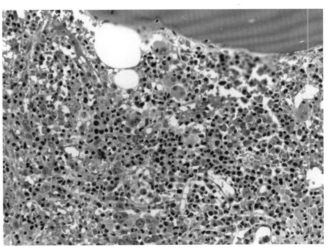

图10.22 在大约15%的MDS患者骨髓中可伴有明显的纤维化[7]。本图显示的是骨髓活检切片，可见流水样的细胞和扩张的窦，提示可能有纤维化。骨小梁旁的巨核细胞有明显的病态。

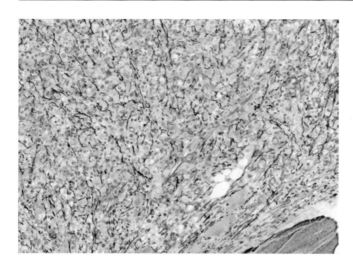

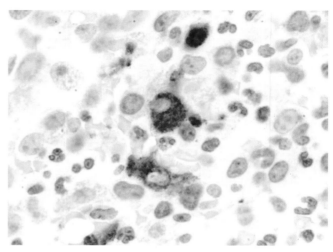

图10.23   网状纤维染色显示骨髓弥漫性增多的网状纤维。因为骨髓纤维化(和血细胞减少同时存在)可见于其他疾病,包括与治疗相关的髓系肿瘤和骨髓增殖性肿瘤,因此,必须除外这些疾病。

图10.25   MDS伴骨髓纤维化的患者,骨髓活检CD61免疫组化染色可显示病态的小巨核细胞。伴骨纤维化的患者,这种发育异常的小巨核细胞非常多,粒系前体细胞增多时可掩盖这些小巨核细胞,特别是当巨核细胞特别小、呈微小巨核细胞时。

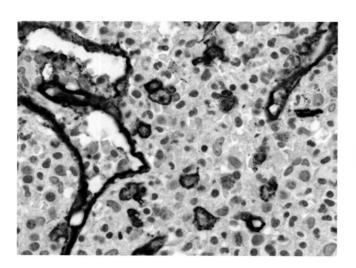

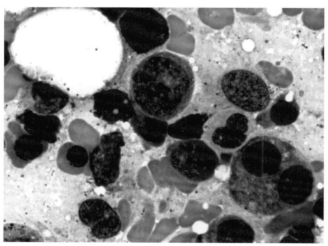

图10.24   MDS伴网状纤维增多患者的CD34免疫组化染色。大多数伴有纤维化的MDS患者原始细胞是增多的。但骨髓穿刺涂片因取材不足,难以精准计数,所以骨髓原始细胞增多的证实有赖于免疫组化染色。

图10.26   本例患者是一个典型病例,同时出现MDS-EB伴环形铁粒幼细胞和SF3B1突变,患者有多系发育异常和原始细胞增多,不同于SF3B1突变没有原始细胞增多的患者,这类患者预后较差,因此,不管SF3B1突变如何,这些病例的诊断仍然是MDS伴原始细胞增多。

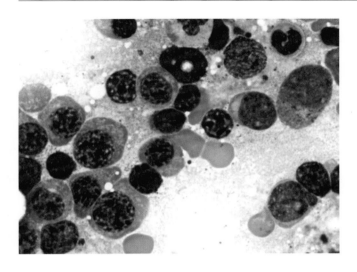

图10.27 骨髓穿刺涂片显示原始细胞增多(占骨髓细胞的6%),同时红系前体细胞增多,占骨髓细胞的80%。这会导致原始细胞作为非红系细胞的细胞计数增多,进而根据2008版WHO分类诊断为急性髓系白血病的红白血病。然而,此类患者的临床表现和遗传学特征与MDS关系更为密切,而不是AML[8]。因此,2017版WHO分类建议原始细胞的计数应包括骨髓中所有有核细胞。这个骨髓穿刺涂片正确的诊断是MDS-EB1。

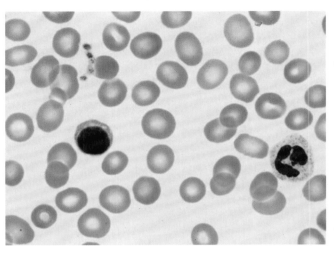

图10.29 外周血涂片显示为大细胞贫血,白细胞和血小板计数正常,外周血中未见原始细胞,粒细胞无病态,这些是MDS伴del(5q)最常见的改变。

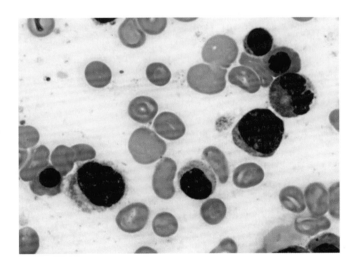

图10.28 伴有巨核细胞和红系细胞发育异常的患者,骨髓穿刺涂片显示有Auer小体,骨髓中原始细胞计数为3%。不论外周血或骨髓中原始细胞的数量,原始细胞中出现Auer小体往往与临床病程进展更快相关,这些病例最好归类为MDS-EB[9]。

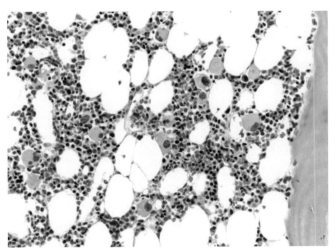

图10.30 本例是MDS伴孤立性del(5q)患者的骨髓活检,骨髓增生略低下,巨核细胞增多,可见一些胞体小、核不分叶的巨核细胞,骨髓中原始细胞不多。

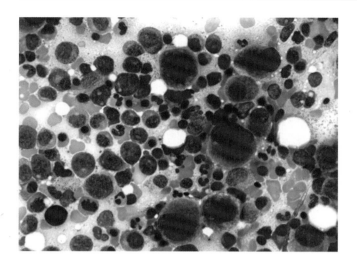

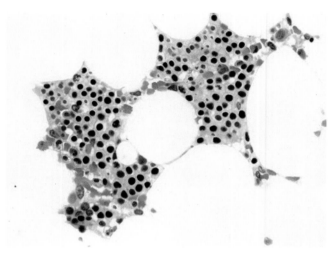

图10.31　骨髓穿刺涂片显示几个体积小的、单核的巨核细胞，粒系细胞没有病态。染色体核型分析有单一的del(5q)。5q-综合征一词被用来描述这种大细胞贫血、血小板计数正常或升高、骨髓中红系细胞增生的病变。根据定义，这种疾病外周血原始细胞计数小于1%，骨髓中原始细胞计数小于5%。近期文献已证明，增加一个额外的、低风险的细胞遗传学异常并不影响这种疾病的临床进程，因此，即使出现一个额外的细胞遗传学异常，但只要不是7号染色体单体，也可诊断为MDS伴del(5q)[10]。

图10.33　儿童MDS极为罕见。诊断必须仔细排除遗传性骨髓衰竭性疾病。与成年人不同，发生在儿童的低级别的MDS，骨髓增生极低下，需要与骨髓再生障碍性贫血相鉴别。出现成簇分布的、巨幼样变的红系细胞，并且核分裂象增多，如图所示，支持儿童难治性细胞减少症（RCC）的诊断。这些特征有助于区别再生障碍性贫血[11,12]。

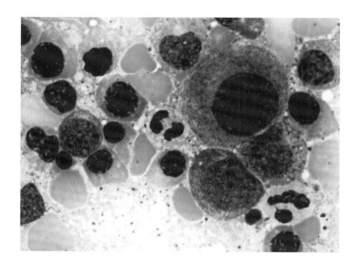

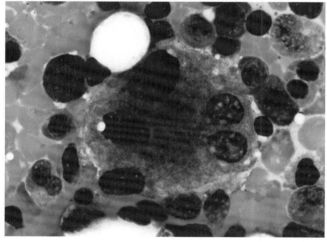

图10.32　另一例骨髓穿刺涂片显示红系细胞巨幼样变明显，巨核细胞核不分叶。中性粒细胞细胞质颗粒减少很罕见，但也可以见到，如图所示。如果10%以上的中性粒细胞出现发育异常或骨髓中有超过5%的原始细胞则不能诊断为MDS伴孤立性del(5q)。

图10.34　出现体积非常大的巨核细胞也是儿童MDS的一个独特特征。

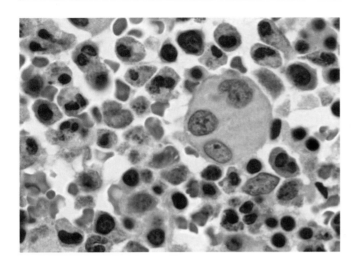

图 10.35 骨髓活检显示发育异常的巨核细胞和原始细胞增多,这是另一例儿童 MDS。在骨髓原始细胞增多的情况下,必须除外白血病特定的细胞遗传学异常,如 t(8;21)或 inv(16),如果检测到这些重现性细胞遗传学异常,即使骨髓原始细胞少于 20%,也应考虑诊断为 AML。

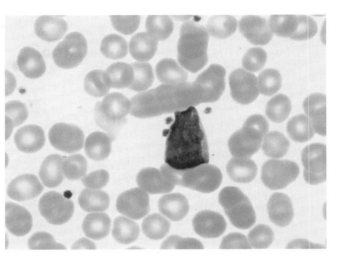

图 10.37 与其名称相反,MDS 不能分类(MDS-U),作为一个亚型适用于以下 3 种特殊情况:如图所示,全血细胞减少的患者 2 次外周血涂片均显示有 1% 的原始细胞,骨髓有 2% 的原始细胞并伴有粒系和红系的病态,这些患者的临床病程比那些外周血原始细胞不足 1% 的患者进展更快,所以诊断为 MDS-U。

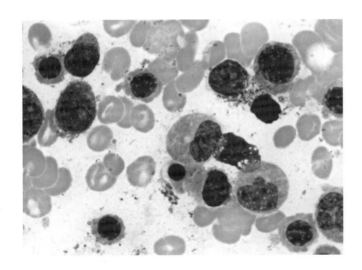

图 10.36 骨髓穿刺涂片显示原始细胞增多,同时粒系细胞发育异常。染色体核型分析可见 7 号染色体单体。这种异常核型见于 55% 的儿童 MDS 伴原始细胞增多。7 号单体是最常见的细胞遗传学异常,其次是 8 三体和 21 三体异常[13]。

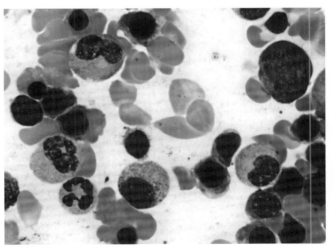

图 10.38 诊断 MDS-U 更常见情况的是,在外周血细胞减少的情况下,骨髓细胞的病态模棱两可或某种系别病态细胞不足 10%,但伴有 MDS 特定的细胞遗传学异常(表 10.2)。本图的骨髓穿刺涂片偶尔有分叶少的粒系细胞,原始细胞 1%,红系细胞或巨核细胞没有病态。但染色体核型分析可检测到 13 号单体。

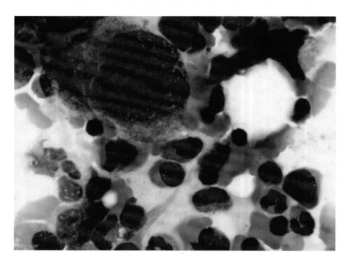

图10.39　另一例出现贫血和血小板减少的患者,诊断为MDS-U,骨髓穿刺涂片显示巨核细胞分叶减少、一些红系前体细胞巨幼样变,染色体核型分析可检测到del(9q)。

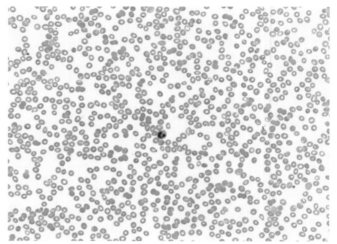

图10.40　第3种情况的MDS病例,最好诊断为MDS-U,当全血细胞减少时,骨髓细胞中单系的病态较为明确。本图为外周血涂片,显示全血细胞减少,没有原始细胞。但骨髓表现为多数巨核细胞分叶减少或不分叶,粒系细胞和红系细胞没有明显的病态,染色体核型分析可检测到8三体,但5号染色体正常。

表10.2　MDS重现性细胞遗传学异常

非平衡易位	平衡易位
−7或del(7q)(10%)	t(11;16)(q23;p13.3)
−5或del(5q)(10%~15%)	t(3;21)(q26.2;q22.1)
i(17q)或t(17p)(2%~3%)	t(1;3)(p36.3;q21.2)
−13或del(13q)(1%~2%)	t(2;11)(p21;q23)
del(11q)(1%~2%)	inv(3)(q21q26.2)
del(12q)或t(12p)(1%~2%)	t(6;9)(p23;q34)
del(9q)(1%)	
idic(X)(q13)(1%)	

如果没有明确的发育异常,出现+8、−Y和del(20q)不能用于MDS的诊断。

（张培红　译　孟斌　校）

参考文献

1. Arber DA, Orazi A, Hasserjian R, Thiele J, Borowitz MJ, Le Beau MM, et al. The 2016 revision to the World Health Organization classification of myeloid neoplasms and acute leukemia. Blood. 2016;127:2391–405.
2. Arber DA, Hasserjian RP. Reclassifying myelodysplastic syndromes: what's where in the new WHO and why. Hematology Am Soc Hematol Educ Program. 2015;2015:294–8.
3. Germing U, Strupp C, Giagounidis A, Haas R, Gattermann N, Starke C, et al. Evaluation of dysplasia through detailed cytomorphology in 3156 patients from the Dusseldorf registry on myelodysplastic syndromes. Leuk Res. 2012;36:727–34.
4. Willis MS, Monaghan SA, Miller ML, McKenna RW, Perkins WD, Levinson BS, et al. Zinc-induced copper deficiency: a report of three cases initially recognized on bone marrow examination. Am J Clin Pathol. 2005;123:125–31.
5. Papaemmanuil E, Cazzola M, Boultwood J, Malcovati L, Vyas P, Bowen D, et al. Somatic SF3B1 mutation in myelodysplasia with ring sideroblasts. N Engl J Med. 2011;365:1384–95.
6. Malcovati L, Karimi M, Papaemmanuil E, Ambaglio I, Jädersten M, Jansson M, et al. SF3B1 mutation identifies a distinct subset of myelodysplastic syndrome with ring sideroblasts. Blood. 2015;126:233–41.
7. Vardiman JW. Hematopathological concepts and controversies in the diagnosis and classification of myelodysplastic syndromes. Hematology Am Soc Hematol Educ Program. 2006:199–204.

8. Grossmann V, Bacher U, Haferlach C, Schnittger S, Pötzinger F, Weissmann S, et al. Acute erythroid leukemia (AEL) can be separated into distinct prognostic subsets based on cytogenetic and molecular genetic characteristics. Leukemia. 2013;27:1940–3.

9. Willis MS, McKenna RW, Peterson LC, Coad JE, Kroft SH. Low blast count myeloid disorders with Auer rods: a clinicopathologic analysis of 9 cases. Am J Clin Pathol. 2005;124:191–8.

10. Germing U, Lauseker M, Hildebrandt B, Symeonidis A, Cermak J, Fenaux P, et al. Survival, prognostic factors and rates of leukemic transformation in 381 untreated patients with MDS and del(5q): a multicenter study. Leukemia. 2012;26:1286–92.

11. Baumann I, Führer M, Behrendt S, Campr V, Csomor J, Furlan I, et al. Morphological differentiation of severe aplastic anaemia from hypocellular refractory cytopenia of childhood: reproducibility of histopathological diagnostic criteria. Histopathology. 2012;61:10–7.

12. Niemeyer CM, Baumann I. Classification of childhood aplastic anemia and myelodysplastic syndrome. Hematology Am Soc Hematol Educ Program. 2011;2011:84–9.

13. Hasle H. Myelodysplastic and myeloproliferative disorders of childhood. Hematology Am Soc Hematol Educ Program. 2016;2016:598–604.

第11章

急性髓系白血病

Daniel A. Arber

急性髓系白血病(AML)是一组以外周血和骨髓中髓系原始细胞增生为特征的异质性疾病,如果未经治疗,患者会在几周或几个月内死亡[1]。本病对治疗的反应各不相同,有些类型最好的治疗方法是造血干细胞移植,而其他一些类型可能更适合靶向治疗。2017版WHO对急性髓系白血病的分类包括多种类型和亚型[2]。大多数亚型具有独特的形态学特征,在本章有图例说明,但完整的诊断依赖于形态学、免疫表型、细胞遗传学和分子遗传学的综合分析。尽管Auer小体(细胞质颗粒聚集形成的杆状细胞质包涵体)是髓系系别的特征,但在许多病例中它并不出现,并且目前在所有疑似急性白血病的病例中免疫表型检测已成为常规检查。细胞化学的检测也有助于诊断,但大部分已被流式细胞免疫分型所取代。虽然本章主要探讨AML的骨髓形态学特征,但同时相关的外周血病变也不可缺少,有些病例外周血中的原始粒细胞可能比骨髓中的还要多,这类病例仅根据外周血原始细胞计数就可诊断为AML。

表11.1列出了2017版WHO分类中AML的各种疾病类型。虽然急性早幼粒细胞白血病伴PML-RARA、AML伴t(8;21)(q22;q22.1)和AML伴inv(16)(p13.1q22)或t(16;16)(p13;q22)的形态学特征都具有相当的特异性(图11.1至图11.4),但每个类型的分

子或细胞遗传学异常都必须被证实[3],即使在外周血和骨髓中原始细胞数量少于20%,这三组疾病也应被诊断为AML。其余伴有重现性遗传学异常的AML类型(图11.5至图11.12)则要求在外周血或骨髓中原始细胞计数≥20%时,才能被诊断为AML,而原始细胞计数<20%的病例一般被诊断为骨髓增生异常综合征(MDS)。

当具有以下3种特征的任意一种时,可诊断为AML伴骨髓增生异常相关改变(图11.13至图11.15),但许多病例不止有一种特征。这些特征包括:①外周血或骨髓中多个系别发育异常,定义为某一特定谱系中50%或更多的细胞增生异常,至少2个系别出现病态(成熟中的髓系细胞、有核红细胞或巨核细胞/血小板);②出现骨髓增生异常相关的细胞遗传学改变(表11.2);③曾有MDS或MDS/MPN病史。然而,仅因出现多系发育不良而诊断的病例,必须排除NPM1突变或CEBPA双等位基因突变,因为在那些独特的AML亚型中出现的病态,并不意味着其具有通常与AML伴骨髓发育不良改变相关的不良预后[4]。

有细胞毒治疗[化疗或放射治疗(简称"放疗")]病史的患者(图11.16)不同于2017版WHO分类中的其他全部AML类别,根据原始细胞计数将其分为治疗相关的AML或治疗相关骨髓增生异常综合征,其预后意

D.A. Arber(✉)
Department of Pathology, The University of Chicago,
Chicago, IL, USA
e-mail: darber@uchicago.edu

表11.1 2017版WHO急性髓系白血病(AML)分类

AML伴重现性遗传学异常

AML伴t(8;21)(q22;q22.1);RUNX1-RUNX1T1

AML伴inv(16)(p13.1q22)或t(16;16)(p13;q22);CBFB-MYH11

急性早幼粒细胞白血病伴PML-RARA

AML伴t(9;11)(p21.3;q23.3);KMT2A-MLLT3

AML伴t(6;9)(p23;q34.1);DEK-NUP214

AML伴inv(3)(q21.3q26.2)或t(3;3)(q21.3;q26.2);GATA2,MECOM

AML(原巨核细胞性)伴t(1;22)(p13.3;q13.3);RBM15-MKL1

暂定类型:AML伴BCR-ABL1

AML伴NPM1突变

AML伴CEBPA双等位基因突变

暂定类型:AML伴RUNX1突变

AML伴骨髓增生异常相关改变

治疗相关髓系肿瘤

AML非特指型

AML,微分化型

AML,无成熟迹象型

AML,有成熟迹象型

急性粒-单核细胞白血病

急性原单核细胞和急性单核细胞白血病

纯红白血病

急性巨核细胞白血病

急性嗜碱性粒细胞性白血病

急性全髓增殖症伴骨髓纤维化

髓系肉瘤

唐氏综合征相关的骨髓增殖

义有限[5]。尽管如此,如果在治疗相关病例中发现其他AML类型中出现的重现性细胞遗传学异常(如PML-RARA),那么这个异常应当在诊断中明确注明,因为该发现预示着与其他类型治疗相关的髓系肿瘤可能存在生存差异。

急性髓系白血病,非特指型(AML,NOS)(图11.17至图11.24)所包含的形态学亚型并无预后意义,对于大多数类型无须进行亚分类[6]。然而,纯红细胞白血病(图11.22)和急性全髓增殖症伴骨髓纤维化(图11.24)属于例外。纯红细胞白血病是有核红细胞增生(超过80%)伴至少30%的幼红细胞。以前的红白血病类别中的红系/髓系亚型[7],要求其骨髓有核红细胞至少占骨髓细胞的50%、原始粒细胞至少占非红系细胞的20%,该分类已从AML分类中删除[2],现在大多数此类病例根据其骨髓原始细胞绝对计数被诊断为骨髓增生异常综合征。急性全髓增殖症伴骨髓纤维化极为罕见,按照目前的定义实际上可能并不存在,此类病例具有骨髓的全髓细胞增生及至少20%的原始细胞。

本书不包括髓系肉瘤,因为其代表着已经图示过的各种骨髓疾病中的一种组织表现。然而,有些AML病例表现为无骨髓侵犯的髓系肉瘤,对这些病例应根据免疫表型、细胞遗传学和分子遗传学特点进一步分类为特定的WHO类型。

与唐氏综合征相关的骨髓增生(图11.25),包括出生时出现的短暂性异常骨髓生成及迟发的唐氏综合征相关的髓系肿瘤,其可以是具有AML特征或MDS特征的髓系肿瘤[8,9]。两种类型中通常都会出现原始巨核细胞,其形态学特征对于区分短暂性病变和需要治疗的迟发的肿瘤没有帮助。

由于使用WHO分类对AML进行全面准确的诊断需要进行各种检测研究,因此,在签发最终的综合诊断报告之前,诊断医生必须将免疫表型、细胞遗传学和分子遗传学结果与形态学结合在一起进行综合分析[10]。

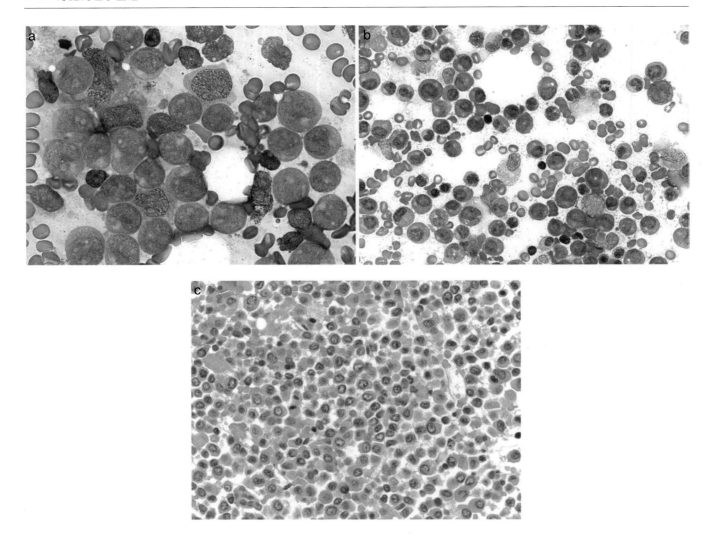

图 11.1　AML 伴 t(8;21)(q22;q22.1);RUNX1-RUNX1T1。(a)骨髓穿刺涂片中可见多量的原始细胞,具有丰富的细胞质、核周淡染区和大的粉红色或橙红色颗粒。这些细胞表达髓系抗原,包括 MPO,还有 CD34,通常 CD19 也是阳性的。尽管它们与早幼粒细胞相似,但 Auer 小体的出现、大的粉红色颗粒和 CD19 的异常表达都是白血病细胞的特征,因此,应将这些细胞等同于原始细胞。(b)另 1 个病例显示,对于诊断 AML 细胞似乎过于成熟,但当存在该细胞遗传学异常时,即使原始细胞计数低于 20%,这个病例也应诊断为 AML。(c)本例骨髓活检显示了增生的细胞伴有丰富细胞质,这些细胞可能不能明确地被认定为原始粒细胞。

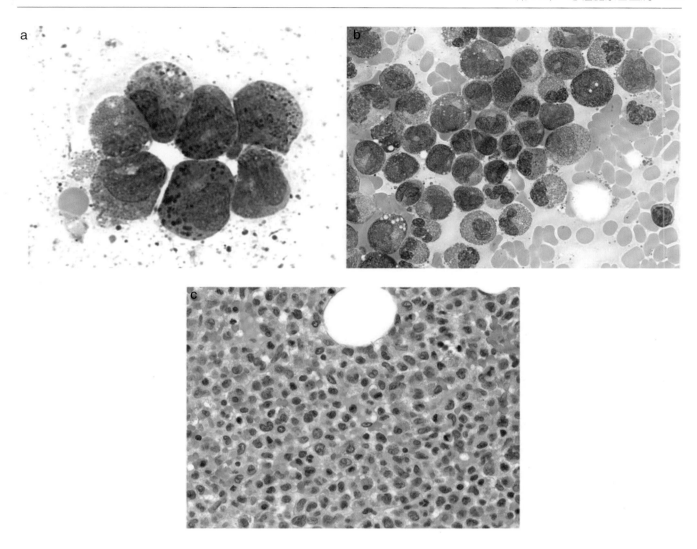

图 11.2 AML 伴 inv(16)(p13.1q22) 或 t(16；16)(p13.1；q22)；CBFB- MYH11。(a)该细胞遗传学异常的特征是异常嗜酸性粒细胞,异常嗜酸性粒细胞定义为嗜酸性粒细胞及其前体细胞细胞质内含有嗜酸性颗粒和一些黑色的嗜碱性颗粒,这是其特征性的细胞遗传学异常的表现。相关的原始细胞群为粒单细胞形态,常可见到成熟的单核细胞。这种细胞混合状态可能导致原始细胞计数低于 20%,但这些病例仍应诊断为 AML。(b)原始粒单细胞增生的白血病也可出现正常的嗜酸性粒细胞前体细胞增多。在视野中心附近有一个含有少量嗜碱性颗粒的异常嗜酸性粒细胞。正常嗜酸性粒细胞增多也可发生在其他 AML 类型中,因此,这一发现单独存在不足以提示伴有 inv(16) 或 t(16；16)。(c)活检切片显示成片的细胞具有不规则核轮廓,提示为粒单细胞和嗜酸性粒细胞前体细胞增多。然而,在活检切片中不能检测到异常嗜酸性粒细胞。

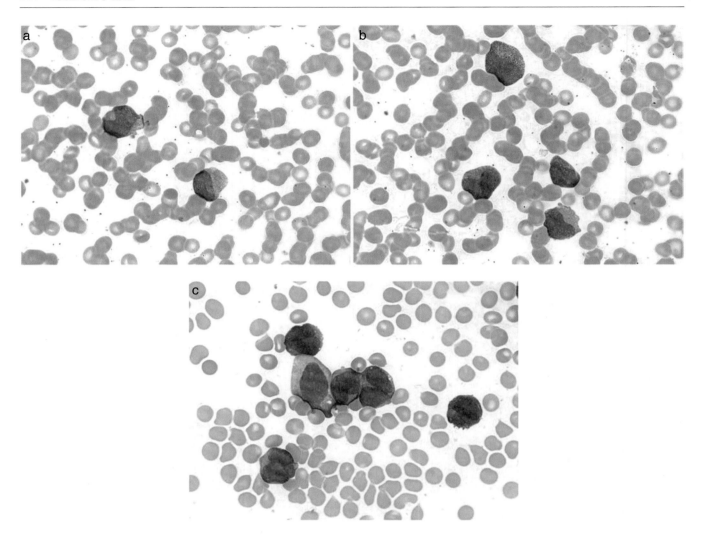

图 11.3 急性早幼粒细胞白血病(APL)伴 PML-RARA。(a-c)外周血常常是诊断 APL 的首要线索。虽然具有大量 Auer 小体(a)或丰富细胞质颗粒(b)的原始细胞具有特征性,但它们往往难以识别。另外,原始细胞具有特征性双叶核或"蝴蝶翼"样核,以及很少的细胞质颗粒(c),这在 3 个病例中都可以看到。在血液中如果见到此类细胞,即使缺乏细胞质颗粒或 Auer 小体,也应考虑 APL 的可能。

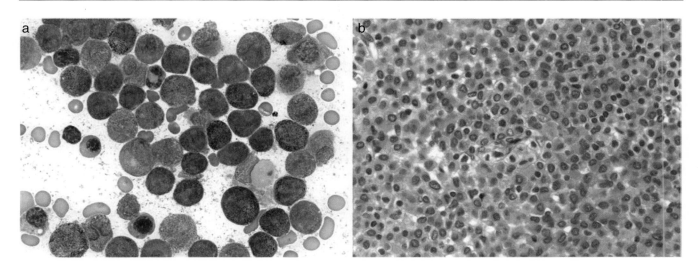

图 11.4 伴 PML-RARA 的急性早幼粒细胞白血病。(a)含有细胞质颗粒的原始细胞在骨髓中往往更多见。APL 是 AML 中在外周血或骨髓原始细胞少于 20% 时仍可被诊断为急性白血病的第 3 个类型,但这种诊断需要通过分子检测确认 PML-RARA 融合来证实。(b)骨髓活检切片也显示细胞具有丰富的细胞质颗粒。

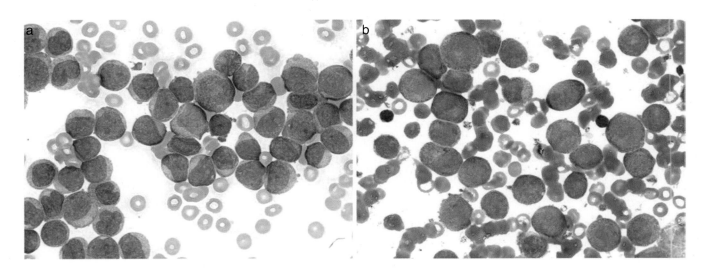

图 11.5 伴 t(9;11)(p21.3;q23.3);KMT2A-MLLT3 的 AML。(a)本类型 AML 的原始细胞通常形态上是单核细胞或粒单细胞。(b)然而,有些病例显示细胞缺乏分化。本病例不表达 MPO 或单核细胞标志物,但 CD13 和 CD33 阳性,与微分化的髓系白血病诊断一致。因此,没有明显的形态学特征来预测这种细胞遗传学异常。有些患者在化疗后,特别是在使用拓扑异构酶 Ⅱ 抑制剂治疗后,发展成 AML 伴 t(9;11),这些病例应被考虑为治疗相关髓系肿瘤,而不是本类型的一部分,本类型仅限于原发病例。

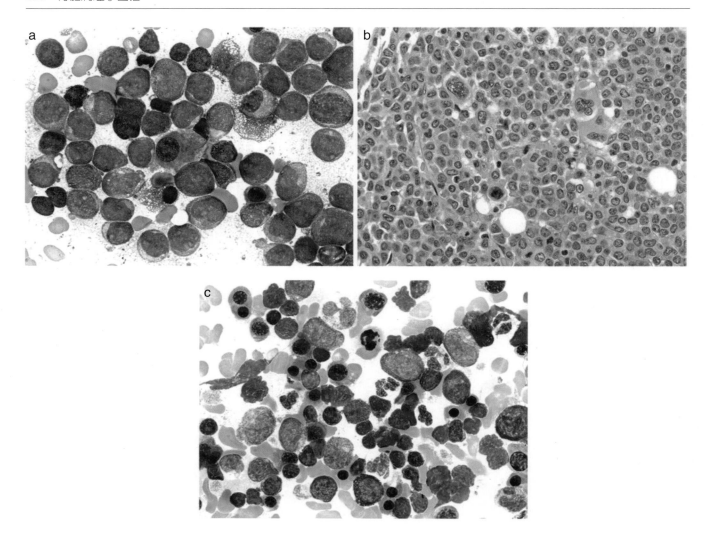

图 11.6 伴 t(6;9)(p23;q34.1);DEK-NUP214 的 AML。(a)本例显示以原始粒细胞为主,没有特殊形态学特征,但可见混杂的嗜碱性粒细胞。嗜碱性粒细胞增多在 AML 中并不常见,但在本 AML 类型和 AML 伴 BCR-ABL1 中相对常见。(b)在骨髓活检中也常见发育异常的巨核细胞。(c)红系增生往往伴有多系病态的背景,也在本 AML 类型中常见。注意背景中红细胞成熟异常和缺乏颗粒的中性粒细胞。本例原始细胞数足够诊断 AML,但对于原始细胞数低于 20% 的病例应诊断为 MDS。尽管这些病例中普遍存在多系别发育异常,但仍应考虑为 AML 的独特亚型,而不应诊断为 AML 伴骨髓增生异常相关改变。

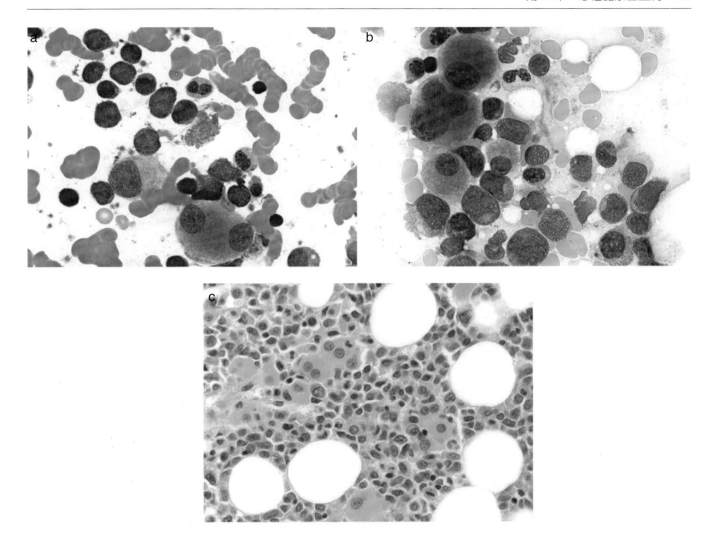

图11.7　伴inv(3)(q21.3q26.2)或t(3;3)(q21.3;q26.2)；GATA2,MECOM的AML。本类型AML的典型特征是双叶或不分叶小巨核细胞增多,通常在涂片(a和b)和骨髓活检切片(c)中容易识别。背景中其他细胞的发育异常也可能存在,但不太一致。患者可能表现为骨髓增生异常综合征,在外周血或骨髓中原始细胞达到20%之前不应诊断为AML。

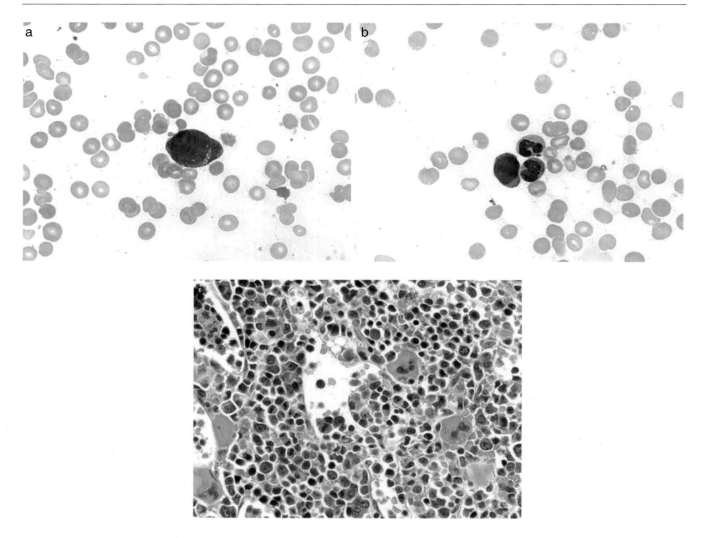

图11.8 AML（原始巨核细胞）伴t（1;22）（p13.3;q13.3）；RBM15-MKL1。本例AML类型非常罕见，通常出现在婴儿和非常小的儿童中。原始细胞通常表达巨核细胞标志物，如CD61和CD41。骨髓往往是纤维化骨髓，穿刺涂片困难。因此，在穿刺涂片中可能仅有极少量的原始细胞。原始细胞细胞质具有颗粒，并可能出现细胞质突起（a），但这一发现对于巨核细胞不是特异性表现，（b）原始细胞中也没有出现。骨髓活检（c）显示成片的未成熟细胞和非典型巨核细胞，以及由于骨髓纤维化而开放的髓窦。

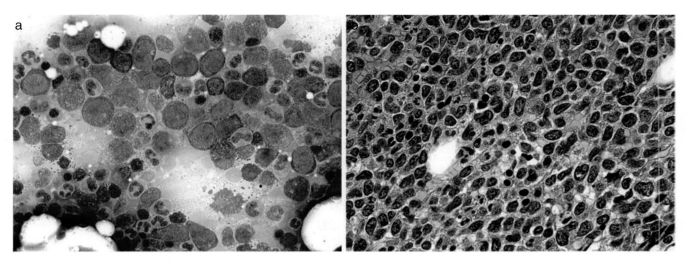

图 11.9　伴 BCR-ABL1 的 AML。这是一种罕见的 AML 类型，是 2017 版 WHO 分类中的暂定类型，与慢性粒细胞白血病(CML)的原始细胞急变期很难甚至不可能相互区别，除非没有近期 CML 病史。骨髓穿刺涂片(a)和骨髓活检(b)显示背景中可见中性粒细胞和嗜碱性粒细胞增多。(Images courtesy of Dr. Mark Ewalt，University of Colorado)

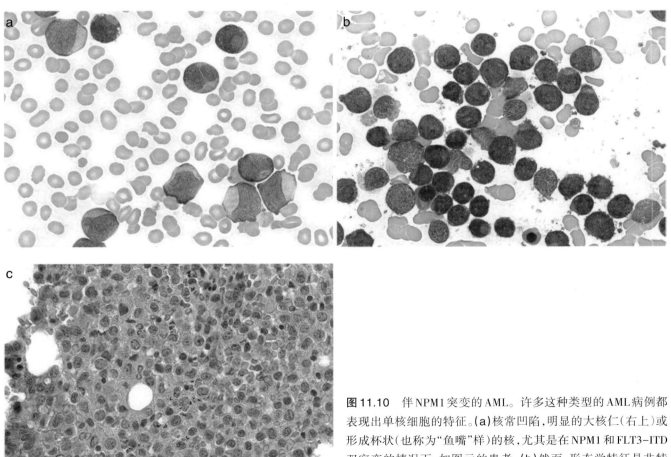

图 11.10　伴 NPM1 突变的 AML。许多这种类型的 AML 病例都表现出单核细胞的特征。(a)核常凹陷，明显的大核仁(右上)或形成杯状(也称为"鱼嘴"样)的核，尤其是在 NPM1 和 FLT3-ITD 双突变的情况下，如图示的患者。(b)然而，形态学特征是非特异性的。(c)骨髓活检的特征也是非特异性的，但本例中的原始细胞呈单核细胞样外观。

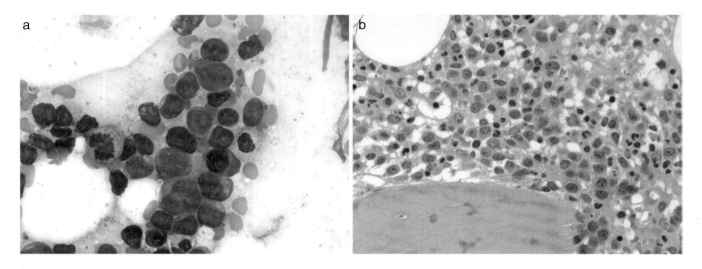

图 11.11   伴 CEBPA 双侧等位基因突变的 AML。这种类型的 AML 没有特定的形态学特征。在本例中，骨髓涂片（a）和骨髓活检（b）都显示以相对未分化的原始细胞增生为主，一些原始细胞核仁较大。背景中的中性粒细胞（a）的核分叶减少，但在缺乏其他骨髓增生异常相关表现的病态，如 MDS 的病史或 MDS 相关的细胞遗传学异常，这些发育异常在这一组病例或伴 NPM1 突变的 AML 病例中并未显示明显的预后意义。有些 CEBPA 突变是胚系异常，当检测到这种突变，其他不相关的组织需要进一步检查。由于这种突变会增加髓系肿瘤的患病风险，所以当检测到胚系突变时，也应对家族成员进行筛查。（Images courtesy of Dr. Girish Venkataraman, University of Chicago）

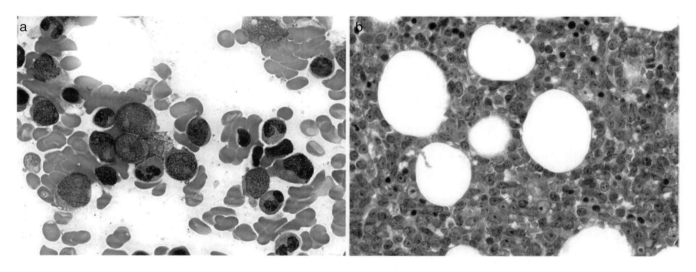

图 11.12   伴 RUNX1 突变的 AML。该类型 AML 是 2017 版 WHO 分类中的暂定类型，仅限于没有 MDS 相关细胞遗传学异常的原发病例。许多病例，但并不是所有病例，是缺乏 MPO 表达的微分化髓系白血病。本例穿刺涂片（a）和骨髓活检（b）显示原始细胞形态幼稚，没有其他特殊的形态学特征。与 CEBPA 突变类似，某些 RUNX1 突变也是胚系异常。由于这种突变会增加髓系肿瘤的患病风险，所以在这种情况下也应对家庭成员进行筛查。

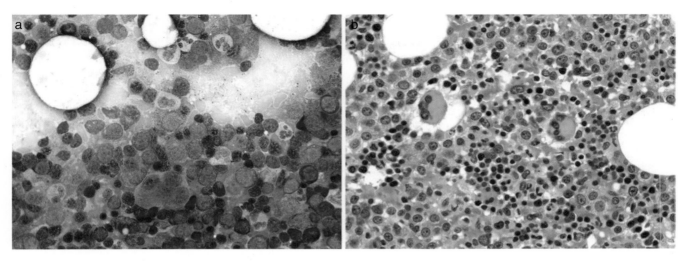

图 11.13 伴骨髓增生异常相关改变的 AML。常表现为异质性细胞群,包括原始细胞、核质不同步的红系细胞和细胞质颗粒减少或核分叶异常的分化成熟粒细胞。在骨髓穿刺涂片中最易发现病态改变(a),而不典型巨核细胞往往在活检中易于识别(b),如本例。

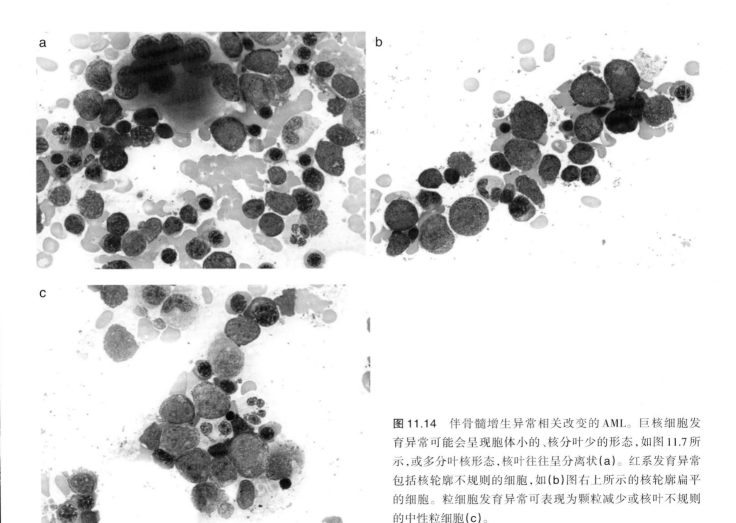

图 11.14 伴骨髓增生异常相关改变的 AML。巨核细胞发育异常可能会呈现胞体小的、核分叶少的形态,如图 11.7 所示,或多分叶核形态,核叶往往呈分离状(a)。红系发育异常包括核轮廓不规则的细胞,如(b)图右上所示的核轮廓扁平的细胞。粒细胞发育异常可表现为颗粒减少或核叶不规则的中性粒细胞(c)。

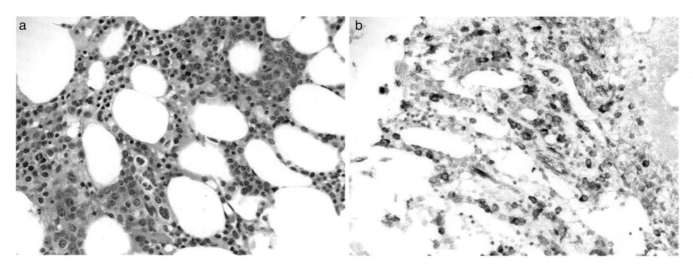

图11.15 伴骨髓增生异常相关改变的AML。有些病例可能表现为骨髓增生减少（a），伴CD34染色阳性的原始细胞增加（b）。

表11.2 在没有细胞毒治疗的情况下，当骨髓或外周血中原始细胞数达到或超过20%时，足以诊断AML伴骨髓增生异常相关改变的细胞遗传学异常

复杂核型（3个或更多异常）
非平衡异常
    −7/del(7q)
    del(5q)/t(5q)
    i(17q)/t(17p)
    −13/del(13q)
    del(11q)
    del(12q)/t(12p)
    idic(X)(q13)
平衡异常
    t(11;16)(q23.3;p13.3)
    t(3;21)(q26.2;q22.1)
    t(1;3)(p36.3;q21.2)
    t(2;11)(p21;q23.3)
    t(5;12)(q32;p13.2)
    t(5;7)(q32;q11.2)
    t(5;17)(q32;p13.2)
    t(5;10)(q32;q21.2)
    t(3;5)(q25.3;q35.1)

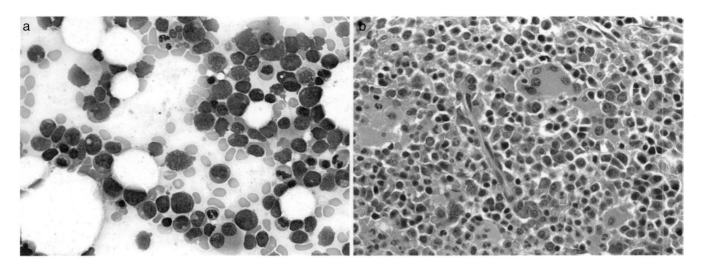

图11.16 治疗相关的髓系肿瘤。治疗相关的髓系肿瘤有2种形态学上的变形。那些很快出现的单核细胞分化并伴有KMT2A易位的类型,其特征与图11.5所示形态学特征几乎相同。第2种类型通常临床进程超过5~7年,具有MDS或伴骨髓增生异常相关改变的AML的特征,背景细胞可见多系别的病态,如本例骨髓穿刺涂片(a)和活检(b)所示。

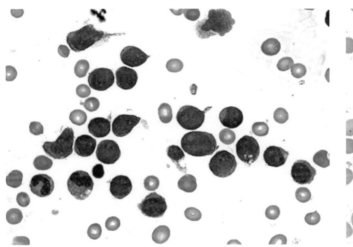

图11.17 AML非特指型(AML微分化型)。其原始细胞在形态学上不能与细胞质稀少、无颗粒的原始淋巴细胞相区别。根据定义,虽然这些原始细胞MPO阴性,但流式细胞术或其他免疫表型检测显示其他髓系抗原阳性。

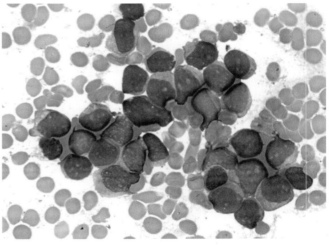

图11.18 AML非特指型(AML未成熟型)。其原始细胞可能与AML微分化型中的原始细胞相同,也可能有一些颗粒。根据定义,它们表达MPO。

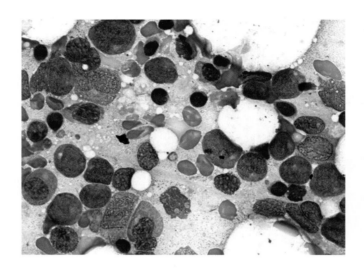

图 11.19 AML非特指型(AML成熟型)。这些原始细胞有更多的颗粒,并且Auer小体更常见,至少有10%的细胞分化到早幼粒细胞阶段。

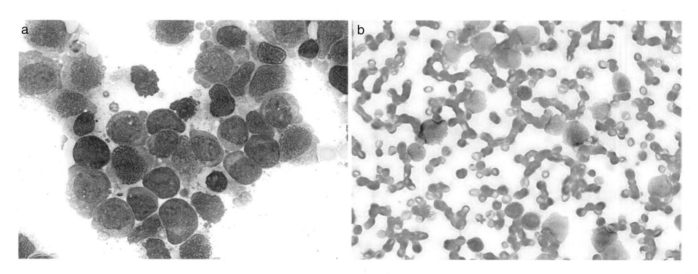

图 11.20 AML非特指型(急性粒–单核细胞白血病)。这些病例显示一种混杂的原始粒细胞,但具有原单核细胞特征。图示原始细胞细胞质丰富,空泡化明显(a),超过20%的原始细胞非特异性酯酶阳性,本图中肿瘤细胞细胞质呈弱到强的红染(b)。

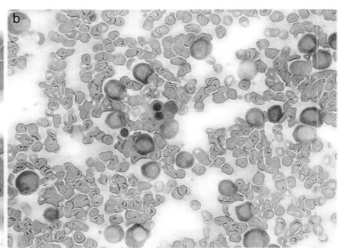

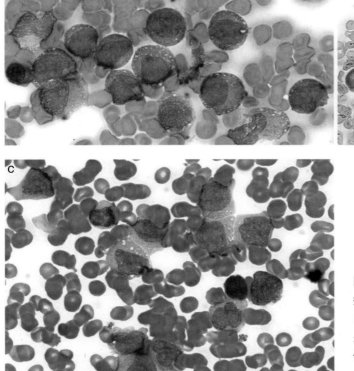

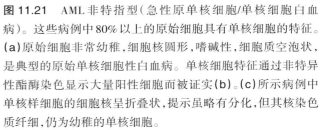

图11.21 AML非特指型(急性原单核细胞/单核细胞白血病)。这些病例中80%以上的原始细胞具有单核细胞的特征。(a)原始细胞非常幼稚,细胞核圆形,嗜碱性,细胞质空泡状,是典型的原始单核细胞性白血病。单核细胞特征通过非特异性酯酶染色显示大量阳性细胞而被证实(b)。(c)所示病例中单核样细胞的细胞核呈折叠状,提示虽略有分化,但其核染色质纤细,仍为幼稚的单核细胞。

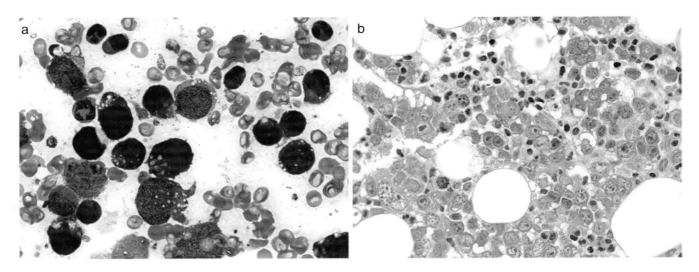

图11.22 AML非特指型(纯红白血病)。本例中,增生的幼稚细胞全部由幼稚的红系前体细胞组成,这些细胞核染色质深染,嗜碱性细胞质呈空泡状(a),空泡往往比原始单核细胞的空泡更清晰。在活检切片中幼稚的红系细胞不明显(b)。

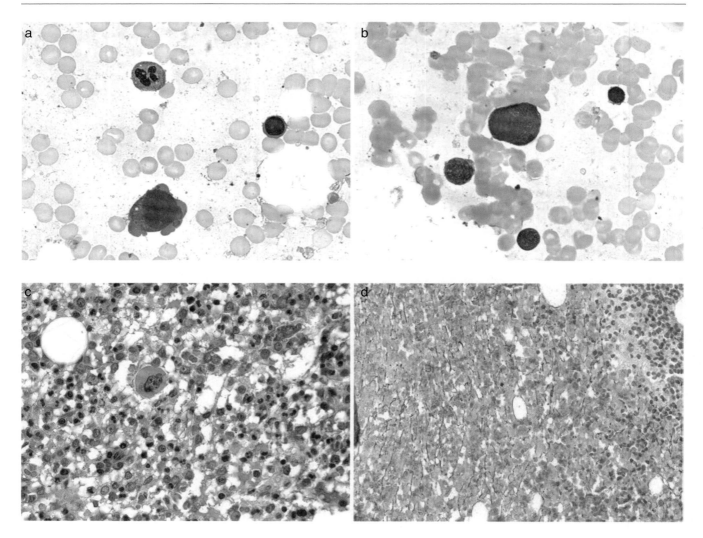

图 11.23　AML非特指型（急性巨核细胞白血病）。其原始细胞与图11.8所示的原始巨核细胞相似。一些细胞细胞质内含有颗粒，一些细胞细胞质有突起（a），但细胞质突起并不总是可见的（b），也不是巨核细胞系别的特异性表现。常常可见到各种病态的巨核细胞，一般在骨髓活检中更容易见到（c），这是由于网织纤维增多，骨髓穿刺涂片获取困难（d）（网织纤维染色）。

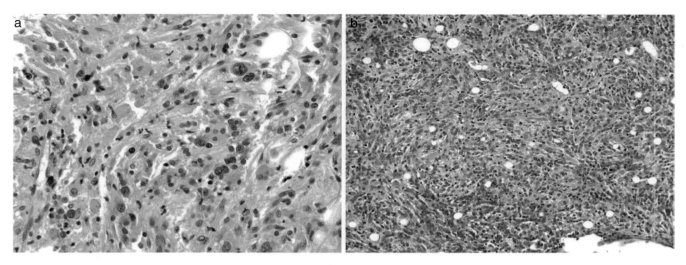

图11.24　AML非特指型（急性全髓增殖伴骨髓纤维化）。(a)该诊断极为罕见,应该与原始粒细胞增多伴骨髓纤维化有关,但增多的细胞也可以是其他系别的幼稚细胞(红系和巨核细胞系)。其中一些病例可能是由既往未发现的骨髓增生性肿瘤转化而来,因此,这种病例应当更准确地进行诊断。(b)此病例先前被诊断为急性全髓增殖伴骨髓纤维化,但在免疫表型分析后,被更正为急性巨核细胞性白血病。

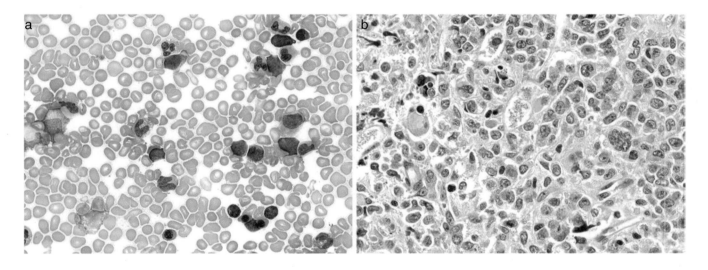

图11.25　唐氏综合征相关的骨髓增殖。短暂性骨髓造血异常(TAM)(a)和唐氏综合征相关的髓系肿瘤(b)形态学相似。骨髓穿刺涂片显示一群原始巨核细胞,但在两种疾病中原始巨核细胞的比例可能有很大差异。TAM通常不进行骨髓活检,本例样本来自患有唐氏综合征的大龄儿童,显示原始细胞和不典型成熟巨核细胞增多。

（孙琳　译　张培红　孟斌　校）

参考文献

1. Döhner H, Weisdorf DJ, Bloomfield CD. Acute Myeloid Leukemia. N Engl J Med. 2015;373(12):1136–52.

2. Arber DA, Orazi A, Hasserjian R, Thiele J, Borowitz MJ, Le Beau MM, et al. The 2016 revision to the World Health Organization classification of myeloid neoplasms and acute leukemia. Blood. 2016;127(20):2391–405.

3. Arber DA, Stein AS, Carter NH, Ikle D, Forman SJ, Slovak ML. Prognostic impact of acute myeloid leukemia classification. Importance of detection of recurring cytogenetic abnormalities and multilineage dysplasia on survival. Am J Clin Pathol. 2003;119(5):672–80.

4. Díaz-Beyá M, Rozman M, Pratcorona M, Torrebadell M, Camós M, Aguilar JL, et al. The prognostic value of multilineage dysplasia in de novo acute myeloid leukemia patients with intermediate-risk cytogenetics is dependent on NPM1 mutational status. Blood. 2010;116(26):6147–8.

5. Singh ZN, Huo D, Anastasi J, Smith SM, Karrison T, Le Beau MM, et al. Therapy-related myelodysplastic syndrome: morphologic subclassification may not be clinically relevant. Am J Clin Pathol. 2007;127(2):197–205.

6. Walter RB, Othus M, Burnett AK, Löwenberg B, Kantarjian HM, Ossenkoppele GJ, et al. Significance of FAB subclassification of "acute myeloid leukemia, NOS" in the 2008 WHO classification: analysis of 5848 newly diagnosed patients. Blood. 2013;121(13):2424–31.

7. Arber DA. Revisiting erythroleukemia. Curr Opin Hematol. 2017;24(2):146–51.

8. Roy A, Roberts I, Vyas P. Biology and management of transient abnormal myelopoiesis (TAM) in children with Down syndrome. Semin Fetal Neonatal Med. 2012;17(4):196–201.

9. Lange BJ, Kobrinsky N, Barnard DR, Arthur DC, Buckley JD, Howells WB, et al. Distinctive demography, biology, and outcome of acute myeloid leukemia and myelodysplastic syndrome in children with Down syndrome: Children's cancer group studies 2861 and 2891. Blood. 1998;91(2):608–15.

10. Arber DA, Borowitz MJ, Cessna M, Etzell J, Foucar K, Hasserjian RP, et al. Initial diagnostic workup of acute leukemia: guideline from the College of American Pathologists and the American Society of Hematology. Arch Pathol Lab Med. 2017;141(10):1342–93.

第 12 章

唐氏综合征
骨髓增殖

Lee J. McGhan, Maria A. Proytcheva

　　唐氏综合征(DS)患者出现独特的骨髓增殖的风险大大增加,如短暂性异常骨髓造血(TAM)和唐氏综合征相关髓系白血病(ML-DS)[1,2]。这类增殖症发生在3岁之前,由一些源自胎儿和新生儿期的遗传学转化事件所致。最初,多余的21号染色体促使胎肝巨核细胞过度增殖;随后,GATA结合蛋白1(GATA1)基因突变导致TAM。继而,其他表观遗传学调控因子和常见信号通路如JAK家族激酶、MPL和多种RAS通路基因突变致使ML-DS转化[3]。

　　虽然发病时间不同,TAM通常出生后不久即发病,而ML-DS则往往出现于3个月到3岁之间,这些DS骨髓增殖症在形态学和免疫表型特征上基本无法区别(表12.1,图12.1至图12.11)。

　　4%~18%的DS患者会出现TAM,但TAM的真实发病率很难辨别,这是因为大部分婴幼儿是无症状的,他们可能并未进行过血细胞计数或形态学评估[4]。TAM定义为外周血原始细胞增加,这些原始细胞具有巨核细胞系的形态和表型特征,通常发生在出生时(或出生后数天内)。目前还没有国际公认的明确的原始细胞百分率阈值的诊断标准,然而在无TAM的DS患者中也常可见到循环原始细胞。TAM相关原始细胞在关键的造血转录因子基因GATA1上存在获得性N端截断突变[5,6],该突变被认为是这类疾病的分子标志。一些所谓沉默的TAM患者即使缺乏疾病临床的或明显的血液学表现,也可能携带获得性GATA1突变[7]。大部分病例(75%~90%)的外周血原始细胞在出生后大约3个月时自然消失而不需要化疗,尽管少数儿童可能会出现危及生命甚至致命的并发症。

　　大约20%具有TAM临床表现的患者,当持续GATA1突变的细胞获得了癌基因附加突变后,即会发展为非缓解型急性髓系白血病(AML)[8-12]。ML-DS包括骨髓增生异常综合征(MDS)和明显的AML,如果不考虑原始细胞的绝对计数,二者具有相似的表现方式[1]。ML-DS的发生晚于TAM,通常在3岁内,并常常先有TAM。在大多数病例中,急性白血病为巨核细胞性白血病,相比之下,这种白血病在非DS个体中的发生率相对较低。由于对增强化疗敏感,ML-DS预后较好。

L.J. McGhan (✉) • M.A. Proytcheva
Department of Pathology, University of Arizona/Banner University
Medical Center, Tucson, AZ, USA
e-mail: lee.mcghan@dignityhealth.org;
mproytcheva@pathology.arizona.edu

表12.1　唐氏综合征骨髓增殖

	短暂性异常骨髓造血(TAM)	唐氏综合征相关髓系白血病(ML-DS)
DS患者发生率	4%~18%	1%~2%
发病时间	出生至数天内;也可出现于胎儿期	一般<3岁(中位年龄约2岁)
临床特征	多种表现,从无症状(大多数)到弥散性白血病细胞浸润;临床表现可包括肝大、黄疸、脾大、心包(胸腔)积液及易出血	大多数病例有一个前期TAM病史,并呈惰性表现;可出现器官肿大
实验室特征	白细胞增多(30%~50%)伴外周血原始细胞和粒细胞左移;血小板可升高、减少或正常(通常体积增大);可见巨核细胞碎片;严重贫血不多见,也可见到明显的中幼红细胞和循环有核红细胞	进行性全血细胞减少伴白细胞减少、血小板减少和发育不良;循环原始细胞数量通常很低
免疫表型	多种表现,但通常联合表达干细胞标志物(CD34、CD117)、髓系标志物(CD13、CD33)和血小板糖蛋白(CD36、CD41、CD61),不同程度表达CD4、CD7和CD56;非特异性酯酶染色一般为阳性,MPO阴性	所有病例均存在GATA1突变;细胞遗传学异常包括8号和11号三体,5号和7号染色体丢失,(6q)、(7p)、(16q)缺失和dup(1p);其他突变涉及关键黏附分子基因成员(RAD21、STAG2、SMC3、SMC1A),表观遗传学调控因子(EZH2、KANSL1),CTCF,RAS通路基因,以及JAK1、JAK2、JAK3、PT53、FLT3和MPL基因体细胞点突变
分子特征	全部病例均存在GATA1突变	
预后	大多数新生儿(>80%)在3~4个月内自动缓解;5年总生存率为80%	已有长期生存报道,预后好于非DS AML(无病生存率为80%);复发后预后差

AML,急性髓系白血病。

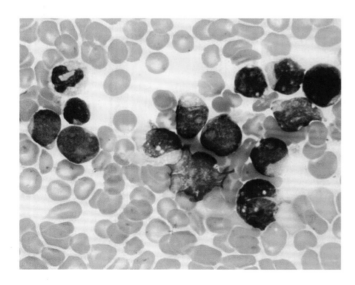

图12.1　短暂性异常骨髓造血(TAM)外周血涂片通常可见白细胞增多,伴有不同形态的原巨核细胞样原始细胞增多。肿瘤细胞特征为高核质比(N:C),染色质纤细,核仁明显。嗜碱性胞质稀少至中等,偶尔可见周边"伪足",小囊泡也可出现(Wright-Giemsa染色,100×)。

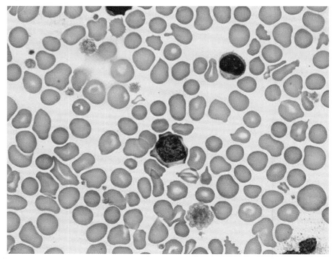

图12.2　TAM患者血小板可增多或减少,外周血涂片显示除巨核细胞碎片外可见大量大的血小板。图中心处为一循环原始细胞(Wright-Giemsa染色,100×)。

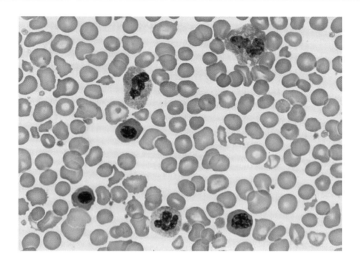

图12.3　在TAM外周血中常见多量中幼红细胞和循环有核红细胞。其他可见到的唐氏综合征涉及的红细胞改变(无TAM),包括红细胞平均血红蛋白含量(MCH)升高和平均细胞体积(MCV)增大,一般见于9~12月龄幼儿[13,14](Wright-Giemsa染色,100×)。

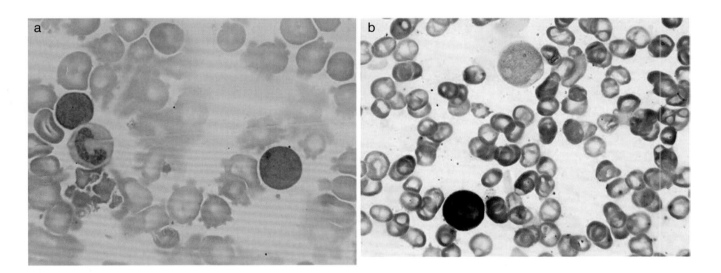

图12.4　TAM的原始细胞表现为非特异性酯酶染色阳性(a)和髓过氧化物酶阴性(b),而在相邻的一个粒系前体细胞中后者呈强阳性。髓过氧化物酶在某些病例中也可见弱阳性(非特异性酯酶和髓过氧化物酶细胞化学染色,100×)。

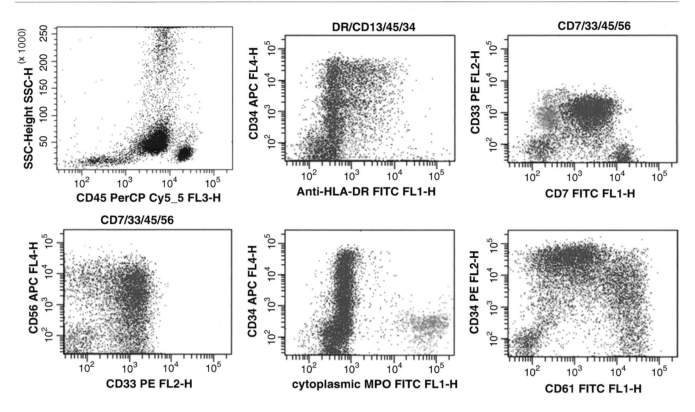

图 12.5　流式细胞术显示，TAM 的原始细胞除表达未成熟标志物 CD34、髓系标志物 CD33 和巨核系标志物 CD61 之外，CD45 为中等到强阳性表达。这些原始细胞也可异常表达 CD7 和 CD56。HLA-DR 和 MPO 为阴性。个体间 CD34 表达强度不一致，也证实了其随着 CD61 表达增高而丢失的表达模式（右下），提示了肿瘤细胞的"成熟"过程。该表型与巨核细胞分化一致。

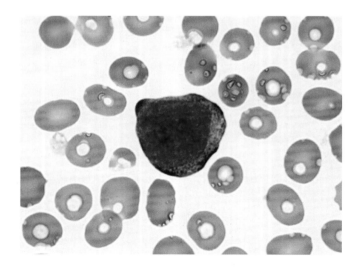

图 12.6　唐氏综合征相关髓系白血病（ML-DS）中循环原始细胞通常表现为原巨核细胞样形态，染色质纤细且核仁明显为其特征。细胞质往往高度嗜碱性，且偶尔细胞质伪足和空泡化。参与循环的原始细胞相对较少（Wright-Giemsa 染色，100×）。

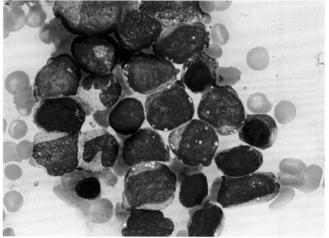

图 12.7　ML-DS 骨髓穿刺涂片显示原巨核细胞增多，背景造血细胞相对减少。某些病例存在明显的骨髓纤维化可导致"骨髓干抽"（Wright-Giemsa 染色，100×）。

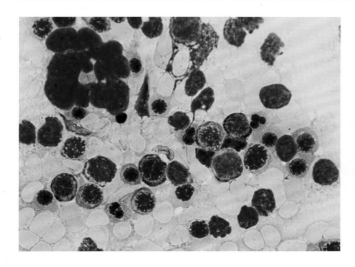

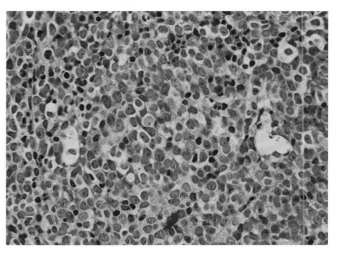

图12.8 ML-DS可能存在明显发育不良,此处骨髓穿刺所示为红系受累。成熟红系前体细胞出现多核化和核出芽(Wright-Giemsa染色,100×)。

图12.9 急性巨核细胞性白血病骨髓活检显示典型的骨髓高度增生伴成片原始细胞,其染色质淡染、纤细,核仁可见,细胞质量不等。背景造血细胞减少。在某些病例中可能存在明显网状纤维化(图中未显示)(HE,40×)。

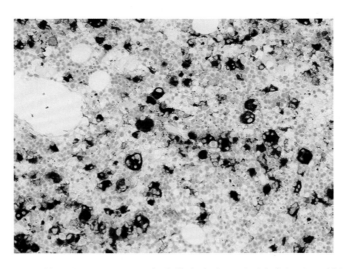

图12.10 骨髓活检显示,ML-DS的原始细胞可通过CD61免疫染色突出显示,同时也可显示偶尔存在的较大的背景巨核细胞(CD61,40×)。

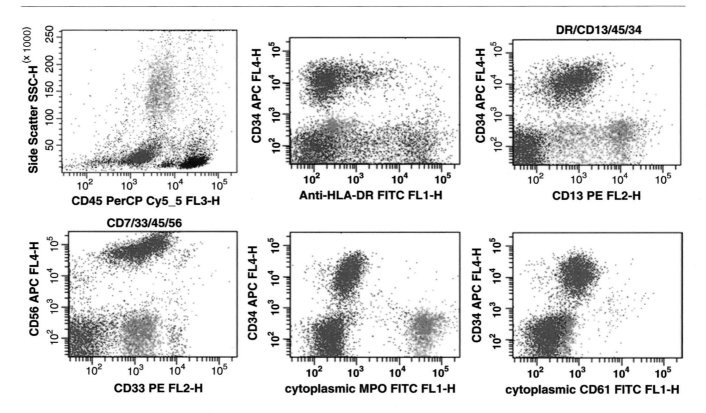

图 12.11　急性巨核细胞性白血病原始细胞的表型与 TAM 的相似，此处显示未成熟标志物 CD34、髓系标志物 CD13 和 CD33，以及巨核细胞标志物 CD61 的表达，同时 CD56 异常高表达，HLA-DR 和 MPO 阴性。与 TAM 不同的是，此处显示的 CD34 高表达表现为异质性较小的更加独立的细胞群。而且这些细胞没有表现出与前述 TAM 病例中同样的"表型"成熟模式（即伴随着 CD61 表达增强，CD34 表达丢失）（图 12.5）。

（徐晓莹　译　张培红　孟斌　校）

参考文献

1. Mateos MK, Barbaric D, Byatt SA, Sutton R, Marshall GM. Down syndrome and leukemia: insights into leukemogenesis and translational targets. Transl Pediatr. 2015;4:76–92.
2. Arber DA, Orazi A, Hasserjian R, Thiele J, Borowitz MJ, Le Beau MM, et al. The 2016 revision to the World Health Organization classification of myeloid neoplasms and acute leukemia. Blood. 2016;127:2391–405.
3. Yoshida K, Toki T, Okuno Y, Kanezaki R, Shiraishi Y, Sato-Otsubo A, et al. The landscape of somatic mutations in Down syndrome-related myeloid disorders. Nat Genet. 2013;45:1293–9.
4. Cantor AB. Myeloid proliferations associated with Down syndrome. J Hematop. 2015;8:169–76.
5. Bhatnagar N, Nizery L, Tunstall O, Vyas P, Roberts I. Transient abnormal myelopoiesis and AML in Down syndrome: an update. Curr Hematol Malig Rep. 2016;11:333–41.
6. Bombery M, Vergillo J. Transient abnormal myelopoiesis in neonates: GATA get the diagnosis. Arch Pathol Lab Med. 2014;138:1302–6.
7. Roberts I, Alford K, Hall G, Juban G, Richmond H, Norton A, et al. Oxford-Imperial Down Syndrome Cohort Study Group. *GATA1*-mutant clones are frequent and often unsuspected in babies with Down syndrome: identification of a population at risk of leukemia. Blood. 2013;122:3908–17.
8. Blink M, van den Heuvel-Eibrink MM, Aalbers AM, Balgobind BV, Hollink IH, Meijerink JP, et al. High frequency of copy number alterations in myeloid leukemias of Down syndrome. Br J Haematol. 2012;158:800–3.
9. Blink M, Zimmermann M, von Neuhoff C, Reinhardt D, de Haas V, Hasle H, et al. Normal karyotype is a poor prognostic factor in myeloid leukemia of Down syndrome: a retrospective, international study. Haematologica. 2014;99:299–307.
10. Blink M, Buitenkamp TD, van den Heuvel-Eibrink MM, Danen-van Oorschot AA, de Haas V, Reinhardt D, et al. Frequency and prognostic implications of *JAK 1-3* aberrations in Down syndrome acute lymphoblastic and myeloid leukemia. Leukemia. 2011;25:1365–8.
11. Walters DK, Mercher T, TL G, O'Hare T, Tyner JW, Loriaux M, et al. Activating alleles of *JAK3* in acute megakaryoblastic leukemia. Cancer Cell. 2006;10:65–75.
12. Malinge S, Ragu C, Della-Valle V, Pisani D, Constantinescu SN, Perez C, et al. Activating mutations in human acute megakaryoblastic leukemia. Blood. 2008;112:4220–6.
13. Kivivuori SM, Rajantie J, Siimes MA. Peripheral blood cell counts in infants with Down's syndrome. Clin Genet. 1996;49:15–9.
14. Akin K. Macrocytosis and leukopenia in Down's syndrome. JAMA. 1988;259:842.

第13章

系别不明的
急性白血病

Min Shi, Kaaren K. Reichard

WHO 分类将系别不明的急性白血病定义为一类缺少特定系别相关性或同时显示多系相关性为特征的白血病[1,2]。系别不明的白血病较一般急性髓系白血病和淋巴母细胞性白血病更少见,且诊断更困难[1-11]。鉴于该类白血病往往无特异性细胞学特征,其诊断依赖于广泛的免疫表型分析,多参数流式细胞免疫分型是首选的免疫分型方法,但在某些病例中也可应用免疫组化方法,并且可能更方便在组织切片中识别两类不同的原始细胞亚群。除标准的免疫表型分析外,进

一步评估应包括细胞遗传学检测以区别具有 t(9;22)(q34.1;q11.2);BCR-ABL1 或 t(v;11q23.3);KMT2A 重排的病例。表 13.1 重点显示了系别不明急性白血病的诊断亚型,表 13.2 列出了用于系别判定的诊断标准,表 13.3 比较了急性白血病中系别特异性和系别相关性标志物。本章通过各种系别不明的白血病病例来说明其关键诊断难点、思路和做出少见病诊断时的注意事项(图 13.1 至图 13.17)。

表13.1 系别不明的急性白血病诊断亚型

亚型	示例图
急性未分化白血病	图 13.1 至图 13.4
混合表型急性白血病,T/髓系,NOS	图 13.5 至图 13.7
混合表型急性白血病,B/髓系,NOS	图 13.8 至图 13.10
混合表型急性白血病伴 t(9;22)(q34.1;q11.2);BCR-ABL1	图 13.11 和图 13.12,图 13.3 至图 13.4
混合表型急性白血病伴 t(v;11q23.3);KMT2A 重排	无图示
混合表型急性白血病,NOS:罕见类型	无图示

NOS,非特指型。

M. Shi (✉) • K.K. Reichard
Department of Laboratory Medicine and Pathology, Division of Hematopathology, Mayo Clinic, Rochester, MN, USA
e-mail: shi.min@mayo.edu; reichard.kaaren@mayo.edu

表13.2 混合表型急性白血病诊断的系别判断标准

髓系

　髓过氧化物酶(流式细胞术、免疫组织化学或细胞化学法)

　单核细胞分化(以下标志物至少2个阳性:非特异性酯酶细胞化学染色、CD11c、CD14、CD64、溶菌酶)

T系

　强表达[a]细胞质CD3(采用抗CD3ε链抗体)

　膜表面CD3

B系

　强表达[a]CD19,且以下标志物至少1个高表达:CD79a、细胞质CD22或CD10

　弱表达CD19,且以下标志物至少2个高表达:CD79a、细胞质CD22或CD10

Adapted from Arber et al[1]。

[a]，强表达定义为表达强度等同于或强于正常B细胞或T细胞。

表13.3 急性白血病系别特异性及系别相关性标志物比较

	系别特异性标志物	说明
髓系	髓过氧化物酶	仅髓系表达
T系	cCD3或sCD3(带有抗CD3ε链抗体)	仅T系表达
B系	CD19	可见于AML伴t(8;21)
	系别相关标志物	说明
髓系	CD13、CD33、CD117	可见于B-ALL和T-ALL
T系	CD2、CD5、CD7	可见于AML和B-ALL
B系	CD10、cCD22、CD79a	可见于AML和T-ALL

AML,急性髓系白血病;B-ALL,B淋巴母细胞性白血病;T-ALL,T淋巴母细胞性白血病。

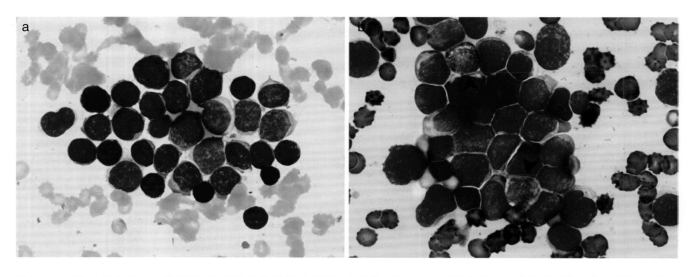

图13.1 急性未分化型白血病的形态与细胞化学特征。(a)急性未分化型白血病的原始细胞形态学特征通常是非特异性的,其重要的是缺乏Auer小体。原始细胞小到中等大,核圆形或略不规则,染色质分散,细胞质稀少,一般无颗粒。这一形态学特征无法鉴别急性未分化型白血病、急性髓系白血病未分化型白血病和急性淋巴母细胞性白血病,因此,广泛的免疫表型分型对系别判断至关重要。(b)髓过氧化物酶(MPO)的细胞化学染色也是判断髓系来源的有效方法。在该例急性未分化型白血病中,原始细胞缺乏细胞化学MPO阳性表达,其间残留中幼粒细胞(箭头)为其阳性内对照。相比之下,在某些急性髓系白血病微分化型可见一小部分MPO阳性原始细胞(<3%)。

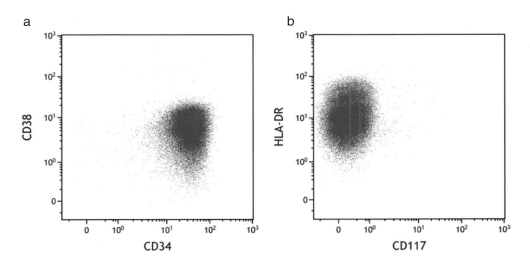

图13.2　急性未分化型白血病流式细胞检测结果。急性未分化型白血病的原始细胞,定义为不表达任何系特异性标志物(表13.2),但可通过早期造血前体细胞标志物的表达来确定其原始细胞特性,如CD34(a),细胞通常还表达CD38(a)和HLA-DR(b)。红色表示原始细胞群。

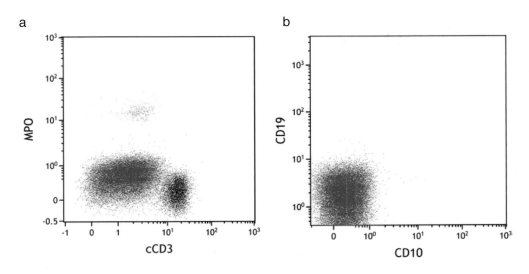

图13.3　急性未分化型白血病流式细胞检测结果。全面的流式细胞免疫表型检测对诊断急性未分化型白血病是有必要的。特别是必须排除可能存在的特定的系分化(髓系、B系或T系)。为了准确判断系别特异性标志物是否表达,恰当的内对照至关重要。(a)原始细胞(红色)MPO和细胞质CD3(cCD3)阴性;内在的粒细胞群(绿色)和成熟T细胞(蓝色)可作为其阳性内对照。(b)类似的,原始细胞(红色)不表达B系标志物CD19和CD10。

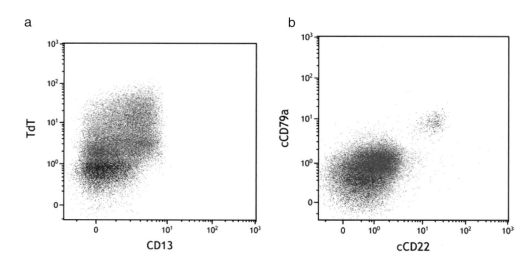

图13.4   急性未分化型白血病流式细胞检测结果。急性未分化型白血病原始细胞可表现为末端脱氧核苷酸转移酶(TdT)阳性(原始细胞为红色)(a)。TdT不是系别特异性标志物,能在多种急性白血病亚型中表达。另外,急性未分化型白血病可表达某些髓系相关标志物(CD13、CD33、CD117),但一般仅出现一个该类标志物。本例原始细胞(红色)表达CD33(图略),但不表达CD117(图13.2b)或CD13(a)。这些原始细胞缺乏单核细胞相关标志物(图略)及B系相关标志物(cCD79a和cCD22)[原始细胞为红色,成熟B细胞为蓝色(右上)](b)。

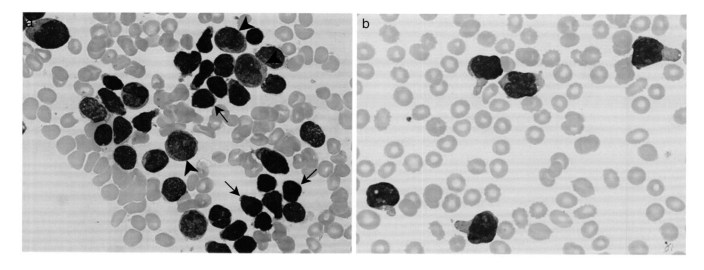

图13.5   混合表型急性白血病,T/髓系,非特指型(MPAL,T/髓系,NOS)的形态学特征。MPAL,T/髓系,NOS的形态学表现可能多种多样。(a)第一个病例为Wright-Giemsa染色的骨髓穿刺涂片,有两种表现形态,一群为体积较小类似淋巴母细胞的原始细胞群(长箭头),另一群为体积较大类似原粒细胞的原始细胞群(三角箭头)。(b)相比之下,在第2个病例中,原始细胞的形态学特征更加一致,小到中等大,核有内陷压痕,核质比较高,且细胞质不对称延伸(手镜形状)。这种形态学表现类似于某些T淋巴母细胞性白血病(Wright-Giemsa染色,外周血)。

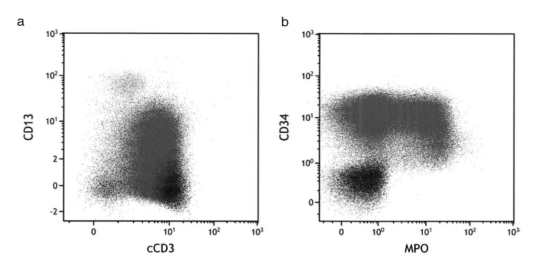

图 13.6　MPAL,T/髓系,NOS 的流式细胞检测结果。如同急性未分化型白血病,全面的流式细胞免疫表型分析对于混合表型急性白血病,T/髓系的诊断也是必需的。(a)抗 CD3ε 链抗体染色,原始细胞(红色)为 cCD3 阳性,确定为 T 系来源。至少一部分原始细胞 cCD3 的表达强度与正常对照 T 细胞(蓝色,右下)的表达强度相同,从而使该 cCD3 的阳性得到证实。重要的是,残余的粒细胞/单核细胞(绿色)可作为 cCD3 表达阴性的内对照。(b)原始细胞(红色)还表达 MPO,联同 cCD3 阳性,确定了 MPAL,T/髓系类型的诊断。该原始细胞群还表现为 CD13(弱)(a)和 CD34(b)阳性。

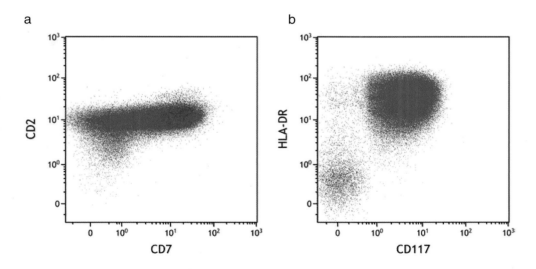

图 13.7　MPAL,T/髓系,NOS 的流式细胞检测结果。除要求 cCD3 阳性之外,MPAL,T/髓系的原始细胞通常还表达其他的 T 系相关标志物,如 CD2、CD5 和(或)CD7,但一般不表达膜表面 CD3(sCD3)。(a)与正常 T 细胞(蓝色)相比,原始细胞(红色)CD2 一致性阳性,而 CD7 表达强度不等。除表达 MPO 外,MPAL,T/髓系的原始细胞还经常表达一个或多个髓系相关标志物,如 CD13(图 13.6a)、CD33(未显示)或 CD117(b,原始细胞为红色)。(b)虽然 T 淋巴母细胞性白血病通常不表达 HLA-DR,但 T/髓系白血病可出现 HLA-DR 表达。

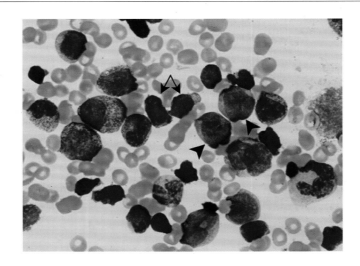

图 13.8 混合表型急性白血病，B/髓系，非特指型（MPAL，B/髓，NOS）的形态学特征。MPAL，B/髓，NOS（类似于 MPAL，T/髓系，NOS）可由单一形态的原始细胞或两种形态的原始细胞组成，如图所示。有些原始细胞是小细胞，染色质略开放，细胞质稀少，类似淋巴母细胞（箭头）；其他一些细胞较大，染色质更纤细，且细胞质较丰富，类似原粒细胞（三角箭头）。

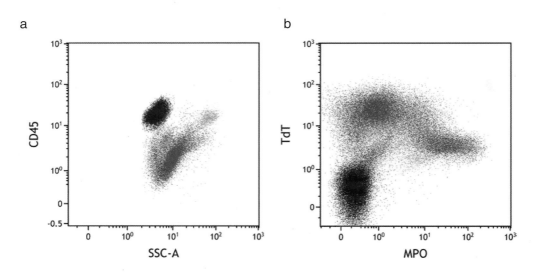

图 13.9 MPAL，B/髓系，NOS 的形态学特征。图 13.8 所示的两种形态学不同的细胞群，在进行流式细胞免疫表型分析时也可显示出来。（a）两群不同的原始细胞（一群为红色，另一群为粉色）在 CD45 与侧向角图中显示出来，其中背景粒细胞用绿色标示，成熟淋巴细胞用蓝色标示。（b）两群原始细胞均为 TdT 阳性，证实其具有未成熟性，但只有一群细胞为 MPO 阳性（部分，红色），与髓系表型一致；另一群原始细胞为 MPO 阴性（粉色）。其中 MPO 阳性符合 WHO 对于髓系的诊断标准。

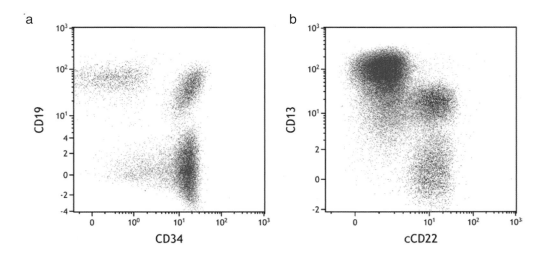

图13.10 MPAL,B/髓系,NOS的流式细胞检测。MPAL,B/髓系,NOS的原始细胞(两群之一或两群)须达到WHO对于B系和髓系表达的诊断标准(表13.2)。(a)该例粉色所示原始细胞为CD19强阳性,提示但不能据此确定为B系(与背景蓝色标示的成熟B细胞相比)。根据WHO分类,相比髓系和T系,单一标志物不足以判定为B系。在CD19表达水平的基础上,还需要其他B细胞相关标志物(CD10、cCD22和CD79a)的表达才能做出B系的判断。(b)本例CD19强表达伴cCD22强表达确定为B系来源(原始细胞为粉色)。第二群原始细胞除MPO之外,还表达髓系相关标志物CD13(红色原始细胞群)。

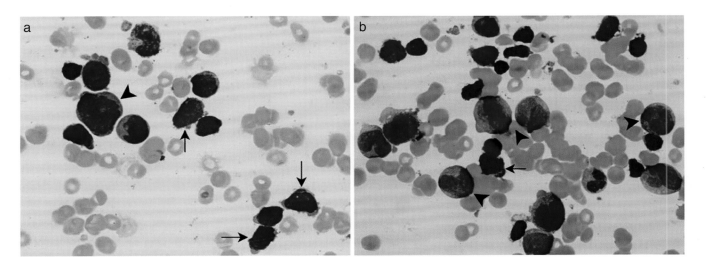

图13.11 混合表型急性白血病(MPAL)伴t(9;22)(q34.1;q11.2);BCR-ABL1的形态学特征。这是一类罕见急性白血病,不仅符合MPAL,B/髓系诊断标准,还具有细胞遗传学异常t(9;22)(q34.1;q11.2);BCR-ABL1。与其他MPAL亚型相似,无明显可用于诊断的形态学依据,很多病例出现双相原始细胞群。(a)表现为双相形态,骨髓穿刺涂片显示某些区域为具有典型淋巴母细胞特征的小原始细胞(箭头)。(b)其他区域显示为较大的原始细胞,细胞质更丰富且为单核细胞样(三角箭头)。在此情况下,鉴别出真正的单独髓系和淋系原始细胞群至关重要,不能将具有髓系形态的细胞成分误判为单纯B淋巴母细胞性白血病中的形态变异成分。

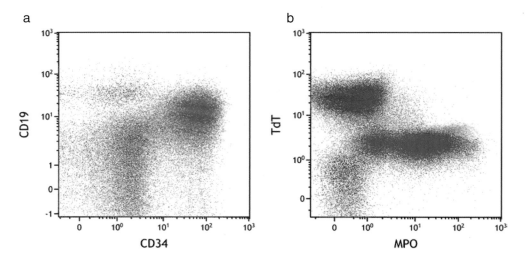

图13.12 MPAL伴t(9;22)(q34.1;q11.2)；BCR-ABL1的流式细胞检测结果。流式细胞免疫分型能清晰地显示2个不同的原始细胞群(一群粉色,一群红色)。(a)粉色标记的原始细胞为CD19(强)、CD34和TdT阳性,MPO阴性(成熟B细胞为蓝色,成熟过程中的粒细胞为绿色)。(b)相比之下,红色标记的原始细胞为MPO和TdT阳性(小亚群),而CD19和CD34阴性(a)。CD19强表达提示为B系原始细胞(粉色),而MPO表达则确定了该例急性白血病中髓系来源的原始细胞(红色)。

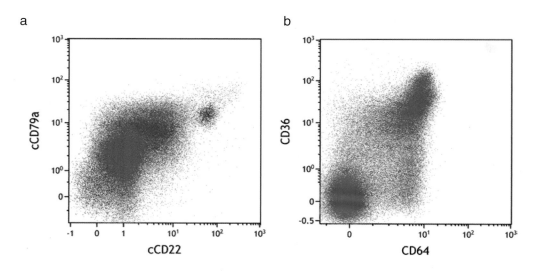

图13.13 MPAL伴t(9;22)(q34.1;q11.2)；BCR-ABL1的流式细胞检测结果。(a)结合图13.12,粉色标记的原始细胞强表达CD79a(除CD19强表达之外),确定其为B系来源。(b)单独的原始细胞群(红色)共表达强的CD36/CD64,可确定其单核细胞分化,与在图13.11b中骨髓涂片的结果一致。

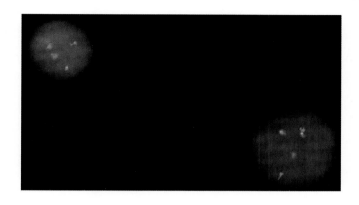

图13.14 混合表型急性白血病(MPAL)伴t(9;22)(q34.1;q11.2);BCR-ABL1的荧光原位杂交(FISH)检测。应用针对BCR和ABL1的双色、双融合探针的FISH技术检测混合表型急性白血病患者的间期细胞,BCR基因和ABL1基因探针分别用SpectrumGreen和SpectrumOrange标记。2个间期细胞显示典型的BCR和ABL1相互易位的异常表现特征[即1个绿色信号(完整的BCR),1个橙红色信号(完整的ABL1),2个黄色(绿色/橙红色)融合信号(位于9号和22号染色体的BCR和ABL1发生融合)]。根据WHO分类,混合表型急性白血病伴t(9;22)(q34.1;q11.2);BCR-ABL1的诊断不可用于具有BCR-ABL1阳性慢性粒细胞白血病病史的患者。另一个可见于MPAL的重现性基因异常为t(v;11q23.3);KMT2A(之前称为MLL)基因重排(未显示)。

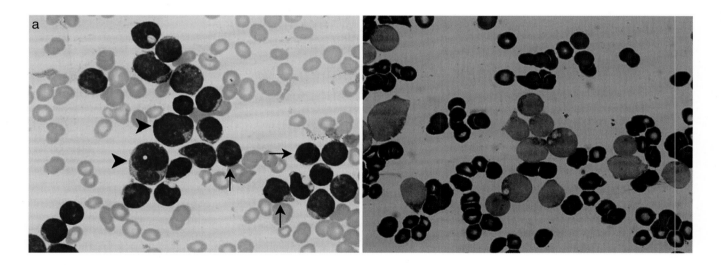

图13.15 双相形态急性髓系白血病的形态学和细胞化学特征。MPAL可具有双相形态的原始细胞群,但出现双相形态的细胞群未必都是MPAL。(a)本例显示了双相形态的原始细胞群,分别表现为淋巴母细胞样细胞(箭头)和原粒细胞样细胞(三角箭头)。(b)所有的原始细胞基本上均为MPO阳性,表明均为髓系来源(MPO细胞化学染色,骨髓穿刺涂片。细胞质棕色染色视为阳性)。流式细胞免疫分型也确定了单一的原始细胞群,表达MPO、CD117(强)和CD33(强),同时cCD3、CD19、CD79a或cCD22阴性(未显示)。对于具有双相形态细胞群的病例,广泛的免疫表型检测非常重要,以避免对MPAL进行过度诊断。

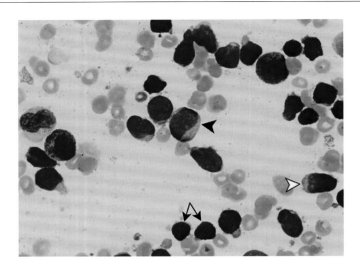

图13.16 单纯淋巴母细胞性白血病的形态学谱系特征。B和T淋巴母细胞性白血病中的原始细胞表现为谱系样形态学特征或双相形态特征的并不少见。在本例B淋巴母细胞性白血病中,原始细胞的形态从细胞质稀少、染色质致密及核仁不明显的小细胞(箭头)到具有较多细胞质且染色质开放的中等大细胞(空三角箭头),以及具有丰富浅蓝色细胞质和分散染色质的大细胞(三角箭头)。免疫表型检测对做出准确诊断是必不可少的。

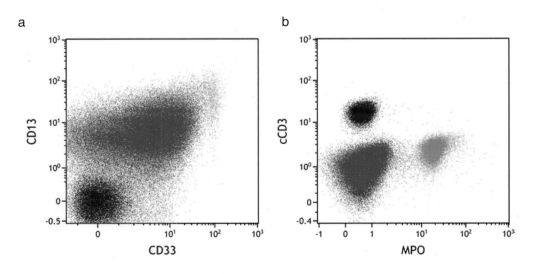

图13.17 淋巴母细胞性白血病异常表达髓系抗原。B系和T系淋巴母细胞性白血病均可表达一个或多个髓系相关标志物,包括CD13、CD33和(或)CD117(见表13.3)。然而,需要重视的是,不能因此将这些标志物的表达过度判断为MPAL(B/髓系或T/髓系)。对于MPAL,确定髓系需要MPO或单核细胞分化标志物的表达(表13.2)。(a)B淋巴母细胞性白血病显示CD13和CD33异常表达(原始细胞为红色,T细胞为蓝色,粒细胞为绿色)(原始细胞CD19、cCD22和CD79a均呈高表达,未显示)。(b)重要的是,该例白血病不表达MPO(原始细胞为红色,T细胞为蓝色,粒细胞为绿色)或单核细胞分化标志物(未显示)。因此,诊断为伴异常髓系抗原表达的B淋巴母细胞性白血病而非混合表型急性白血病,B/髓系型。

(徐晓莹 译　张培红　孟斌　校)

参考文献

1. Arber DA, Orazi A, Hasserjian R, Thiele J, Borowitz MJ, Le Beau MM, et al. The 2016 revision to the World Health Organization classification of myeloid neoplasms and acute leukemia. Blood. 2016;127:2391–405. https://doi.org/10.1182/blood-2016-03-643544.

2. Borowitz MJ, Béné MC, Harris NL, Porwit A, Matutes E, et al. Acute leukaemias of ambiguous lineage. In: Swerdlow SH, Campo E, Harris NL, Jaffe ES, Pileri SA, Stein H, et al., editors. WHO classification of tumours of haematopoietic and lymphoid tissues. Lyon: IARC; 2008. p. 150–5.

3. Béné MC, Castoldi G, Knapp W, Ludwig WD, Matutes E, Orfao A, et al. Proposals for the immunological classification of acute leukemias. European Group for the Immunological Characterization of Leukemias (EGIL). Leukemia. 1995;9:1783–6.

4. Porwit A, Béné MC. Acute leukemias of ambiguous origin. Am J Clin Pathol. 2015;144:361–76. https://doi.org/10.1309/AJCPSTU55DRQEGTE.

5. Heesch S, Neumann M, Schwartz S, Bartram I, Schlee C, Burmeister T, et al. Acute leukemias of ambiguous lineage in adults: molecular and clinical characterization. Ann Hematol. 2013;92:747–58. https://doi.org/10.1007/s00277-013-1694-4.

6. van den Ancker W, Westers TM, de Leeuw DC, van der Veeken YF, Loonen A, van Beckhoven E, et al. A threshold of 10% for myeloperoxidase by flow cytometry is valid to classify acute leukemia of ambiguous and myeloid origin. Cytometry B Clin Cytom. 2013;84:114–8. https://doi.org/10.1002/cyto.b.21072.

7. Steensma DP. Oddballs: acute leukemias of mixed phenotype and ambiguous origin. Hematol Oncol Clin North Am. 2011;25:1235–53. https://doi.org/10.1016/j.hoc.2011.09.014.

8. Yang W, Tran P, Khan Z, Rezk S, O'Brien S. MLL-rearranged mixed phenotype acute leukemia masquerading as B-cell ALL. Leuk Lymphoma. 2017;58:1498–501. https://doi.org/10.1080/10428194.2016.1246728.

9. Wolach O, Stone RM. How I treat mixed-phenotype acute leukemia. Blood. 2015;125:2477–85. https://doi.org/10.1182/blood-2014-10-551465.

10. Weinberg OK, Seetharam M, Ren L, Alizadeh A, Arber DA. Mixed phenotype acute leukemia: a study of 61 cases using World Health Organization and European group for the immunological classification of Leukaemias criteria. Am J Clin Pathol. 2014;142:803–8. https://doi.org/10.1309/AJCPPVUPOTUVOIB5.

11. Borowitz MJ. Mixed phenotype acute leukemia. Cytometry B Clin Cytom. 2014;86:152–3. https://doi.org/10.1002/cyto.b.21155.

第14章

组织细胞疾病

Payal Sojitra,Tracy I. George

组织细胞学会对巨噬细胞和树突状细胞系发生的组织细胞增生症和肿瘤的分类进行了修订(表14.1)[1]。这些疾病并非都会累及骨髓,但最常见的累及骨髓的疾病见图14.1至图14.12,表14.2对这些疾病进行了对比。

朗格汉斯细胞组织细胞增生症(LCH)是组织细胞增生症累及骨髓最具特征性的病变,通常发生在儿童时期[2]。LCH的特征性组织学表现如图14.1至图14.3所示。应该注意的是,相应细胞的CD1a和(或)CD207染色是最终诊断所要求的(图14.2)。虽然Birbeck颗粒的超微结构检测是LCH的特点,但对诊断已不再需要。已有报道对一大群LCH患者的BRAF体细胞突变进行了描述[3],而且目前已有可用于BRAF V600E的免疫组化染色[4]。

组织细胞肉瘤是一种罕见的成熟组织细胞肿瘤,可继发累及骨髓(图14.4)。但在做出组织细胞肉瘤诊断之前,重要的是先要排除其他肿瘤,如急性单核细胞白血病、淋巴瘤、癌和肉瘤。

其他类型的组织细胞疾病很少累及骨髓,包括Rosai-Dorfman病,其典型表现为组织细胞S100蛋白阳性和伸入现象[5];Erdheim-Chester病,具有泡沫样组织细胞及Touton型巨细胞,呈CD68阳性和S100蛋白/CD1a阴性[6];滤泡树突细胞肉瘤呈CD21、CD35和CD23滤泡树突细胞(FDC)标记阳性,如图14.12所示[7];指状突细胞肉瘤,肿瘤细胞表达S100蛋白,但缺乏FDC标记和CD1a的表达[8]。

与上述组织细胞肿瘤和组织细胞增生症相比,噬血细胞性淋巴组织细胞增生症(HLH)或噬血细胞综合征则是一组反应性组织细胞疾病,其临床和实验室发现代表了组织细胞活化和免疫失调的共同结局。HLH分为原发性或家族性HLH和继发性或获得性HLH。继发性噬血细胞综合征包括与感染、恶性肿瘤和自身免疫性疾病相关的综合征。HLH诊断标准(表14.3)是针对家族性HLH患者制定的,但这些标准也适用于主要为继发性HLH的成年人[9]。最近研究表明,在儿童和成人患者中都应该进行HLH相关基因检测[10]。图14.5至图14.10展示了各种原发性和继发性HLH噬血现象的形态学证据。重要的是,形态学上的噬血现象只是诊断HLH的标准之一;但就其本身而言,它对该病几乎没有特异性。继发性HLH也与自身免疫性疾病相关,这令人感到困惑,因为巨噬细胞活化综合征这个术语也被用来描述组织细胞活化和免疫失调并发系统性炎症性疾病的最终途径,最常见的是青少年特发性关节炎和成人发病的Still病。巨噬细胞活化综合征合并系统性幼年特发性关节炎的标准已发表(表14.4)[11];这些标准与HLH标准的不同之处在于细

P. Sojitra • T.I. George (✉)
Department of Pathology, University of New Mexico School of Medicine, Albuquerque, NM, USA
e-mail: tracygeorge@salud.unm.edu

胞减少的程度较轻、铁蛋白水平较低、可溶性CD25增加和NK细胞活性的下降/缺失较少见。最后,结节病可能很少累及骨髓(图14.11)[12]。

表14.1　巨噬细胞-树突细胞系的组织细胞增生症和肿瘤的修订版分类

分组	疾病类型
L	朗格汉斯细胞组织细胞增生症(LCH)
	未定类型细胞组织细胞增生症
	Erdheim-Chester病(ECD)
	混合性ECD和LCH
C	皮肤非LCH组织细胞增生症
	皮肤非LCH组织细胞增生症,伴系统性病变为主
M	原发性恶性组织细胞增生症
	继发性恶性组织细胞增生症
R	家族性Rosai-Dorfman病(RDD)
	经典型RDD
	结外性RDD
	肿瘤相关性RDD
	免疫疾病相关性RDD
	其他非C、非L、非M和非H组织细胞增生症
H	原发性噬血细胞综合征(HLH)
	继发性HLH
	未明/未确定来源的HLH

Adapted from Emile et al[1]。

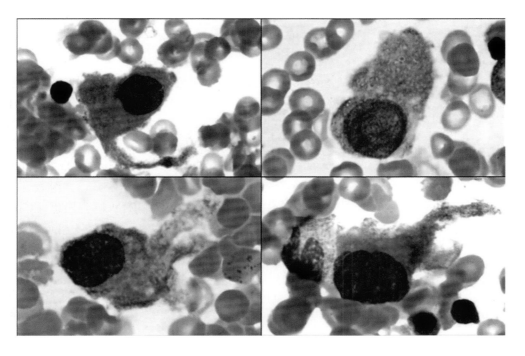

图14.1　朗格汉斯细胞组织细胞增生症。患者为1岁女孩,表现为贫血8.5g/dL、血小板减少42×10⁹/L、肝脾大和弥散性血管内凝血。Wright-Giemsa染色骨髓涂片,可见散在的组织细胞,体积较大,细胞质深嗜碱性、突起明显;细胞核圆形至椭圆形,染色质呈网状,有核沟,偶见核仁。

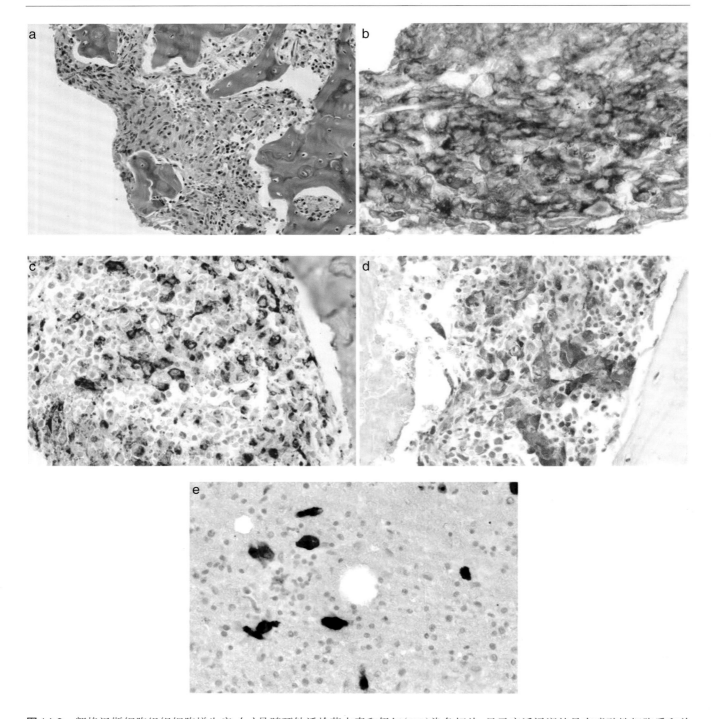

图 14.2　朗格汉斯细胞组织细胞增生症。(a)骨髓环钻活检苏木素和伊红(HE)染色切片,显示广泛浸润的具有嗜酸性细胞质和单核细胞样核的簇状大细胞,骨小梁显示骨重建,与该年龄段儿童骨的不完全骨化相一致。(b)CD1a免疫组化染色显示肿瘤细胞膜强而一致性表达。(c)浸润的肿瘤细胞呈CD68细胞质和胞膜表达,证实了这些细胞的组织细胞特性。(d)S100蛋白免疫染色肿瘤细胞核和细胞质着色,可见伸长的细胞质突起。(e)在这张骨髓切片上,散在的肿瘤性细胞也被langerin免疫组化染色显示出来,langerin染色使这些细胞的细胞质深染。

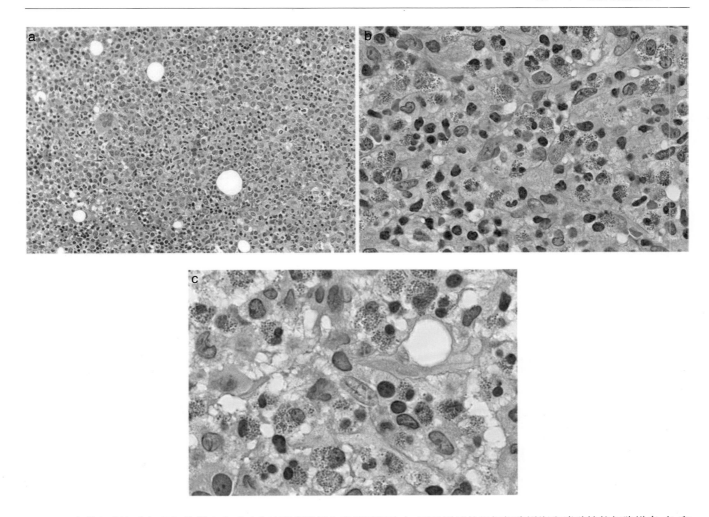

图 14.3　朗格汉斯细胞组织细胞增生症。(a) 在这张高度增生的骨髓切片中,可见明显的组织细胞浸润和嗜酸性粒细胞增多。(b 和 c) 高倍镜观察显示一些组织细胞具有的特征性拉长的"咖啡豆"样细胞核,伴有核沟或"折叠"样核。(Courtesy of Luke Shier, MD)

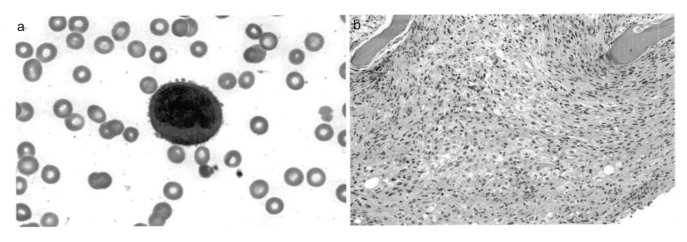

图 14.4　组织细胞肉瘤。(a) 本稀释涂片含有一个大的组织细胞,细胞质丰富、嗜碱性,细胞核增大、卷曲。(b) 骨髓组织结构消失,代之以具有丰富嗜酸性细胞质和增大卷曲细胞核的浸润性大细胞。背景中可见少量骨小梁,它们因骨重塑而变薄。(待续)

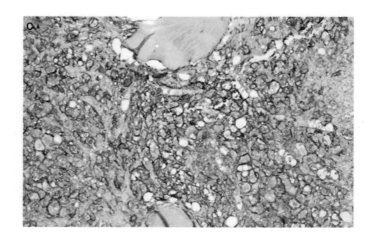

图14.4(续)　(c)CD163免疫组化染色显示肿瘤性浸润,大细胞膜明显着色,图的右上部保留造血组织。

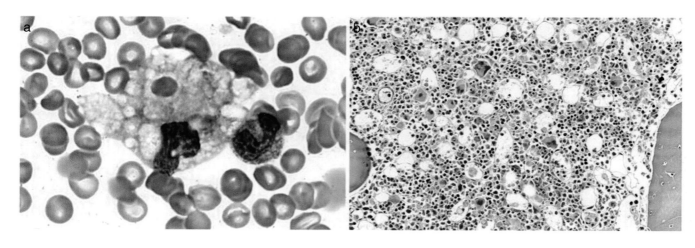

图14.5　EB病毒(EBV)相关噬血细胞综合征。14个月西班牙裔男孩,表现为全血细胞减少、肝功能指标升高、凝血障碍、肝脾大、2周发热史和血管性皮疹,铁蛋白为8100ng/L,LDH为3168U/L,可溶性CD25升高,EBV DNA载量为3723拷贝/mL,巨细胞病毒(CMV)、单纯疱疹病毒(HSV)、细小病毒B19、呼吸道病毒、血/尿/脑脊液培养均为阴性,PRF1或MUNC13-4基因未发现突变,也不支持免疫缺陷。(a)骨髓穿刺涂片,可见一个吞噬了红细胞的活化组织细胞,邻近1个毒性杆状核嗜中性粒细胞。该抽吸涂片中容易找到噬血现象,也可见到裸露的组织细胞。(b)骨髓活检,低倍镜下观察相对于年龄来说增生轻度低下,增生程度为80%。巨核细胞略有增加,窦扩张,增多的组织细胞显示噬红细胞现象。(待续)

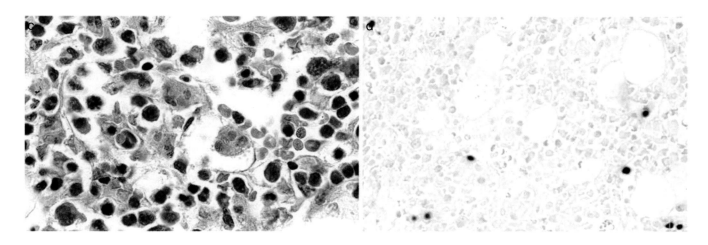

图14.5(续)　(c)高倍观察证实在扩张的窦内组织细胞数量增加,并伴有明显的噬红细胞现象。(d)骨髓活检中EBV编码小RNA (EBER)原位杂交检测突显了散在的淋巴细胞。患者接受抗病毒并接续HLH方案治疗,全血细胞计数恢复正常,随后骨髓也恢复正常。获得性噬血细胞综合征约1/3是由感染引起的,与获得性HLH相关的感染中病毒感染数量超过其他感染,但实际上几乎所有感染都与HLH发生相关。在病毒诱导的噬血细胞综合征中最常见的是EBV,其预后较其他病毒和获得性HLH要差。

图14.6　家族性噬血细胞性淋巴组织细胞增生症。5个月大婴儿出现全血细胞减少,检测发现RAB27A纯合性突变,诊断为Griscelli综合征(一种常染色体隐性遗传综合征)。RAB27A基因在黑色素体转运和细胞毒性T细胞正常功能中起重要作用,RAB27A突变导致婴儿期皮肤色素减退和毛发灰白,是Griscelli综合征的典型表现,以及反复感染和HLH。骨髓涂片可见明显的噬血现象,图中显示一个摄取红细胞前体的组织细胞,相邻一个涂抹细胞,当组织细胞增加时涂抹细胞增加并不少见。家族性或原发性HLH通常是由于正常情况下介导控制感染和炎症反应的淋巴细胞发生先天性缺陷,这些情况包括一些遗传性疾病。

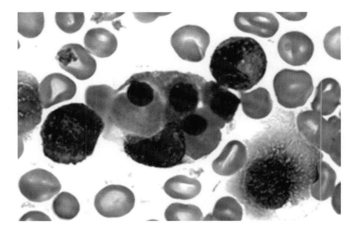

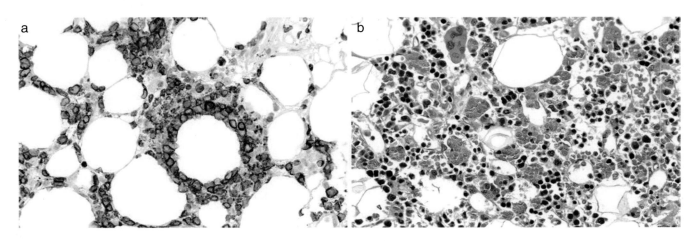

图14.7　恶性肿瘤相关噬血细胞综合征。患者女,28岁,右上臂皮肤活检诊断为皮下脂膜炎样T细胞淋巴瘤。(a)高倍镜图像显示CD3阳性淋巴瘤细胞突显了脂肪小叶轮廓。(b)骨髓中并没有淋巴瘤证据,但患者符合噬血细胞综合征的标准,骨髓活检显示许多组织细胞塞满了红细胞,在HE染色切片上呈"豆袋"样。

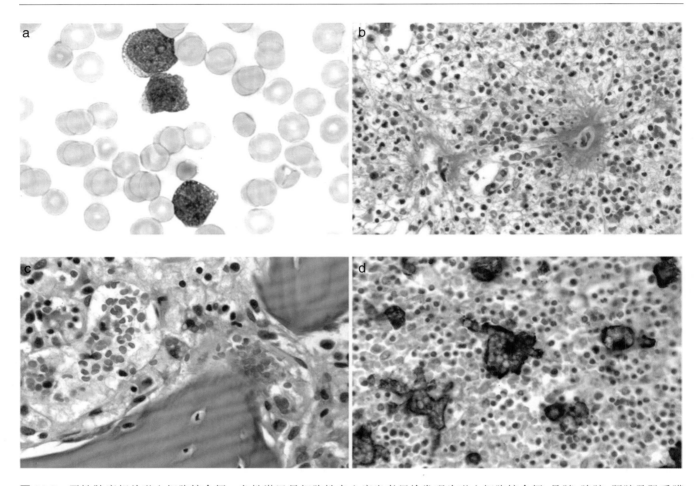

图14.8　恶性肿瘤相关噬血细胞综合征。急性淋巴母细胞性白血病患者尸检发现为噬血细胞综合征,骨髓、脾脏、肝脏及肠系膜淋巴结均发现有噬红细胞现象。(a)在血液涂片中发现典型的淋巴母细胞,其核质比高、染色质平滑、少量嗜碱性细胞质。(b)相对患者年龄骨髓增生低下,造血功能下降使间质明显,右侧有个血管坏死。(c)高倍镜下活检显示扩张髓窦内含有完好的组织细胞,图中央的组织细胞吞噬红细胞。(d)CD163免疫组化染色可很好地突出组织细胞,细胞质CD163阳性使组织细胞轮廓显现,有助于显示细胞的吞噬作用。

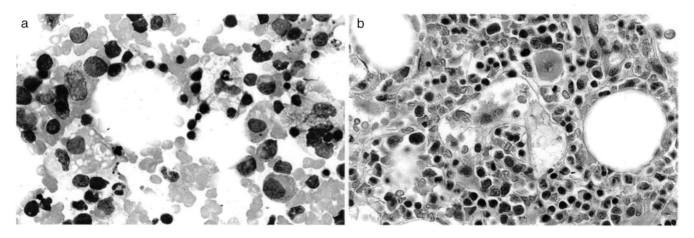

图14.9　恶性肿瘤相关噬血细胞综合征。患者男,76岁,腹膜后肿块,诊断为弥漫性大B细胞淋巴瘤。分期性骨髓检查没有发现淋巴瘤证据,但患者显示有噬血细胞综合征。(a)骨髓涂片显示含有红细胞和有核细胞的组织细胞。(b)环钻活检显示图中部一个扩张的髓窦,可见吞噬红细胞现象。

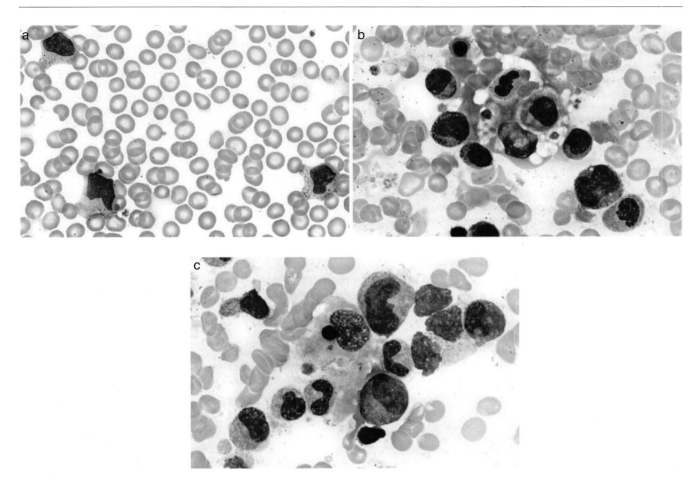

图 14.10 恶性肿瘤相关噬血细胞综合征。12 岁印第安女孩,表现为侵袭性 NK 细胞白血病和噬血细胞综合征。NK 细胞和 T 细胞恶性肿瘤与噬血细胞综合征高度相关,但据报道几乎所有血液系统恶性肿瘤都存在噬血细胞综合征。(a)外周血涂片显示侵袭性 NK 细胞白血病的大颗粒淋巴细胞样的肿瘤细胞,呈"愤怒"样外观,细胞质丰富,轻度嗜碱性,内含大的嗜天青颗粒;细胞核不规则,核仁明显,染色质部分凝聚。(b)骨髓涂片显示吞噬的有核细胞,包括一个白血病细胞,在 2 点钟位置。(c)本图 1 点钟位置显示一个大的肿瘤细胞,与组织细胞相邻。

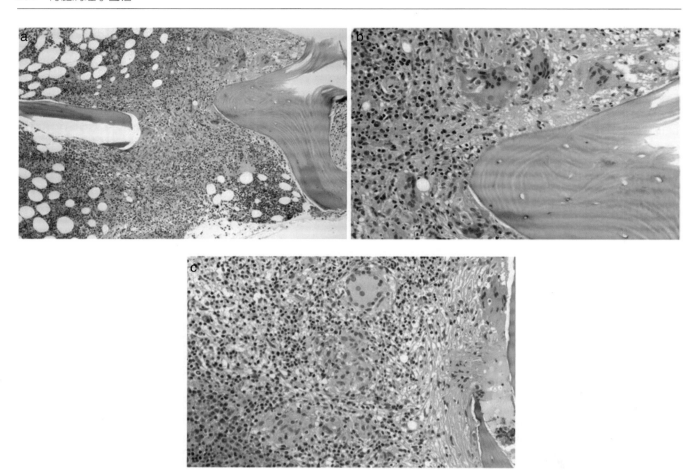

图 14.11   结节病。患者女,44岁,表现为肌痛、关节痛、贫血和高钙血症,PET图像显示骨髓内弥漫性摄取增高,感染性疾病检查阴性,真菌和抗酸杆菌特殊染色均为阴性(未显示),最后诊断为结节病。(a)骨髓活检显示多灶性非干酪样肉芽肿病变,骨小梁周围有多个多核巨细胞和嗜酸性粒细胞。免疫组化显示组织细胞CD68阳性,但S100蛋白、langerin和BRAF V600E阴性(未显示)。有趣的是,可见局灶性CD1a表达。(b)高倍镜下骨小梁周围的多核巨细胞。结节病骨髓受累不常见,但据报道有10%的病例可发生[11],这些患者常表现为细胞减少、高钙血症,PET扫描显示骨活性增高。(c)本图显示骨周围的组织细胞性浸润,由组织细胞、淋巴细胞、嗜酸性粒细胞和多核巨细胞组成。在图的顶部可见一个朗格汉斯巨细胞,细胞核呈马蹄形排列在细胞周边,这些多核巨细胞是由巨噬细胞融合形成的。没有坏死。该患者的鉴别诊断还包括朗格汉斯细胞组织细胞增生症、感染和其他免疫性疾病。

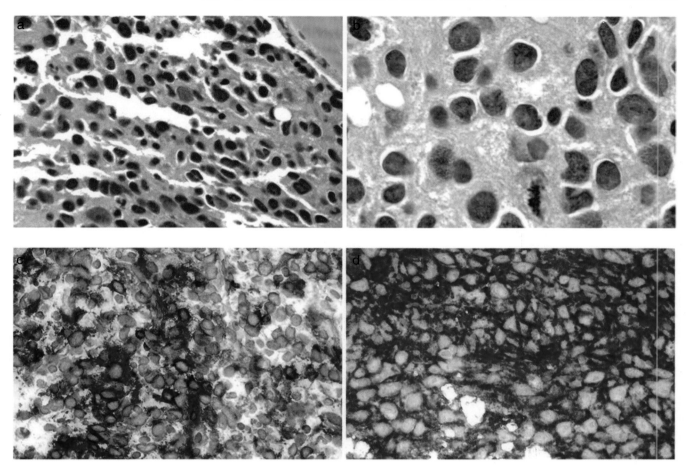

图14.12 滤泡树突细胞肉瘤累及骨髓。(a)骨髓环钻切片HE染色显示,肿瘤细胞广泛取代正常骨髓成分,肿瘤细胞呈椭圆形,细胞质轮廓模糊。(b)高倍镜显示大的肿瘤细胞,染色质呈细颗粒状,核仁明显、嗜酸性,可见一个核分裂象。(c)免疫组化染色肿瘤细胞膜表达CD21,(d)呈强而一致性的膜表达CD23。(Courtesy of Carlos Bueso-Ramos,MD)

表14.2 组织细胞和树突细胞肿瘤的比较

	LCH	RDD	组织细胞肉瘤	反应性组织细胞增生[a]
血液学发现	白细胞增多 ESR升高	白细胞增多 ESR升高 多克隆性HG 低白蛋白	血细胞减少	可能有与病情相关的异常
组织细胞分布	散在和簇状	窦性	簇状和片状	窦性
嗜酸性粒细胞	+	–	–	+/–
伸入现象	–	+	–	–
CD1a	+	–	–	–
S100	+	+	–	–
CD68	+	+	+	+
CD163	+/–	+	+/–	+
Langerin	+	–	–	–
BRAF V600E	+(50%)	–	–	–

ESR,红细胞沉降率;HG,高丙种球蛋白血症;LCH,朗格汉斯细胞组织细胞增生症;RDD,Rosai-Dorfman病。

[a]反应性组织细胞增生包括噬血细胞性淋巴组织细胞增生、结节病,以及与组织细胞相关的感染、炎症或伴随于恶性肿瘤。

表14.3　噬血细胞性淋巴组织细胞增生症(HLH)的诊断标准[a]

分子诊断符合HLH[d]

或下列8项标准中的任何5项

 1.发热

 2.脾大

 3.血细胞减少影响至少两系

  血红蛋白[b]<9g/dL

  血小板计数<100×10⁹/L

  嗜中性粒细胞绝对计数<1×10⁹/L

 4.高甘油三酯血症(>3mmol/L)和(或)低纤维蛋白原血症(<1.5g/L)

 5.噬血细胞现象(骨髓、脾、淋巴结)

 6.NK细胞活性低至缺乏

 7.铁蛋白升高[c](≥500ng/mL)

 8.可溶性CD25升高(≥2400U/mL)

[a],在HLH-2004试验[9]中使用的噬血细胞性淋巴组织细胞增生症的诊断标准。

[b],<4周的婴儿,标准为血红蛋白<10g/dL。

[c],虽然极高的铁蛋白水平(≥10 000μg/L)与HLH相关,但并不具有特异性。据报道,恶性肿瘤和铁负荷过多也伴有高水平铁蛋白[13]。

[d],已报道HLH伴有许多不同基因突变,这些基因包括但不限于AP3B1、BLOC1S6、CD27、ITK、LYST、MAGT1、PRF1、RAB27A、SH2D1A、SLC7A7、STX11、STXBP1、UNC13D(MUNC13-4)和XIAP(BIRC4)。

表14.4　巨噬细胞活化综合征合并系统性幼年特发性关节炎的分类标准[a]

已知/疑似系统性幼年特发性关节炎的发热患者,铁蛋白>684ng/mL

以及下面的任意2条

 1.血小板计数≤181×10⁹/L

 2.谷草转氨酶>48U/L

 3.甘油三酯>156mg/dL

 4.纤维蛋白原≤360mg/dL

Adapted from Ravelli et al[11]。

[a],实验室异常应排除其他疾病所致。

（孟斌　译　张培红　校）

参考文献

1. Emile JF, Abla O, Fraitag S, Horne A, Haroche J, Donadieu J, et al. Histiocyte Society. Revised classification of histiocytoses and neoplasms of the macrophage-dendritic cell lineages. Blood. 2016;127:2672–81.

2. Haupt R, Minkov M, Astigarraga I, Schafer E, Nanduri V, Jubran R, et al. Langerhans cell histiocytosis: guidelines for diagnosis, clinical work-up, and treatment of patients till the age of 18 years. Pediatr Blood Cancer. 2013;60:175–84.

3. Badalian-Very G, Vergilio JA, Degar BA, MacConaill LE, Brandner B, Calicchio ML, et al. Recurrent BRAF mutations in Langerhans cell histiocytosis. Blood. 2010;116:1919–23.

4. Ihle MA, Fassunke J, Konig K, Grunewald I, Schlaak M, Kreuzberg N, et al. Comparison of high resolution melting analysis, pyrose-quencing, next generation sequencing and immunohistochemistry to conventional Sanger sequencing for the detection of p.V600E and non-p.V600E BRAF mutations. BMC Cancer. 2014; 14:13.

5. Huang Q, Chang KL, Weiss LM. Extranodal Rosai-Dorfman disease involving the bone marrow: a case report. Am J Surg Pathol. 2006;30:1189–92.

6. Kim NR, Ko YH, Choe YH, Lee HG, Huh B, Ahn GH. Erdheim-Chester disease with extensive marrow necrosis: a case report and literature review. Int J Surg Pathol. 2001;9:73–9.

7. Jiang L, Admirand JH, Moran C, Ford RJ, Bueso-Ramos CE. Mediastinal follicular dendritic cell sarcoma involving bone marrow:

a case report and review of the literature. Ann Diagn Pathol. 2006;10:357–62.

8. Grogg KL, Lae ME, Kurtin PJ, Macon WR. Clusterin expression distinguishes follicular dendritic cell tumors from other dendritic cell neoplasms: report of a novel follicular dendritic cell marker and clinicopathologic data on 12 additional follicular dendritic cell tumors and 6 additional interdigitating cell tumors. Am J Surg Pathol. 2004;28:988–98.

9. Henter JI, Horne A, Aricó M, Egeler RM, Filipovich AH, Imashuku S, et al. HLH-2004: diagnostic and therapeutic guidelines for hemophagocytic lymphohistiocytosis. Pediatr. Blood Cancer. 2007;48:124–31.

10. Campo M, Berliner N. Hemophagocytic lymphohistiocytosis in adults. Hematol Oncol N Am. 2015;19:915–25.

11. Ravelli A, Minoia F, Davì S, Horne A, Bovis F, Pistorio A, et al. Paediatric Rheumatology International Trials Organisation; Childhood Arthritis and Rheumatology Research Alliance; Pediatric Rheumatology Collaborative Study Group; Histiocyte Society. 2016 classification criteria for macrophage activation syndrome complicating systemic juvenile idiopathic arthritis: a European League Against Rheumatism/American College of Rheumatology/ Paediatric Rheumatology International Trials Organisation collaborative initiative. Ann Rheum Dis. 2016;75:481–9.

12. Yachoui R, Parkber BJ, Nguyen TT. Bone and bone marrow involvement in sarcoidosis. Rheumatol Int. 2015;35:1917–24.

13. Moore C, Ormseth M, Fuchs H. Causes and significance of markedly elevated serum ferritin levels in an academic medical center. J Clin Rheumatol. 2013;19:324–8.

第

15

章

骨髓增殖性肿瘤和
肥大细胞增生症

Luke R.Shier，Tracy I.George

本章包括骨髓增殖性肿瘤（MPN）（表15.1）和肥大细胞增生症（表15.2）。图15.1至图15.38阐述MPN的骨髓病理学，包括对这些肿瘤分类必需的相关临床、实验室、细胞遗传学和分子遗传学发现。

MPN是克隆性肿瘤，特征性表现为骨髓细胞数量增多、器官肿大和有效细胞成熟增加，导致一个或多个细胞系（红细胞增多、白细胞增多、血小板增多）在血液水平增加。尽管典型地缺乏异型增生，但MPN可进展

为急性白血病或终末期骨髓纤维化。该病病程通常较长，可发展很多年。共同的酪氨酸激酶活化机制使该类疾病合并统一为MPN，如表15.3所示，这些肿瘤的临床、实验室和病理学特征有相当多的重叠，随着时间的推移，一种类型的MPN可发展出另一种类型MPN的特征。那些用现有标准不能分类的MPN则归类为未分类型MPN（表15.4至表15.12）。

表15.1　骨髓增殖性肿瘤（MPN）的分类

慢性髓系白血病（CML），BCR-ABL1阳性
真性红细胞增多症（PV）
原发性骨髓纤维化（PMF）
原发性血小板增多症（ET）
慢性中性粒细胞白血病（CNL）
慢性嗜酸性粒细胞白血病，非特指型[a]（CEL，NOS）
骨髓增殖性肿瘤，未分类（MPN，U）

[a]，慢性嗜酸性粒细胞白血病，非特指型（CEL，NOS），仍然保留在MPN分类中，但与嗜酸性粒细胞增多症和特定基因突变（包括PDGFRA、PDGFRB、FGFR1和PCM1-JAK2）相关的髓系和淋巴系肿瘤被认为是独立的疾病，将在第16章详述。

L.R. Shier
Department of Pathology and Laboratory Medicine, University of Ottawa, Ottawa, ON, Canada

T.I. George (✉)
Department of Pathology, University of New Mexico School of Medicine, Albuquerque, NM, USA
e-mail: tracygeorge@salud.unm.edu

表15.2　肥大细胞增生症分类

皮肤肥大细胞增生症（CM）

系统性肥大细胞增生症ª（SM）

　惰性系统性肥大细胞增生症ᵇ（ISM）

　冒烟性系统性肥大细胞增生症ᶜ（SSM）

　伴有相关血液肿瘤的系统性肥大细胞增生症ᵈ（AHNSM）

　侵袭性系统性肥大细胞增生症ᵉ（ASM）

　肥大细胞白血病ᶠ（MCL）

肥大细胞肉瘤（MCS）

主要标准：骨髓和（或）其他皮肤外器官中肥大细胞呈多灶性密集聚集。

次要标准：

　在组织切片或涂片中，超过25%的肥大细胞呈梭形或不典型形态；

　KIT基因第816位密码子活化性点突变；

　肥大细胞表达CD25伴或不伴有CD2表达；

　血清总类胰蛋白酶>20ng/mL，除非存在相关的克隆性造血系统非肥大细胞系疾病。

B表现：

　血清类胰蛋白酶>200ng/mL，骨髓活检肥大细胞>30%；

　有异型增生或髓系增生但不足以诊断血液肿瘤，血细胞计数正常或轻微异常；

　肝大但无肝功能受损，可触及的脾大但无脾功能亢进和（或）淋巴结肿大。

C表现：

　血细胞减少[中性粒细胞绝对计数（ANC）<1.0×10⁹/L，血红蛋白<10g/dL，血小板<100×10⁹/L）]；

　可触及的肝大伴肝功能受损、腹水和（或）门静脉高压；

　大的溶骨性病变和（或）病理性骨折；

　可触及的脾大伴脾功能亢进（如症状性脾大）；

　肥大细胞增生症累及胃肠道所致吸收不良伴体重下降。

Adapted from Arber et al[1]and Horny et al[2]。

ª，存在1个主要标准和1个次要标准或3个次要标准时可诊断系统性肥大细胞增生症。

ᵇ，惰性系统性肥大细胞增生症不伴有B或C表现，如下所述。

ᶜ，冒烟性系统性肥大细胞增生症定义为至少有2个B表现，但无C表现。

ᵈ，伴有相关血液肿瘤的系统性肥大细胞增生症以前被描述为伴有相关克隆性血液非肥大细胞系疾病的系统性肥大细胞增生症，相关血液肿瘤应该符合特定肿瘤的WHO标准，并且系统性肥大细胞增生症应符合上述标准。

ᵉ，侵袭性系统性肥大细胞增生症符合上述系统性肥大细胞增生症的标准，伴有一个或更多"C"表现，但无肥大细胞白血病的证据。

ᶠ，骨髓穿刺涂片中出现≥20%的肥大细胞时可诊断肥大细胞白血病。

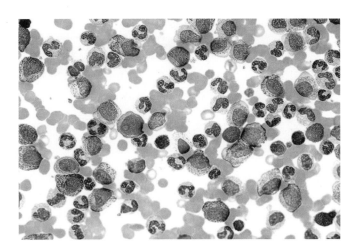

图15.1　慢性髓系白血病（CML），慢性期。外周血涂片的Wright-Giemsa染色显示白细胞明显增多，以分叶核中性粒细胞和幼稚粒细胞为主。幼稚粒细胞主要为中幼粒细胞，少部分为晚幼粒细胞、早幼粒细胞，原始细胞罕见。

表15.3　骨髓增殖性肿瘤：临床、形态学和遗传学特征

MPN	遗传学[a]	血涂片	骨髓	纤维化	脾大
慢性髓系白血病（CML）	BCR-ABL1	白细胞增多伴幼稚粒细胞、嗜碱性粒细胞	细胞数量增多，髓系明显增生，小巨核细胞	不定	++
真性红细胞增多症（PV）	JAK2	红细胞增多可能是明显的或被缺铁性低色素性小细胞贫血掩盖，+/−轻度中性粒细胞、轻度嗜碱性粒细胞增多或血小板增多	细胞数量增多，全髓系增生+/−红系增生、不典型巨核细胞增生	纤维化分期增高	++
原发性骨髓纤维化（PMF）	JAK2、MPL、CALR	成白红细胞性涂片伴泪滴形红细胞、巨大和怪异的血小板	骨髓增生活跃，髓系增生，不典型巨核细胞增生，怪异/多形性巨核细胞	纤维化分期增高	+++
原发性血小板增多症（ET）	JAK2、MPL、CALR	血小板增多，可有巨核细胞核	正常细胞密度，粒/红（M/E）比例正常，不典型巨核细胞增生伴成熟的体积大的巨核细胞	微小	−/+
慢性中性粒细胞白血病（CNL）	CSF3R	白细胞增多，毒性中性粒细胞增多，轻微核左移	细胞数量增多，髓系增生	不定	++
慢性嗜酸性粒细胞白血病，非特指型（CEL，NOS）	尚无[b]	持续性嗜酸性粒细胞增多>1.5×10⁹/L	异常骨髓形态，类似MDS、MPN或MDS/MPN	不定	+/−

CEL、NOS，慢性嗜酸性粒细胞白血病，非特指型；MDS，骨髓增生异常综合征；meg，巨核细胞；MPN，骨髓增殖性肿瘤。

[a]，蛋白酪氨酸激酶的异常调控是骨髓增殖性肿瘤的遗传基础，涉及所列特定基因。

[b]，伴有嗜酸性粒细胞增多和PDGFRA、PDGFRB、FGFR1和PGM1–JAK2突变的髓系和淋巴系肿瘤单独分类，CEL，NOS类型非常狭窄，定义为外周血或骨髓原始粒细胞增多和（或）存在非特异性细胞遗传学异常。

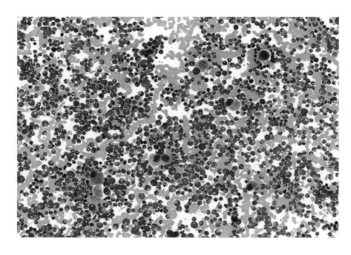

图15.2　慢性粒细胞白血病（CML），慢性期。骨髓穿刺涂片Wright-Giemsa染色低倍镜显示由于粒系增生所致的骨髓增生极度活跃。小而少分叶巨核细胞（侏儒巨核细胞）数量增多，亦可见微巨核细胞。

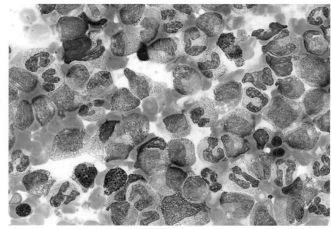

图15.3　慢性粒细胞白血病，慢性期。骨髓穿刺涂片Wright-Giemsa染色证实髓系增生完整成熟为分叶核中性粒细胞。中幼粒细胞和分叶核中性粒细胞明显可见，伴嗜酸性粒细胞和嗜碱性粒细胞增多，红系造血少见，原始粒细胞数量未见增加。

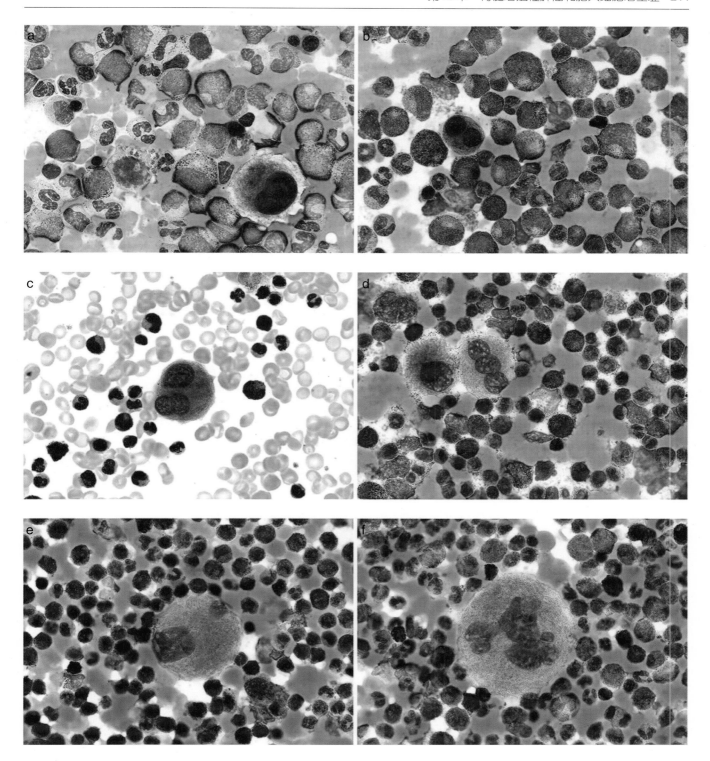

图15.4　慢性粒细胞白血病，慢性期。骨髓穿刺涂片Wright-Giemsa染色可见各种各样的巨核细胞。(a)在富含粒细胞背景的穿刺涂片中可见小的、少分叶巨核细胞或"侏儒巨核细胞"，只有极少的红系前体细胞存在。(b)图中央左侧可见一个双核的微巨核细胞，背景显示幼稚粒细胞增生，包括许多中幼粒细胞、晚幼粒细胞和早幼粒细胞，无原始细胞增多。(c)一个具有分叶核的不典型巨核细胞。(d)在富含中性粒细胞及其前体细胞的背景中，可见其他不典型巨核细胞。(e)在富含中性粒细胞和嗜碱性粒细胞的背景中，可见一个具有宽分叶核的大巨核细胞。(f)在富含中性粒细胞、嗜酸性粒细胞和嗜碱性粒细胞的背景中，可见一个具有分叶核的增大的成熟巨核细胞。

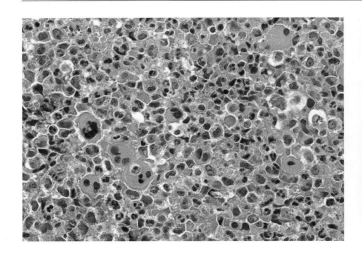

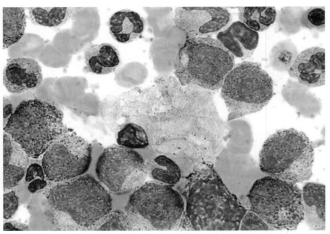

图15.5　慢性粒细胞白血病,慢性期。环钻活检标本HE染色,显示在高度增生的骨髓中,可见增生的不典型小巨核细胞混杂于大量的分叶核中性粒细胞和嗜酸性粒细胞中。

图15.7　慢性粒细胞白血病,慢性期。穿刺涂片Wright-Giemsa染色,中央可见一巨噬细胞或假戈谢细胞。在CML病例中通常可见到巨噬细胞数量增多,反映了更新周期增加。

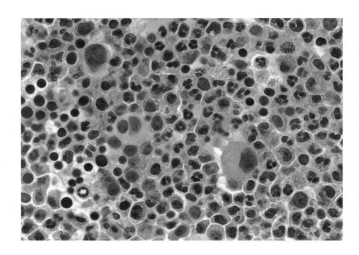

图15.6　慢性粒细胞白血病,慢性期。环钻活检HE染色突显少数散在的不典型小巨核细胞及许多分叶核中性粒细胞和嗜酸性粒细胞。

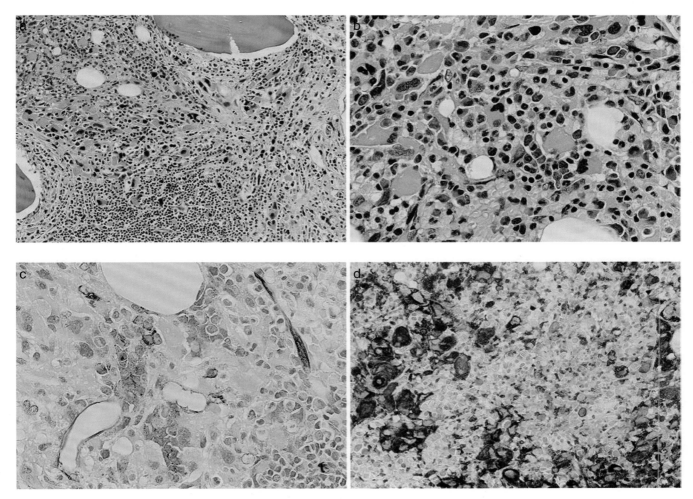

图15.8　慢性粒细胞白血病，加速期。患者女，55岁，有持续性小细胞性贫血，外周血涂片显示成白红细胞增生，含有26%嗜碱性粒细胞，骨髓穿刺涂片计数含有13%原始粒细胞（未显示）。(a)骨髓活检标本相应的HE染色显示高度增生，伴有广泛纤维化和散在反应性淋巴细胞聚集；注意图片底部为淋巴细胞聚集的边缘，有明显增生的簇状、少分叶小巨核细胞。伴有明显网状或胶原纤维化相关的大群异常小巨核细胞簇是CML加速期的一个标准，这通常与表15.4内描述的加速期病变的至少一项附加标准相关。(b)骨髓活检标本的高倍镜图像，显示未成熟单个核细胞增多，与间质和骨髓窦内分布的原始细胞一致。嗜酸性粒细胞及少分叶小巨核细胞明显可见。粒细胞成熟和红细胞生成功能完整无损。(c)骨髓活检标本免疫组化染色显示CD34阳性原始细胞呈灶性聚集，估计约占全部有核细胞的15%。(d)骨髓活检标本CD42b免疫组化染色显示大量微巨核细胞和侏儒巨核细胞，还有一群更加不成熟的细胞，倾向于原巨核细胞。

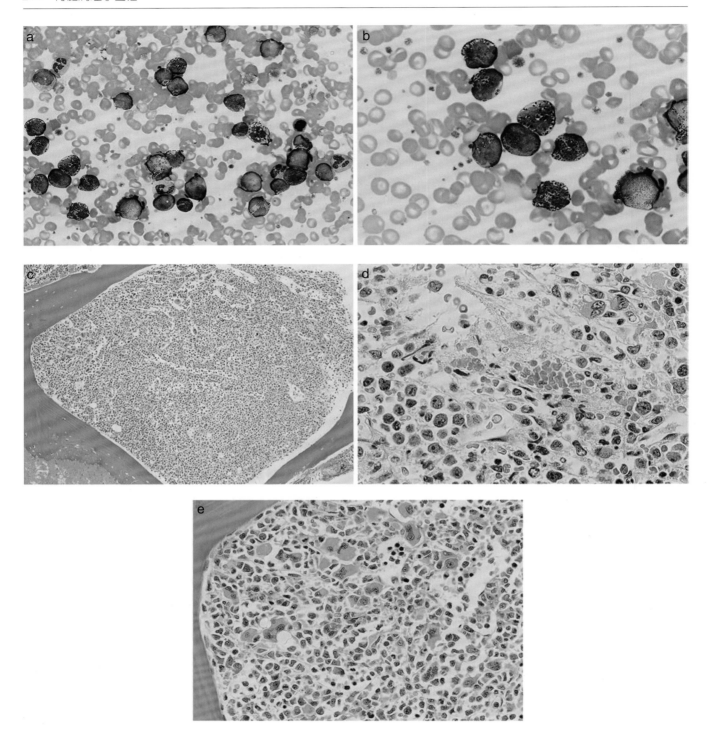

图15.9 慢性粒细胞白血病,急变期。患者女,62岁,表现为白细胞增多(计数为39×10⁹/L)、脾大和乳房肿块。外周血涂片显示惊人的60%的嗜碱性粒细胞,很多嗜碱性粒细胞显示未成熟特征,以及5%的原始粒细胞(未显示)。(a)骨髓穿刺涂片Wright-Giemsa染色显示大量的原始细胞,许多具有明显的嗜碱性分化,以及成熟的嗜碱性粒细胞。(b)高倍镜图像显示具有嗜碱性特征的原始细胞(图上方),下方为成熟的嗜碱性粒细胞。(c)相应的骨髓环钻活检为100%的细胞密度,低倍镜下显示骨髓窦扩张明显。(d)高倍镜下显示有很多原始细胞,正在流经骨髓窦。嗜碱性颗粒在活检切片中很难看到,因为嗜碱性颗粒是水溶性的。在图右上方可见几个不典型巨核细胞。(e)活检的另一区域显示富于原始细胞的背景中典型的少分叶小巨核细胞增生。通过流式细胞学检测,一群CD117阳性的原始细胞被确定,其中仅有一小部分表达CD34和CD33。细胞遗传学核型分析显示t(9;22)(q34.q;q11.2)。乳腺活检显示为高分化浸润性导管癌。

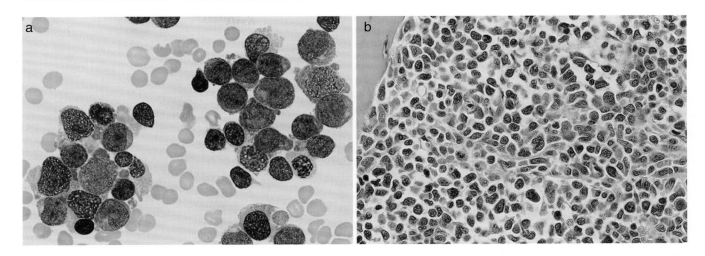

图 15.10 慢性粒细胞白血病,急变期(混合表型,B系/髓系)。患者男,53岁,表现为白细胞计数255×10⁹/L、血红蛋白8g/dL、血小板计数30×10⁹/L和36%的循环原始细胞。**(a)**骨髓穿刺涂片显示两群原始细胞:较多的一群为原始粒细胞,体积较大,具有丰富的轻度嗜碱性细胞质,染色质均匀,核仁明显;较少的一群具有B淋巴母细胞特征,体积较小,极少的嗜碱性细胞质,核圆形,部分染色质致密。**(b)**相应的骨髓活检显示高度增生,由原始粒细胞和B淋巴母细胞所取代。定量聚合酶链反应(qPCR)显示BCR-ABL1转录本阳性,BCR-ABL1/ABL1为1.2。遗传学分析显示在全部20个分裂中期细胞中均存在t(9;22)易位。在CML急变期,原始细胞典型的为髓系,但有多至1/3的病例可能为淋巴系。罕见情况下,就像本例,可出现原始细胞的混合表型。

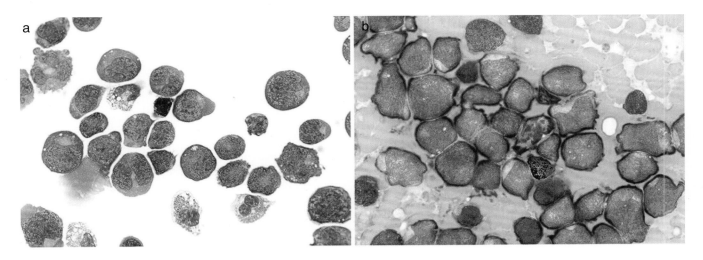

图 15.11 慢性粒细胞白血病,急变期。**(a)**Wright-Giemsa染色显示穿刺涂片可见多量大的原始细胞,具有丰富的深嗜碱性细胞质,核为圆形到锯齿状,染色质均匀,核仁明显,背景可见嗜酸性粒细胞、嗜碱性粒细胞和中性粒细胞。**(b)**另一视野显示多量原始粒细胞,中轻度嗜碱性细胞质,染色质均匀,近图片中央可见一个嗜碱性粒细胞。(待续)

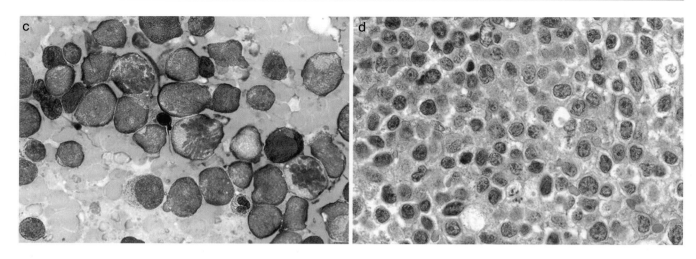

图15.11(续) （c）多量核分裂象混杂在原始粒细胞中，偶见嗜酸性粒细胞。（d）相应的环钻活检 HE 染色显示成片的不成熟单个核细胞，与原始细胞一致。

表15.4　慢性髓系白血病的自然病程ᵃ

慢性期:<10% 原始细胞

加速期(10%~19% 原始细胞)，也定义为：

　　经过治疗，白细胞计数仍增加或持续(>10×10⁹/L)

　　经过治疗，脾大增加或持续肿大

　　血小板持续减少(PLT<100×10⁹/L)，与治疗无关

　　经过治疗，血小板仍持续增多(PLT>1000×10⁹/L)

　　外周血嗜碱性粒细胞增多≥20%

　　诊断时即存在附加的克隆性染色体异常(包括继发 Ph+、+8、等臂染色体17q、+19、复杂核型或3q26.2异常)

　　治疗过程中的克隆演进

　　与网状或胶原纤维化相关的大群异常小巨核细胞簇，通常与上述标准中的一项或多项相关

对酪氨酸激酶抑制剂(TKI)治疗抵抗的"暂定"标准：

　　对第一个 TKI 血液学抵抗或者没有获得完全的血液学反应

　　对2个连续的 TKI 产生抵抗的任何血液学、细胞遗传学或分子标志

　　TKI 治疗期间 BCR-ABL1 发生2种或更多的突变

急变期(≥20% 原始细胞)ᵇ

　　髓外原始细胞增生也被定义为急变期

Criteria for accelerated phase adapted form Arber et al.[1]

ᵃ，根据血液和骨髓内原始细胞的百分率对 CML 患者的分期进行定义，但其他临床及实验室检查结果也很重要。

ᵇ，血液或骨髓中出现淋巴母细胞时，应及时评估 CML 的淋巴母细胞转化。

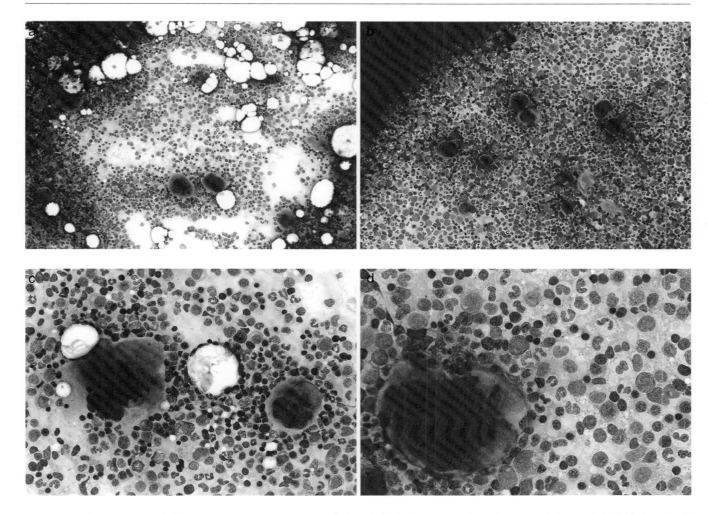

图 15.12　真性红细胞增多症(PV)。(a 和 b)Wright-Giemsa 染色的穿刺涂片显示在丰富的粒系和红系造血生成的背景下,可见数量增加的多形性巨核细胞。(c)显示 2 个成熟的巨核细胞,左侧巨核细胞体积增大,分叶多;右侧巨核细胞大小正常,但为不典型分叶核。(d)明显增大的不典型巨核细胞混杂于粒系和红系造血细胞中。PV 是一种不依赖于促红细胞生成素调节而产生的红细胞数量和群体增加的克隆性增殖,几乎所有患者都携带有 JAK2 基因突变。诊断标准列于表 15.5。

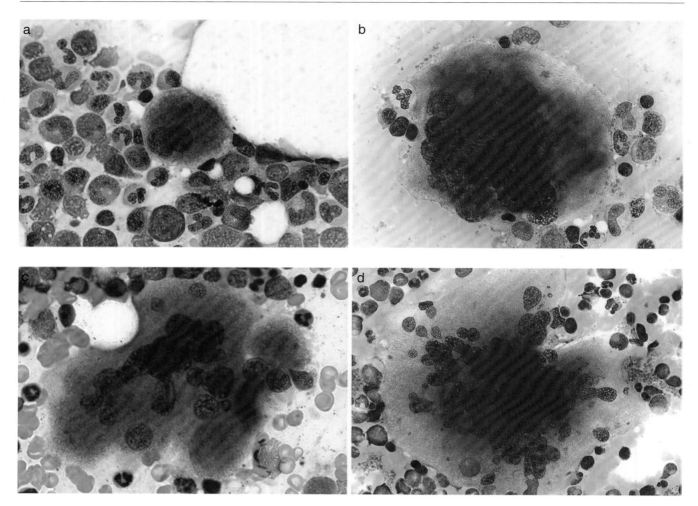

图 15.13　真性红细胞增多症（PV）。Wright-Giemsa 染色穿刺涂片显示一系列巨核细胞：从正常大小（a），到明显增大和多分叶核（b），再到具有分离核叶和过度核分叶的增大的巨核细胞（c 和 d）。巨核细胞形态的多形性是 PV 和原发性骨髓纤维化（PMF）的典型特征。

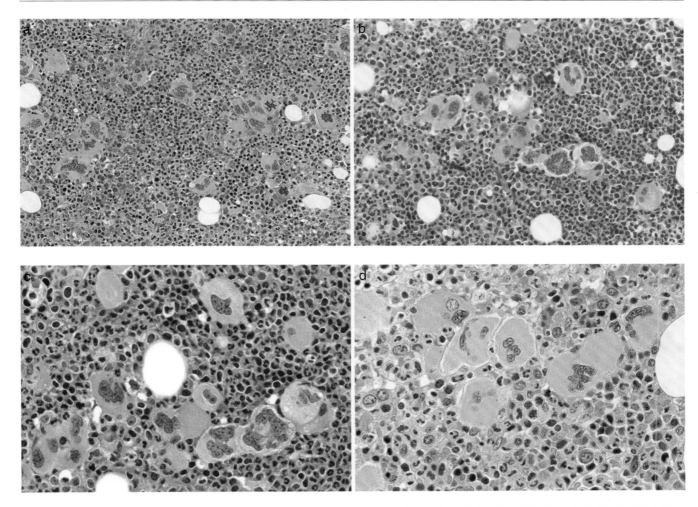

图15.14 真性红细胞增多症（PV）。相较于该患者的年龄，其骨髓环钻活检显示高度增生，呈全髓性增生。(a)不典型巨核细胞突出，呈多形性形态，偶呈致密簇状。(b)高倍镜下，巨核细胞簇显示巨核细胞体积从小到大，背景可见髓系造血增多。(c)其他巨核细胞簇显示具有球根状核的不典型、多形性巨核细胞。(d)大簇状多形性巨核细胞呈现不典型核特征。

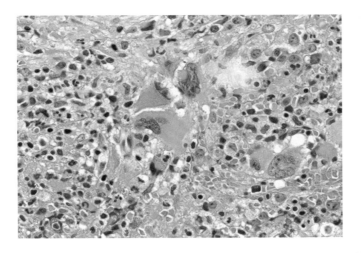

图15.15 红细胞增多症后骨髓纤维化。环钻活检显示图中心可见高度不典型的多形性巨核细胞簇，背景富于纤维化，伴有粒系和红系造血生成。巨核细胞染色质增多，核呈"云雾"状。在疾病的"耗竭"期，骨髓明显纤维化，血液和骨髓的形态学改变与原发性骨髓纤维化（PMF）所见相似，包括伴有泪滴样细胞、骨髓纤维化和不典型巨核细胞增生的成白红细胞增多。

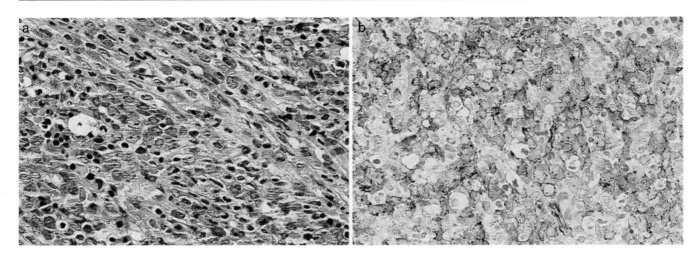

图15.16 源于PV的急性髓系白血病（AML）。患者男，44岁，有PV病史，全血细胞计数发现小红细胞增多、血小板减少，伴有22%的循环原始细胞。（a）环钻活检显示片状不成熟细胞，与原始细胞相符，同时伴有明显的嗜酸性粒细胞增多和完整的红细胞生成。细胞呈流水状，提示纤维化形成。（b）免疫组化染色突出显示成片的CD34阳性原始细胞，约占总有核细胞的25%。据估计，高达一半的患者20年后将发展为急性白血病。

表15.5 WHO真性红细胞增多症（PV）诊断标准ᵃ

主要标准
血红蛋白：男性>16.5g/dL，女性>16.0g/dL。血细胞比容：男性>49%，女性>48%；或红细胞（RBC）总量增加（>25%超过平均正常预测值）
骨髓活检呈高度增生伴全髓性增生（红系、粒系和巨核系均增多；在PV病例中，巨核细胞成熟且具有多形性）
JAK2 V617F或外显子12突变
次要标准
血清促红细胞生成素水平低

Adapted from Arber et al[1]。

ᵃ，诊断需要满足全部主要标准或前2个主要标准和次要标准。持续红细胞增多，具有男性血红蛋白>18.5g/dL（血细胞比容，55.5%）或女性血红蛋白>16.5g/dL（血细胞比容，49.5%）且JAK2突变和促红细胞生成素低于正常水平的患者，可不需要骨髓活检标准。

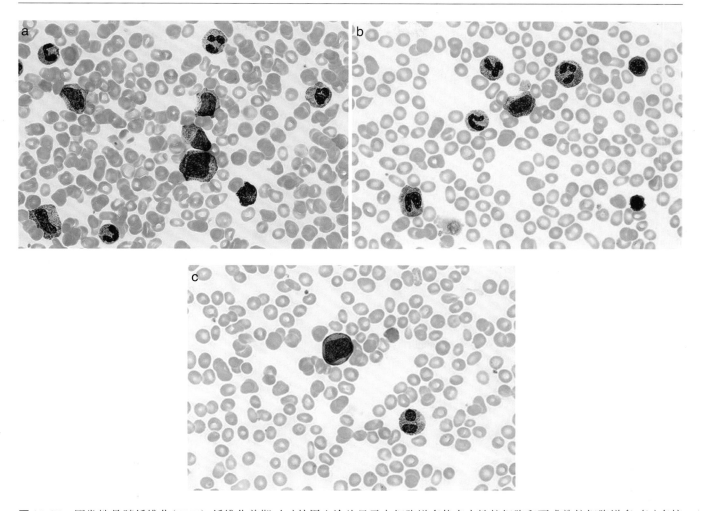

图15.17 原发性骨髓纤维化(PMF),纤维化前期。(a)外周血涂片显示白细胞增多伴有中性粒细胞和不成熟粒细胞增多;(b)有核红细胞、罕见的泪滴形红细胞和一个巨大怪异的低颗粒血小板;(c)罕见的循环原始细胞。

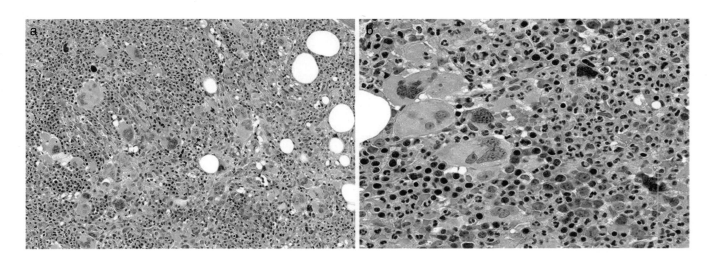

图15.18 原发性骨髓纤维化(PMF),纤维化前期。(a)环钻活检显示骨髓高度增生伴有显著的非典型巨核细胞增生,巨核细胞具有多形性,核染色质浓集,有些具有球根状和云雾状核。背景中粒细胞增生明显。(b)高倍镜下,显示全髓性增生,背景中可见红细胞和粒细胞生成,增大的、多形性的巨核细胞成簇存在,核分叶不规则,核染色质浓集。

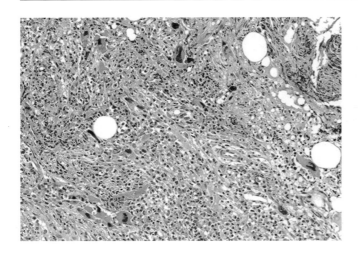

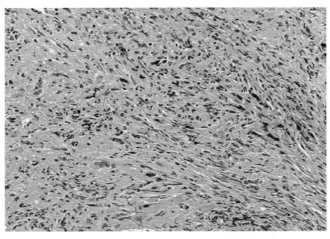

图 15.19 原发性骨髓纤维化(PMF)。在这个骨髓活检中可看到从纤维化前期向明显纤维化期的转化,流水形细胞的出现提示纤维化。原发性骨髓纤维化是克隆性病变,特征性表现为巨核细胞和粒系前体细胞的增殖伴随反应性骨髓纤维化。骨髓被纤维化取代导致髓外造血,随后出现肝脾大和邻近正常结构受挤压。高达40%的患者诊断时无症状,多由于体检及血液学检查异常而提示诊断。

图 15.21 原发性骨髓纤维化(PMF),明显纤维化期。环钻活检标本显示明显纤维化,伴有流水形细胞和三系造血减少,并可见散在不典型、多形性巨核细胞。

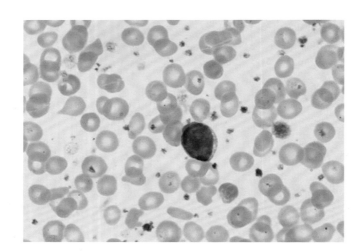

图 15.20 原发性骨髓纤维化(PMF),成白红细胞增多。此为原发性骨髓纤维化明显纤维化期患者的外周血涂片,涂片中央可见一个原始细胞,背景中泪滴样红细胞多见,并见许多血小板,包括大的、低颗粒血小板。图中未显示典型的有核红细胞。

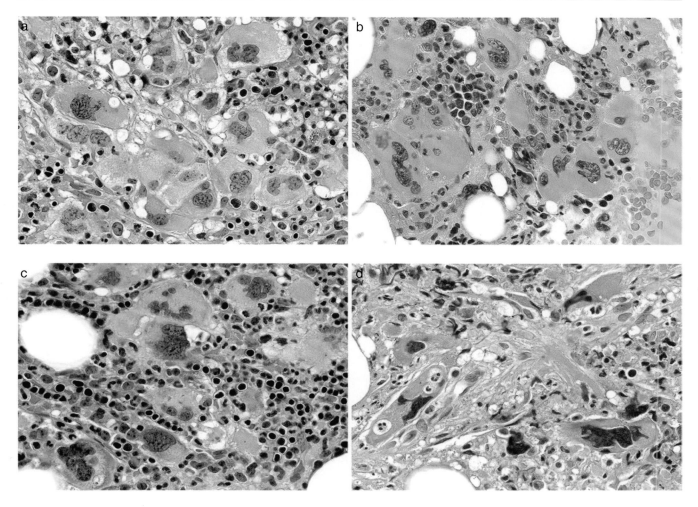

图 15.22　原发性骨髓纤维化（PMF），巨核细胞。(a-d)这些 HE 染色的环钻活检切片显示数量增多的多形性不典型巨核细胞呈致密簇状。

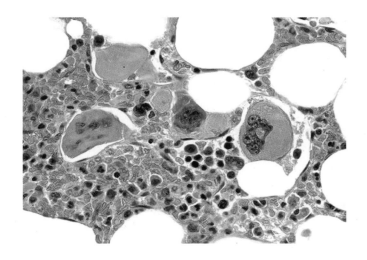

图 15.23　原发性骨髓纤维化（PMF），明显纤维化期。环钻活检显示窦内造血，出现窦内造血并非原发性骨髓纤维化所特有的，也可见于其他 MPN。

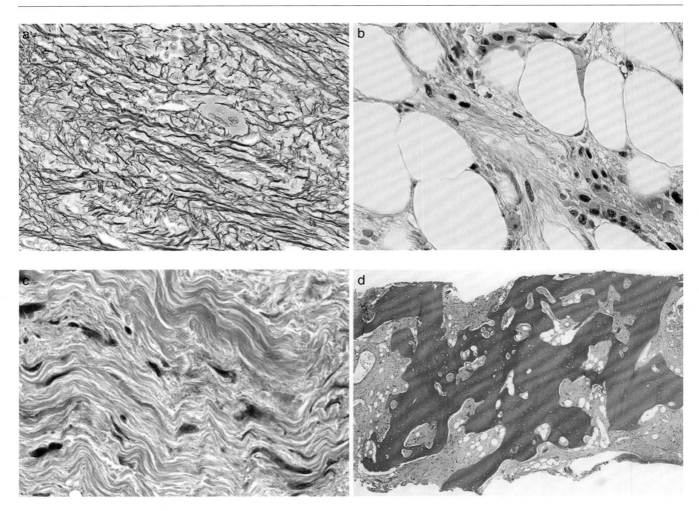

图 15.24　原发性骨髓纤维化（PMF），明显纤维化期。环钻活检显示明显增加的网状纤维呈大量交叉分布（a）。Masson 三色染色法显示轻微的胶原纤维化（b）和明显的胶原纤维化（c）。表 15.7 和表 15.8 描述了纤维化分级。在本活检中显示了 3 级骨硬化，呈明显硬化的骨小梁（d），骨小梁间可见扩张的窦。

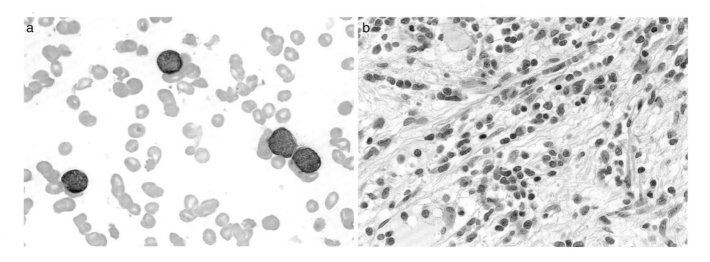

图 15.25　源于原发性骨髓纤维化的急性髓系白血病。（a）原始细胞增多，细胞体积大，细胞质稀少，染色质均匀。明显纤维化期的患者可进展为骨髓增生异常和（或）急性白血病。（b）骨髓活检标本显示增多的原始细胞呈小的和大的聚集灶，在髓窦内也可见到。

表15.6　原发性骨髓纤维化的自然病程

	纤维化前期	明显纤维化期
诊断	–	绝大多数患者得到诊断
中位生存期	18年	7年
CBC和差异	贫血、PLT不等、轻微白细胞增多	此期更常见 贫血 PLT不等伴有血小板减少症 WBC不等伴有白细胞减少症
外周血涂片形态学	+/–有核红细胞 +/–不成熟粒细胞 +/–大血小板 +/–罕见泪滴形红细胞 少数患者偶见原始细胞	成白红细胞性涂片伴多量泪滴形红细胞 巨型、怪异血小板 巨核细胞核 微巨核细胞 原始细胞计数增高
骨髓	过度增生 M/E比值增高 粒系增生左移 巨核细胞增加,呈簇状、多形性、粗块状分叶 反应性淋巴细胞聚集	增生程度不等 明显纤维化 骨硬化 窦内造血 粒系和红系生成减少 不典型巨核细胞增生持续存在 反应性淋巴细胞聚集
细胞遗传学	–	细胞遗传学异常及预后不好核型此期更常见
JAK2、CALR、MPL突变	存在	存在
附加突变	高风险突变如SRSF2和IDH1/2发生频率相似	高风险突变如SRSF2和IDH1/2发生频率相似 ASXL1、EZH2更常见 2种或更多的突变基因更频繁地被报道

CBC,全血细胞计数;M/E,髓系/红系;PLT,血小板计数;PMF,原发性骨髓纤维化;WBC,白细胞计数。

Adapted from Guglielmelli et al[3]。

表15.7　骨髓纤维化分级[a]

分级	描述
MF-0	正常骨髓
MF-1	松散的网状纤维网伴有许多交叉
MF-2	弥漫致密的网状纤维增加伴有广泛交叉 偶见局灶胶原束和(或)局灶骨硬化
MF-3	弥漫致密的网状纤维增加伴粗胶原束,通常具有骨硬化

Adapted from Thiele et al[4]and Kvasnicka et al[5]。

[a],分级系统可用于网状纤维化和胶原纤维化。因此,必须同时使用网状纤维染色和Masson三色染色。网状纤维和胶原纤维只能在骨髓的造血区域进行评估。最终评分由出现于至少30%骨髓区域的最高级别来决定。

表15.8　骨髓的胶原纤维化分级[a]

分级	描述
0	正常(血管周胶原沉积)
1	骨小梁旁或中央部位的局灶胶原沉积
2	骨小梁旁和(或)中央部位胶原沉积伴局灶连接成网 或骨小梁旁胶原广泛沉积
3	胶原弥漫性沉积

Adapted from Kvasnicka et al[6]。

[a],最终评分由出现于至少30%骨髓区域的最高级别来决定。

表15.9　骨髓的骨硬化分级[a]

分级	描述
0	正常骨小梁
1	骨小梁旁局灶生芽或新生骨
2	弥漫性新骨形成伴骨小梁增厚
3	新骨广泛形成并互联成网,骨髓腔消失

Adapted from Kvasnicka et al[6]。

[a],最终评分由出现于至少30%骨髓区域的最高级别来决定。

表15.10　原发性骨髓纤维化（PMF）纤维化前期的诊断标准[a]

主要标准

　　骨髓组织学：不典型巨核细胞增生，无2级或3级纤维化，骨髓过度增生伴粒细胞增生，通常红系发育不良

　　除外其他的MPN、MDS或髓系肿瘤[b]

　　JAK2、MPL或CALR突变[c]

次要标准

　　贫血

　　WBC≥11×10⁹/L

　　LDH增加[d]

　　可触及的脾大

LDH，乳酸脱氢酶；MDS，骨髓增生异常综合征；MPN，骨髓增殖性肿瘤；PMF，原发性骨髓纤维化；WBC，白细胞计数。

Adapted from Arber et al[1]。

[a]，诊断需要所有3个主要标准和至少1个次要标准。次要标准必须经连续2次的检测确认。

[b]，PMF的鉴别诊断非常广泛，包括除外PMF的其他MPN、MDS、急性全髓增生伴骨髓纤维化、急性髓系白血病、肥大细胞增生症、恶性组织细胞增生症、维生素D缺乏、结缔组织病、自身免疫性骨髓纤维化、淋巴瘤、毛细胞白血病、浆细胞骨髓瘤、转移癌、肾性骨营养不良、感染及灰色血小板综合征。

[c]，在缺乏JAK2、MPL或CALR突变时，必须有另一个克隆性标志物存在（如ASXL1、EZH2、TET2、IDH1、IDH2、SRSF2、SF3B1突变）或没有轻微反应性网状纤维化（1级）。

[d]，高于正常值的上限。

表15.11　原发性骨髓纤维化（PMF）纤维化期的诊断标准[a]

主要标准

　　不典型巨核细胞增生伴2级或3级纤维化[b]

　　除外其他的MPN、MDS或其他的髓系肿瘤[c]

　　JAK2、MPL或CALR突变[d]

次要标准

　　贫血

　　WBC≥11×10⁹/L

　　LDH升高[e]

　　可触及的脾大

　　成红白细胞增多的涂片[f]

LDH，乳酸脱氢酶；MDS，骨髓增生异常综合征；MPN，骨髓增殖性肿瘤；WBC，白细胞计数。

Adapted from Arber et al[1]。

[a]，诊断需要所有主要标准和至少1个次要标准。

[b]，见表15.7骨髓纤维化的分级标准。

[c]，其他MPN，包括慢性髓系白血病、原发性红细胞增多症、真性红细胞增多症（PV），以及MDS和其他髓系肿瘤，必须一起被排除掉。

[d]，在缺乏JAK2、MPL或CALR突变时，必须有另一个克隆性标志物存在（如ASXL1、EZH2、TET2、IDH1、IDH2、SRSF2、SF3B1）或无反应性纤维化。

[e]，高于正常值的上限。

[f]，出现不成熟粒细胞和有核红细胞，泪滴形红细胞通常也在此期出现。

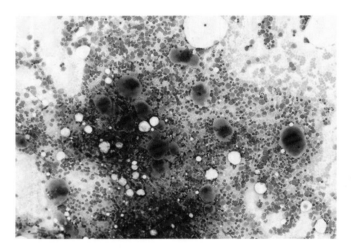

图15.26　原发性血小板增多症（ET）。骨髓穿刺涂片的Wright-Giemsa染色显示在完好造血背景下成熟的大和增大的巨核细胞增生。

表15.12　原发性血小板增多症（ET）的诊断标准[a]

主要标准

　　持续性PLT计数≥450×10⁹/L

　　骨髓活检见有不典型巨核细胞增生伴增大的成熟巨核细胞[b]

　　不符合其他MPN、MDS或其他髓系肿瘤的标准

　　JAK2、MPL或CALR突变

次要标准

　　克隆性标志或缺乏支持反应性血小板增多的证据[c]

Adapted from Arber et al[1]。

[a]，诊断需要满足所有4个主要标准或前3个主要标准+次要标准。

[b]，骨髓活检不应有中性粒细胞系或红系生成明显增加或左移。通常无纤维化或罕见1级纤维化。

[c]，反应性血小板增多症的原因包括铁缺乏、溶血性贫血、脾切除后、恶性肿瘤、感染、炎症状态、药物作用、急性血液丢失、急性感染/炎症、运动或血小板减少引起的反弹。

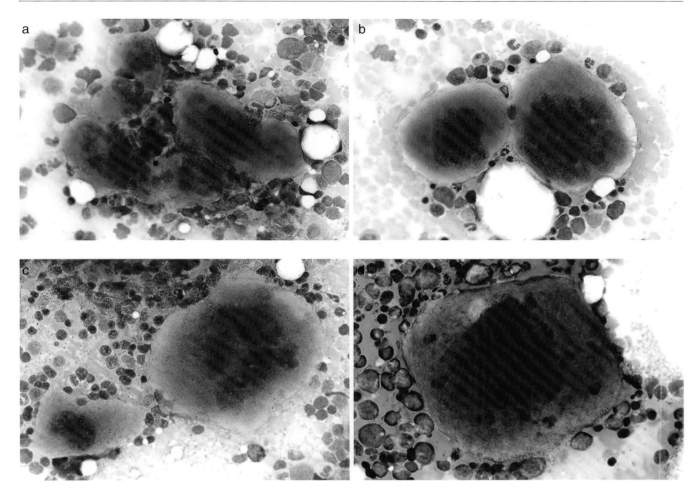

图15.27 原发性血小板增多症(ET),巨核细胞。(a-d)成簇的增大和巨大的成熟巨核细胞伴有多分叶核。原发性血小板增多症的特征为骨髓中存在成熟巨核细胞的克隆群体,产生过多的血小板,通常超过 1000×10⁹/L。绝大多数患者无症状,由血常规检查发现。

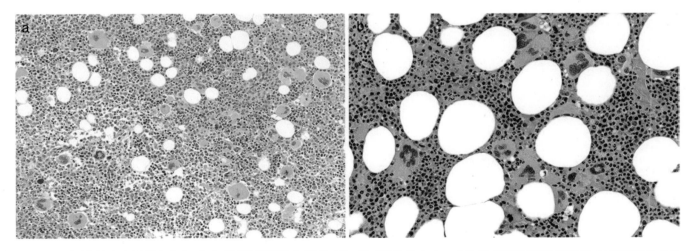

图15.28 原发性血小板增多症(ET)。(a)通常骨髓增生程度正常,伴正常的粒/红(M/E)比例,巨核细胞数量增多,呈松散簇状或单个分布在骨髓内,正如本图环钻活检HE染色中显示的一样。(b)高倍镜下,可见成熟巨核细胞呈松散簇状分布,许多体积增大。原发性血小板增多症诊断标准列于表15.12。

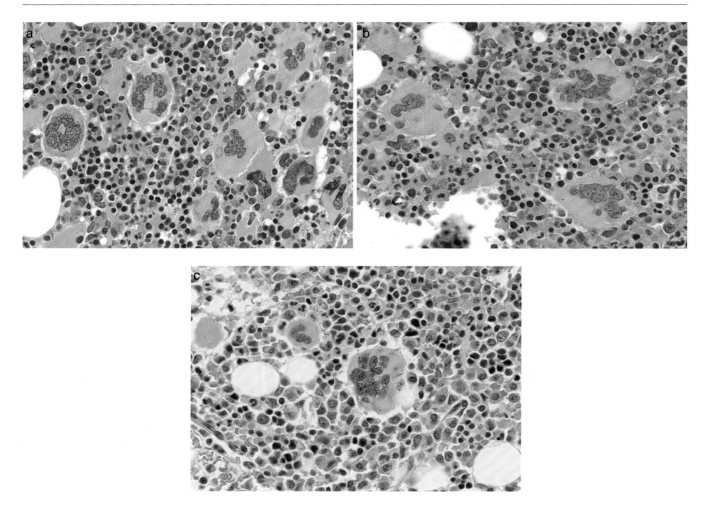

图15.29 原发性血小板增多症（ET）。（a-c）骨髓环钻活检HE染色突出显示松散簇状分布、增大的巨核细胞，核呈多分叶状。

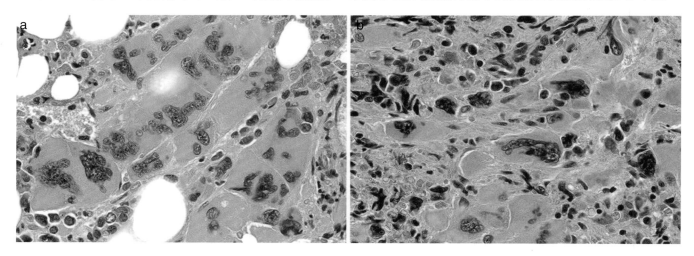

图15.30 原发性血小板增多症后（post-ET）骨髓纤维化。骨髓环钻活检显示明显不典型的巨核细胞簇。（a）一些巨核细胞体积增大、多分叶，但形成致密簇状，这对ET来说是不典型的。（b）另一些巨核细胞核更加深染，位于纤维化背景中。罕见情况下，可见患者转化为急性白血病或post-ET骨髓纤维化。诊断这一疾病前须有记录明确的ET病史，并应复查原始诊断资料。尤其是将ET和纤维化前期的原发性骨髓纤维化区分开来很具有挑战性。ET应该是骨髓增生程度正常，具有正常的粒系和红系造血、正常的M/E比值，以及增多的体积增大的成熟巨核细胞。过度增生的骨髓伴有M/E比值增高和多形性巨核细胞倾向于原发性骨髓纤维化。

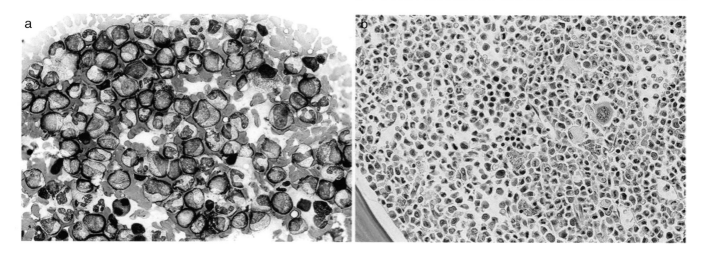

图15.31 慢性中性粒细胞白血病(CNL)。患者男,47岁,表现为明显的中性粒细胞增多(约50×10⁹/L)达6个月,血红蛋白和血小板计数正常。外周血涂片(未显示)呈毒性改变和粒系轻微左移。临床上,该患者有发热、紫癜和肌肉疼痛,经广泛检查无感染或肿瘤性因素。(a)骨髓穿刺涂片显示粒系明显增生,发育完全成熟,无发育不良或原始细胞增多。M/E比值为48:1。(b)相应的骨髓活检显示细胞密度为100%,伴明显粒系增生。细胞遗传学分析显示正常男性核型。分子学分析显示CSF3R T618I突变。诊断CNL需要排除其他的MPN、MDS和其他髓系肿瘤,并且没有可解释的导致中性粒细胞增多的其他原因,如感染或肿瘤。在CSF3R突变被发现之前的年代,高达20%的患者有潜在的肿瘤,通常是浆细胞骨髓瘤。

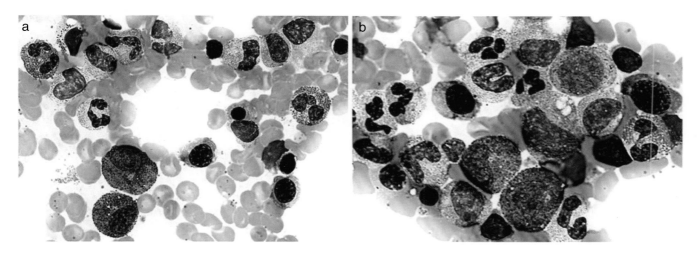

图15.32 慢性嗜酸性粒细胞白血病,非特指型(CEL,NOS)。患者女,64岁,WBC计数为19.2×10⁹/L,嗜酸性粒细胞占57%,PLT计数为109×10⁹/L,无贫血。诊断为慢性嗜酸性粒细胞白血病,非特指型(CNL,NOS),要符合遗传学检查发现del(16)(q23q24),并且缺乏下列任意改变:Ph染色体、PDGFRA、PDGFRB、FGFR和PGM1-JAK2异常,或CBFB重排。流式检测没有异常T细胞群的证据,也没有浆细胞肿瘤或系统性肥大细胞增生症的证据。(a和b)骨髓穿刺涂片Wright-Giemsa染色显示明显的嗜酸性粒细胞增多,无原始细胞增多或明显的红系和粒系前体发育不良。M/E比值增加至6:1。(待续)

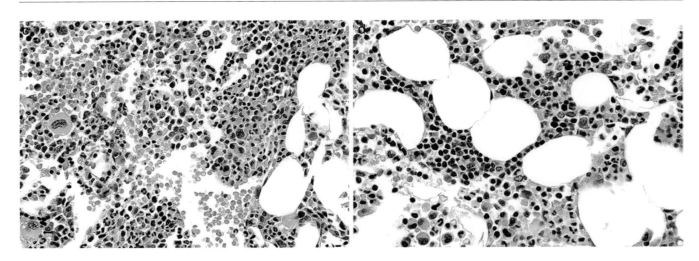

图15.32(续) （c和d）环钻活检显示与年龄相符的骨髓正常增生程度，与穿刺涂片结果相符，另外可见一群小的、少分叶核的巨核细胞及反应性小淋巴细胞聚集。

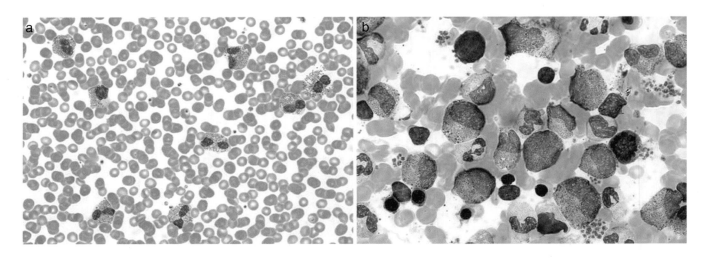

图15.33　特发性嗜酸性粒细胞增多症。（a）外周血嗜酸性粒细胞增多，细胞成熟而不醒目，偶尔嗜酸性粒细胞内颗粒可能没有完全充满细胞质，但这是非特异性特征。（b）穿刺涂片Wright-Giemsa染色显示成熟的嗜酸性粒细胞和嗜酸性前体细胞增多。在早期嗜酸性前体细胞中偶尔见到嗜碱性颗粒是正常的。没有观察到发育不良特征。（待续）

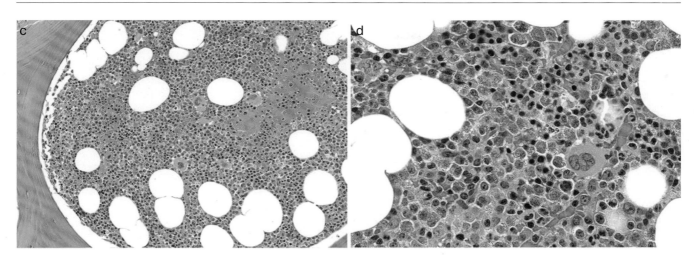

图15.33(续) (c)HE染色环钻活检,由于嗜酸性粒细胞增多导致骨髓呈高度增生。(d)高倍镜图片显示骨髓嗜酸性粒细胞增多,背景中可见足够的粒系、红系和巨核系生成。既没有异常的骨髓特征,也没有异常的细胞遗传学改变,据此可将特发性嗜酸性粒细胞增多症及特发性嗜酸性粒细胞增多综合征与慢性嗜酸性粒细胞白血病,非特指型(CEL,NOS)相鉴别。特发性嗜酸性粒细胞增多综合征这一诊断推荐用于那些没有慢性嗜酸性粒细胞白血病,慢性嗜酸性粒细胞白血病,非特指型(CEL,NOS)或继发性嗜酸性粒细胞增多证据的患者。特发性嗜酸性粒细胞增多综合征定义为嗜酸性粒细胞增多超过1.5×10⁹/L,持续6个月或更长时间,没有可确定的原因,并具有嗜酸性粒细胞增多导致器官损伤的证据。特发性嗜酸性粒细胞增多症与特发性嗜酸性粒细胞增多综合征的区别是没有器官损伤。

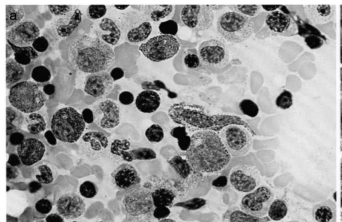

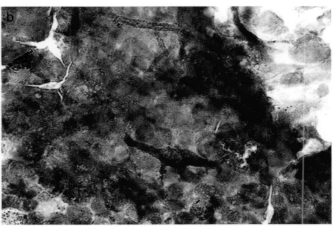

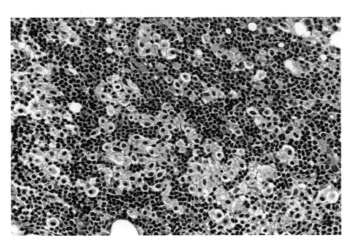

图15.34 惰性系统性肥大细胞增生症(ISM)。患者女,53岁,出现右股骨溶解性病变,被发现为系统性肥大细胞增生症。(a)骨髓穿刺涂片显示在三系造血背景下,出现罕见的梭形少颗粒的肥大细胞,具有拉长的细胞质。(b)通常在穿刺涂片的骨髓颗粒内或旁边容易找到肥大细胞,如本图所示。(c)在本环钻活检中,肥大细胞清晰可见,具有丰富、淡嗜酸性细胞质,圆至椭圆形核,混杂于反应性小淋巴细胞中。(待续)

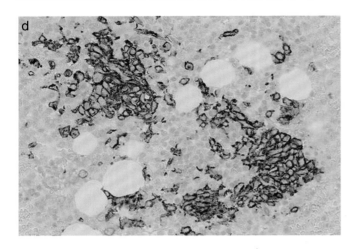

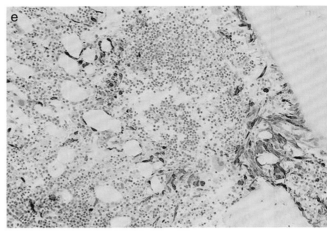

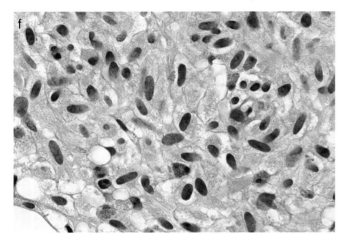

图 15.34（续）　（d）针对 KIT（CD117）的免疫组化染色突出显示小淋巴细胞围绕的肥大细胞。（e）类胰蛋白酶是肥大细胞最特异的标志物。在本图中，出现在聚集的淋巴细胞周围及骨髓间质内的大量梭形肥大细胞被标记出来。（f）高倍镜图像来自另一患者，温和的椭圆形核和丰富、淡嗜酸性细胞质的单个肥大细胞与嗜酸性粒细胞相混杂。肥大细胞增生症是一组异质性疾病，源于肥大细胞的克隆性增殖，绝大多数患者具有 KIT 基因（特别是 D816V 位点）的酪氨酸激酶活化突变。这个患者全血细胞计数正常，且缺乏"B"和"C"症状，因此，诊断为惰性系统性肥大细胞增生症。肥大细胞增生症的分类列于表 15.2。

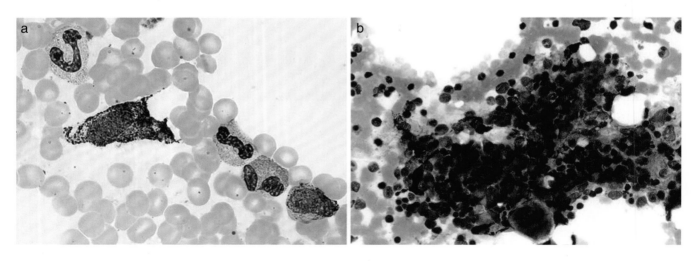

图 15.35　系统性肥大细胞增生症（SM）。患者男，45 岁，有长期皮肤肥大细胞增多症病史，伴有血清类胰蛋白酶增高（80～100μg/L）和 30% 的肥大细胞。因缺乏 C 症状不能分类为侵袭性系统性肥大细胞增生症，但高肥大细胞负荷并不是惰性疾病的典型特征，却与初期的冒烟性系统性肥大细胞增生症相关。（a）骨髓穿刺涂片的 Wright-Giemsa 染色显示一个梭形肥大细胞（不典型 Ⅰ 型肥大细胞），椭圆形核，无核仁。（b）多个梭形肥大细胞与骨髓小粒密切相关。（待续）

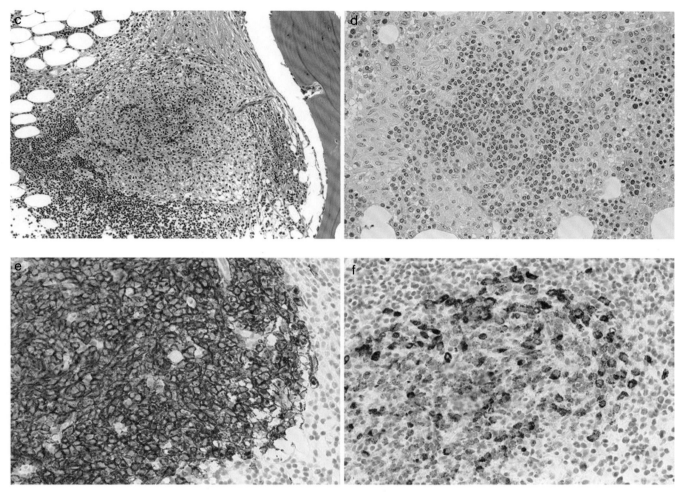

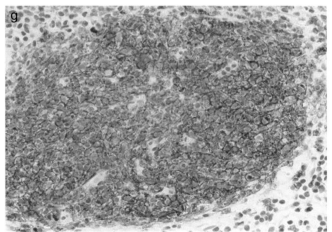

图15.35(续)　(c)HE染色环钻活检切片显示,肥大细胞在骨小梁旁聚集,周边小淋巴细胞呈袖状围绕。肥大细胞清晰可见,具有丰富、淡嗜酸性细胞质。(d)本图显示肥大细胞围绕着淋巴细胞和浆细胞。(e)针对KIT(CD117)的免疫组化染色很好地显示了这个大的肥大细胞聚集群。CD117使肥大细胞染色明亮,但CD117也可标记原始粒细胞、早幼粒细胞和原红细胞,尽管染色较弱。(f)针对类胰蛋白酶的免疫组化染色,显示肥大细胞染色强弱不等。虽然类胰蛋白酶是骨髓中肥大细胞最特异的免疫组化标志物,但应注意在胃肠道的肥大细胞和偶尔在晚期肥大细胞增生症累及骨髓时,仅有部分肥大细胞表达类胰蛋白酶。(g)针对IL2受体(CD25)的免疫组化染色也可标记肥大细胞聚集。CD25由肿瘤性肥大细胞表达,并在流式细胞和免疫组化中染色均很强。肥大细胞表达CD25与D816V KIT突变相关。考虑CD25阳性肥大细胞的散在增生亦可见于其他疾病,如伴有嗜酸性粒细胞增多和PDGFRA、PDGFRB及FGFR-1突变的髓系肿瘤,推荐用细胞遗传性核型分析和FISH/PCR的方法对潜在的PDGFRA突变进行特异性评估。KIT突变检测可用于外周血、骨髓穿刺标本和甲醛固定/EDTA脱钙的骨髓活检标本,有些实验室应用流式分选肥大细胞或使用显微切割技术,但如果所用技术敏感性足够,可使用整个骨髓标本。

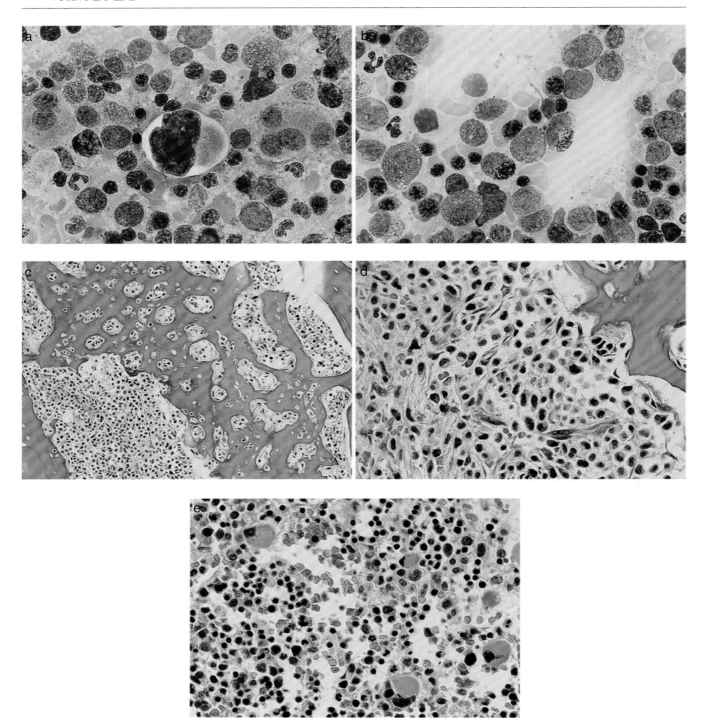

图15.36　系统性肥大细胞增生症伴血液肿瘤。患者女,68岁,表现为中性粒细胞增多、单核细胞增多、贫血和血小板减少。外周血涂片显示典型的慢性粒单核细胞白血病的特征(未显示),没有见到循环的肥大细胞。(a)穿刺涂片Wright-Giemsa染色显示位于图中央明显发育异常的巨核细胞,左侧一个邻近的原肥大细胞(不典型Ⅱ型肥大细胞),核呈锯齿状。背景可见嗜酸性粒细胞增多。总的来说,可见13%的肥大细胞,大部分为原肥大细胞。(b)不典型肥大细胞,所有肥大细胞都呈圆形,但与正常的肥大细胞相比,它们呈异常的低颗粒状态。与惰性疾病相比,在晚期肥大细胞增生症中原肥大细胞更常见。(c)环钻活检HE染色显示明显的骨硬化,骨小梁周围肥大细胞聚集。(d)高倍镜下,这些聚集的肥大细胞具有丰富清晰的细胞质,而单个肥大细胞多呈圆形,核呈锯齿状或双叶核(原肥大细胞),也混杂有成纤维细胞和嗜酸性粒细胞。(e)活检的其他区域显示慢性粒单核细胞白血病的特征,骨髓过度增生伴发育异常的巨核细胞增多。(待续)

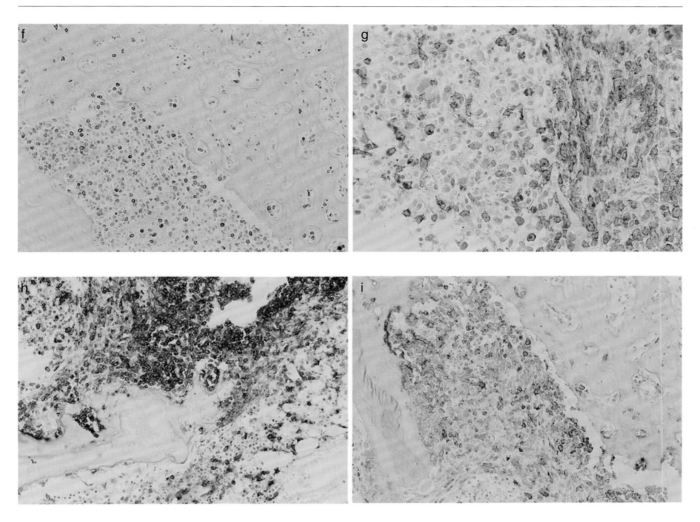

图15.36(续) (f~h)分别用针对类胰蛋白酶、KIT(CD117)和CD25的抗体进行免疫组化染色突显肥大细胞。(i)需要注意肿瘤性肥大细胞可表达CD30。大约40%的系统性肥大细胞增生症患者伴有相关的血液肿瘤,通常情况下为髓系肿瘤,如慢性粒单核细胞白血病、骨髓增生异常综合征、骨髓增生异常/骨髓增殖性肿瘤、不能分类的或急性髓系白血病。有时这些其他恶性肿瘤可能掩盖骨髓内出现的肥大细胞增生症,往往在治疗后才被发现。

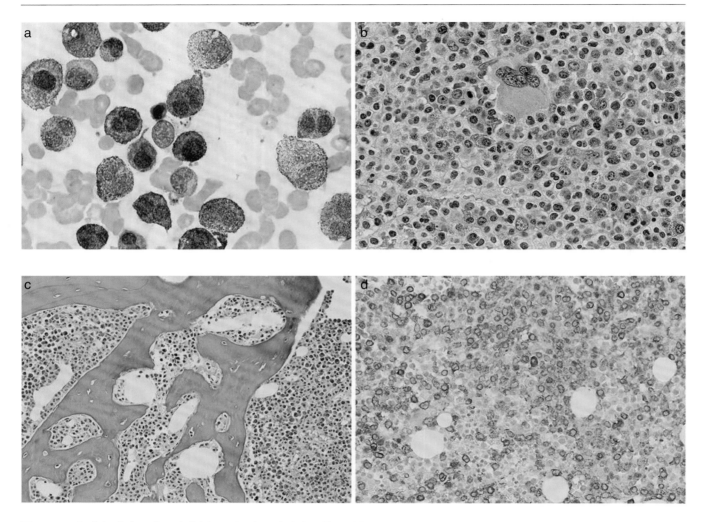

图15.37　肥大细胞白血病。患者男，50岁，表现为脾大和体重减轻，具有以明显嗜酸性粒细胞增多、中性粒细胞增多和单核细胞增多为特征的白细胞增多症，以及血红蛋白为8g/dL的正细胞性贫血，血小板计数正常。(a)Wright-Giemsa染色的骨髓穿刺涂片显示肥大细胞与外周血中罕见的循环肥大细胞相似（未显示）。穿刺涂片中肥大细胞占有核细胞的26%。这些肥大细胞体积大、颗粒少、核呈锯齿状和双叶核（原肥大细胞）。(b)如本环钻活检HE染色切片所示，骨髓中也存在嗜酸性粒细胞增多症。肥大细胞为透明细胞，具有丰富、轻度嗜酸性细胞质，多数显示为双叶核。(c)骨髓活检低倍镜显示明显的骨小梁增厚（骨硬化）。(d)骨髓活检的类胰蛋白酶免疫组化染色很好地显示大量的圆形肥大细胞。肥大细胞表达明亮的CD117和CD25，缺乏CD34的表达。肥大细胞白血病极为罕见，按照定义，在骨髓穿刺涂片中必须发现超过20%的肥大细胞。绝大多数患者表现为无白细胞增多变异型的肥大细胞白血病，具有少于10%的循环肥大细胞，也可伴随嗜酸性粒细胞增多症。大部分肥大细胞不成熟或形态不典型（原肥大细胞、梭形肥大细胞），骨髓活检显示通常被肿瘤性肥大细胞的浸润性模式所取代。

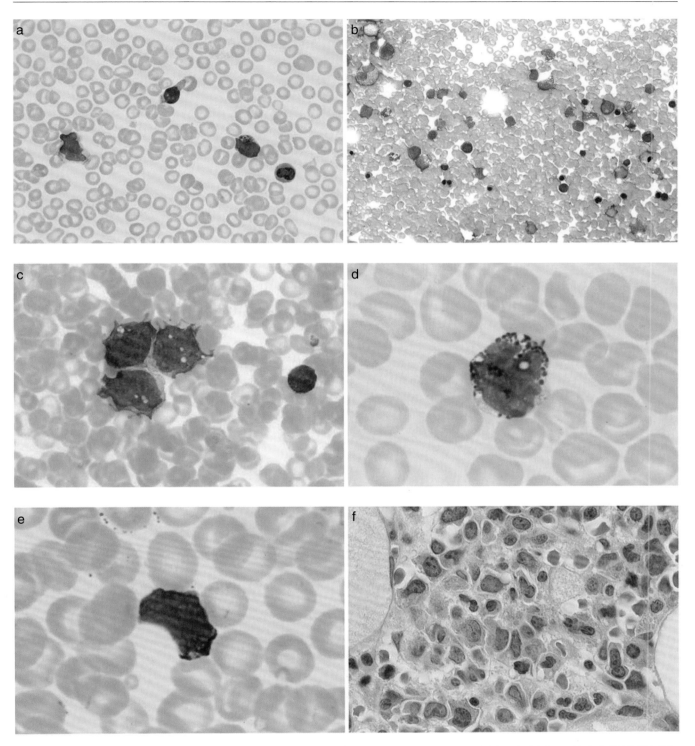

图15.38 髓肥大细胞白血病,外周血涂片。患者女,35岁,表现为持续性全血细胞减少。外周血涂片(未显示)含有循环原始粒细胞和异染色质原始细胞(不成熟肥大细胞)。骨髓穿刺涂片(a)和印片(b)是血液稀释的,显示原始粒细胞(c)和异染色质原始细胞(d,e),后者包括母细胞样核、细胞质内有大的异染色质颗粒。红系和粒系前体细胞发育不良。(f)环钻活检标本HE染色显示充满了含有不成熟染色质的未成熟单个核细胞,与原始细胞一致。也可见到一些成熟发育的粒细胞,以及具有更丰富细胞质和含有不成熟染色质的椭圆形细胞。(待续)

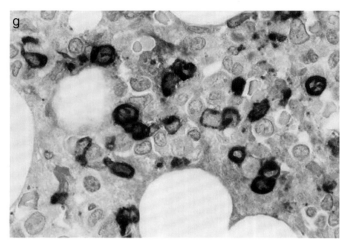
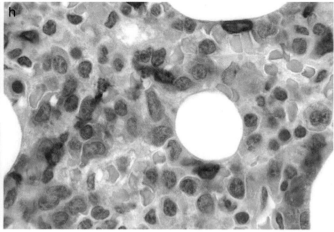

图15.38（续）　（g）活检标本类胰蛋白酶免疫组化染色显示肥大细胞群体，肥大细胞呈间质模式而不是在系统性肥大细胞增生症见到的致密聚集模式。（h）在骨髓活检标本中CD117的免疫组化染色显示2个群体：明亮染色的群体为肥大细胞，淡染群体代表原始粒细胞。流式细胞学检测证实了这2个不同的细胞群体：肥大细胞和原始粒细胞。没有D816V KIT突变的证据，不满足系统性肥大细胞增生症或肥大细胞白血病的标准。区分肥大细胞白血病（如图15.37所示）与系统性肥大细胞增生症伴急性髓系白血病和髓肥大细胞白血病（本图所示）可能具有挑战性，需要多种方法，包括形态学、流式细胞学、免疫组化、细胞遗传学和分子遗传学检测，并提供有力的临床病史和体检。要诊断髓肥大细胞白血病，外周血或骨髓中应出现>5%的原始粒细胞和>10%的肥大细胞，且不符合系统性肥大细胞增生症的标准。正如这些图片所示，肥大细胞通常是不成熟的（异染色质原始细胞）。（case originally reported by Arredondo et al.[6]）

（高亚男　译　张培红　孟斌　校）

参考文献

1. Arber DA, Orazi A, Hasserjian R, Thiele J, Borowitz MJ, Le Beau MM, et al. The 2016 revision to the World Health Organization classification of myeloid neoplasms and acute leukemia. Blood. 2016;127:2391–405.
2. Horny H-P, Metcalfe DD, Bennett JM, Bain BJ, Akin C, Escribano L, Valent P. Mastocytosis. In: Swerdlow SH, Campo E, Harris NL, Jaffe ES, Pileri SA, Stein H, et al., editors. WHO classification of tumours of haematopoietic and lymphoid tissues. Lyon: International Agency for Research on Cancer; 2008. p. 54–63.
3. Guglielmelli P, Pacilli A, Rotunno G, Rumi E, Rosti V, Delaini F, et al. Presentation and outcome of patients with 2016 WHO diagnosis of prefibrotic and overt primary myelofibrosis. Blood. 2017. [Epub ahead of print]. https://doi.org/10.1182/blood-2017-01-761999.
4. Thiele J, Kvasnicka HM, Facchetti F, Franco V, van der Walt J, Orazi A. European consensus on grading bone marrow fibrosis and assessment of cellularity. Haematologica. 2005;90:1128–32.
5. Kvasnicka HM, Beham-Schmid C, Bob R, Dirnhofer S, Hussein K, Kreipe H, et al. Problems and pitfalls in grading of bone marrow fibrosis, collagen deposition and osteosclerosis – a consensus-based study. Histopathology. 2016;68:905–15.
6. Arredondo AR, Gotlib J, Shier L, Medeiros B, Wong K, Cherry A, et al. Myelomastocytic leukemia versus mast cell leukemia versus systemic mastocytosis associated with acute myeloid leukemia: a diagnostic challenge. Am J Hematol. 2010;85:600–6.

推荐阅读

Chabot-Richards D, Shier LR, George TI. Pathology of the myeloproliferative neoplasms. In: Greer JP, Appelbaum F, Arber DA, Dispenzieri A, Fehniger T, Glader B, et al., editors. Wintrobe's clinical hematology. 14th ed. (in press) ed. Philadelphia: Lippincott Williams and Wilkins; 2017.

George TI, Sotlar K, Valent P, Horny H-P. Mastocytosis. In: Jaffe ES, Arber DA, Harris NL, Quintanilla-Martinez L, editors. Hematopathology. 2nd ed. Philadelphia: Elsevier; 2017. p. 911–30.

Gotlib J, Maxson JE, George TI, Tyner JW. The new genetics of chronic neutrophilic leukemia and atypical CML: implications for diagnosis and treatment. Blood. 2013;122:1707–11.

Reiter A, Gotlib J. Myeloid neoplasms with eosinophilia. Blood. 2017;129:704–14.

Wang SA, Tam W, Tsai A, Arber DA, Hasserjian RP, Geyer JT, et al. Targeted next-generation sequencing identifies a subset of idiopathic hypereosinophilic syndrome with features similar to chronic eosinophilic leukemia, not otherwise specified. Mod Pathol. 2016;29:854–64.

Wang SA, Hasserjian RP, Tam W, Tsai AG, Geyer JT, George TI, et al. Bone marrow morphology is a strong discriminator between chronic eosinophilic leukemia, not otherwise specified from reactive idiopathic hypereosinophilic syndrome. Haematologica. 2017. [Epub ahead of print]. https://doi.org/10.3324/haematol.2017.165340.

第16章

髓系和淋巴系肿瘤伴嗜酸性粒细胞增多

Joanna M. Chaffin，Natasha Marie Savage

2008 年版 WHO 造血和淋巴组织肿瘤分类中，首次将伴有嗜酸性粒细胞增多和 PDGFRA、PDGFRB 或 FGFR1 异常的髓系和淋巴系肿瘤正式定义为一种新类型。在 2017 版 WHO 分类中，伴有嗜酸性粒细胞增多和 t(8；9)(p22；p24.1)、PCM1-JAK2 的髓系和淋巴系肿瘤目前作为一个暂定类型。总的来说，这是一组异质性的肿瘤，其特点为嗜酸性粒细胞增多，但这种改变也并非必需。虽然本病发病年龄范围广，但最常见于四五十岁的男性。PDGFRA 异常通常类似于慢性嗜酸性粒细胞白血病(CEL)。虽然嗜酸性粒细胞增多是一个一致性特征，但在少数情况下，患者可表现为急性髓系白血病(AML)或 T 淋巴母细胞白血病/淋巴瘤(T-ALL)的特征。此外，在骨髓活检中免疫表型异常的肥大细胞可能会增加，与系统性肥大细胞增生症(SM)相似。大多数 PDGFRA 异常是隐匿性 4q12(CHIC2)缺失的结果，这需要荧光原位杂交(FISH)或聚合酶链式反应(PCR)来识别(图 16.1 至图 16.10，表 16.1)。伴有 PDGFRB 异常的患者常表现为慢性粒-单核细胞白血病(CMML)伴嗜酸性粒细胞增多，但也有报道显示为不典型慢性髓系白血病(aCML)、CEL 和幼年型粒-单核细胞白血病(JMML)表型(图 16.11 至图 16.16，表 16.2)。FGFR1 异常表现为高度的多样性，并且部分取决于特定的基因重排(图 16.17 至图 16.20，表 16.3)。在发生 t(8；13)(p11；q12)时，常见到淋巴结肿大和"双谱系淋巴瘤"表型。伴 t(8；9)(p11；q33)的患者，主要特征为单核细胞增多和扁桃体受累。伴 t(6；8)(q27；p11-12)的患者，通常年龄较大，伴有更显著的嗜酸性粒细胞增多和红细胞增多。与 PDGFRA 异常不同，传统染色体核型分析可检测到与 PDGFRB 和 FGFR1 相关的大多数异常。由于 PDGFRA 和 PDGFRB 异常的患者对伊马替尼非常敏感，所以对这些肿瘤的识别是至关重要的。遗憾的是，对于 FGFR1 异常的患者，尚未发现明确有效的单一靶向治疗方法，导致其预后不良。而帕纳替尼(ponatinib)联合化疗及异基因移植可能改善此类患者的预后。

J.M. Chaffin • N.M. Savage (✉)
Department of Pathology, Medical College of Georgia at Augusta
University, Augusta, GA, USA
e-mail: jomchaffin@gmail.com; nsavage@augusta.edu

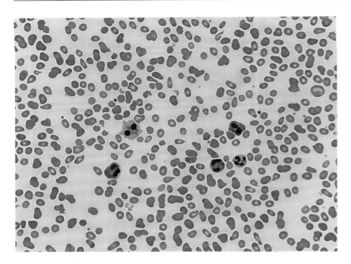

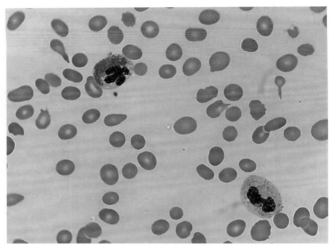

图16.1 以往大多数伴有嗜酸性粒细胞增多和PDGFRA异常的患者都被归入高嗜酸细胞综合征（HES）这一"垃圾篓"分类中[1]。然而，现在我们知道，在这些"HES"患者中，有10%~25%存在PDGFRA异常[2]。尽管患者偶尔会表现为急性髓系白血病（AML）、T淋巴母细胞白血病/淋巴瘤（T-ALL）或罕见的髓系肉瘤，但外周血常表现为典型的慢性嗜酸性粒细胞白血病（CEL）的特征[3-5]。即使表型表现不是CEL，外周嗜酸性粒细胞增多通常是一个一致性的特征。"正常"的嗜酸性粒细胞呈圆形或椭圆形，直径为10~15μm，核质比为1:3。可通过其特征性的折光性强的粗大橘红色颗粒来识别，这些颗粒通常大小一致，且均匀地充满细胞质。在多数成熟的嗜酸性粒细胞中，细胞核呈双叶或多叶状，叶与叶之间有细丝相连；约80%的分叶状嗜酸性粒细胞核呈双叶状，核叶大小相等，呈卵球形，染色质致密。其余的分叶状嗜酸性粒细胞核呈三叶状，偶见呈四叶或五叶状核的嗜酸性粒细胞。在PDGFRA异常的患者中，可能存在嗜酸性粒细胞的不典型性，但这不一定出现，也非诊断所必不可少的[3]。此外，嗜酸性粒细胞通常是成熟的，其前体细胞仅为罕见。贫血和血小板减少常见，而单核细胞增多和嗜碱性粒细胞增多则不常见[6]。在本例外周血涂片中，嗜酸性粒细胞形态是多样的。

图16.2 PDGFRA异常患者的涂片，显示颗粒向一侧堆积，不均匀地充满细胞质。此外，细胞核的分叶是不典型的，具有"交叉"样的外观。右下角可见一个胞质颗粒减少、发育异常的粒细胞。

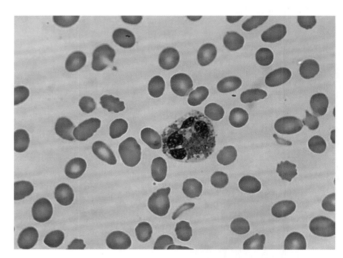

图16.3 与图16.2为同一患者的涂片，偶见成熟的嗜酸性粒细胞核分叶增多（本例为4叶）。虽然多数"正常"的嗜酸性粒细胞只有双叶核，但出现3叶或更多分叶核并不一定意味着恶性，这些表现可在由皮疹、过敏、哮喘、某些感染和其他淋巴组织增殖性疾病引起的良性、继发性嗜酸性粒细胞增多患者中看到。而嗜酸性粒细胞形态上的不典型性可帮助指导诊断工作。

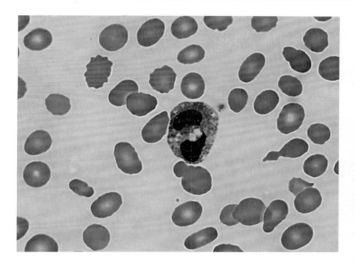

图16.4 在这个嗜酸性粒细胞中,唯一异常的是细胞质内几个空泡。形态学上其他方面都是典型的,具有双叶核,且1条细丝连接2个"土豆"状核叶。背景中,红细胞和血小板略有减少。偶见泪滴样细胞和数个棘突样细胞。

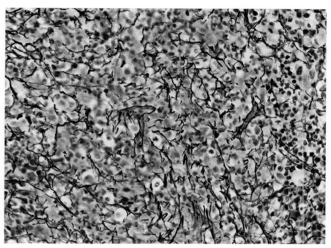

图16.6 网状纤维也可能增加,如本例网状纤维染色所示。这种纤维化是外周血涂片中出现泪滴样细胞的原因。

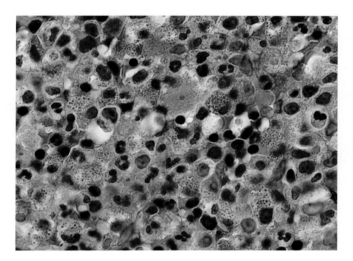

图16.5 PDGFRA异常的患者,骨髓穿刺活检的典型表现是骨髓增生活跃,伴嗜酸性粒细胞及其前体细胞增多[3]。免疫组化显示细胞表达CD23、CD25和(或)CD69,提示这些嗜酸性粒细胞活化。本例骨髓活检中,细胞增多主要是由于粒细胞增生,包括很多嗜酸性粒细胞的前体细胞。

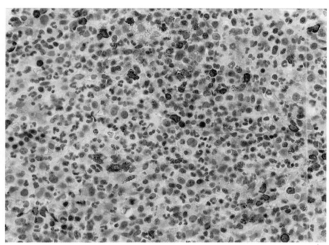

图16.7 肥大细胞通常也会增加,呈松散的方式或有时聚集成簇[3]。由于梭形形态和(或)异常的免疫表型等不典型特征,PDGFRA异常的患者可能与系统性肥大细胞增生症(SM)患者相混淆。虽然可能会有肥大细胞的异常免疫表型和不典型形态学表现,但其并没有KIT D816V突变,并且患者的血清类胰蛋白酶水平通常低于20ng/mL,因此,不符合SM的诊断标准。本例肥大细胞明显增多,但不像SM那样密集聚集成簇。此外,几乎看不到梭形的形态(骨髓活检肥大细胞类胰蛋白酶免疫组化染色)。

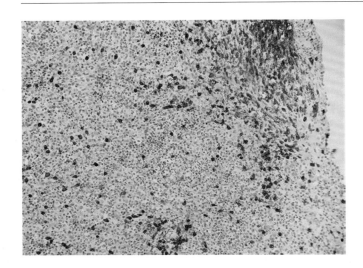

图16.8　PDGFRA异常的患者,CD117染色可见一处致密的肥大细胞簇(右上方)。此外,肥大细胞也以间质的、非聚集的形式增加。而在背景中,可见增生活跃的骨髓中伴有髓系增生。

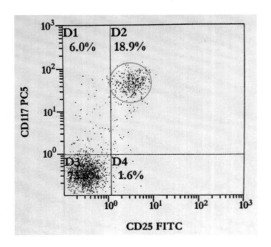

图16.9　PDGFRA异常患者的肥大细胞免疫表型可能是不典型的,大部分病例呈CD25阳性和CD2阴性,但也有CD2/CD25双阳性的病例被描述[3]。因为肥大细胞通常比骨髓中的其他细胞表达更亮的CD117,我们实验室采用一个定制的试管来检测CD117明亮事件。这些CD117明亮事件(即肥大细胞)通常位于单核细胞-粒细胞门内。在本例PDGFRA异常患者中,CD25与CD117流式细胞直方图显示CD117明亮的肥大细胞密集簇,同时CD25异常表达(绿色圆圈)。

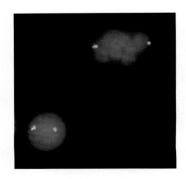

图16.10　虽然已经确定了许多PDGFRA的融合伙伴基因(表16.1),但目前最常见的仍是FIP1L1[3]。FIP1L1-PDGFRA融合基因是由染色体4q12的中间缺失形成的[1];该缺失包括富含半胱氨酸的疏水结构域2(CHIC2)[7]。这种缺失通常是隐匿性的,需要荧光原位杂交(FISH)或聚合酶链式反应(PCR)来识别,但很少是由染色体重排引起的[3,8,9]。在这张图中,FIP1L1用绿色探针表示,CHIC2用红色探针表示,PDGFRA用浅绿色探针表示。细胞核可见一个完好的FIP1L1/CHIC2/PDGFRA信号和一个FIP1L1/PDGFRA信号,表明CHIC2缺失。核型是正常的,强调了FISH和(或)PCR分析对检测这一隐匿性异常的重要性。由于大多数患者采用伊马替尼初始剂量100mg/d就可实现血液学的完全缓解,因此,检测这种异常是特别重要的。超过90%的患者在维持治疗期间将获得分子水平的完全缓解[10,11](PDG-FRA FISH)。(Photo courtesy of Dr. Robert Jenkins of the Mayo Clinic)

表16.1　髓系和淋巴系肿瘤伴嗜酸性粒细胞增多和PDGFRA异常:已报道的融合伙伴基因

融合伙伴基因名称	融合伙伴基因定位
FIP1L1	4q12
BCR	22q11
ETV6	12p13
STRN	2p22
CDK5RAP2	9q33
KIF5B	10p11
FOXP1	3p13

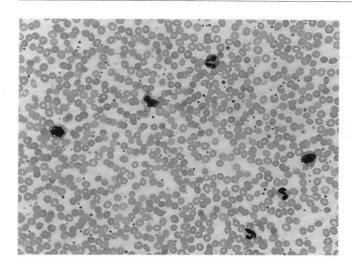

图 16.11 1994年,Golub等首次描述了1例慢性粒-单核细胞白血病(CMML)样图像患者的PDGFRB融合基因[12]。此后又发现了30余个融合伙伴基因[13],远远多于PDGFRA异常患者中融合基因的数量(表16.2)。PDGFRB异常患者的外周血和骨髓几乎总是受到累及,典型表现为白血病增多,可能伴有贫血和血小板减少。单核细胞增多和嗜酸性粒细胞增多常见。极少数情况下,嗜碱性粒细胞增多也可以很明显。总的来说,表型特征通常与伴有嗜酸性粒细胞增多的CMML一致,但有些患者表现出的特征更像非典型慢性髓系白血病(aCML)或CEL。罕见情况下,表现出急性淋巴母细胞性白血病(ALL)、AML或幼年型粒-单核细胞白血病(JMML)的特征。本例外周血涂片中可见明显的单核细胞增多。

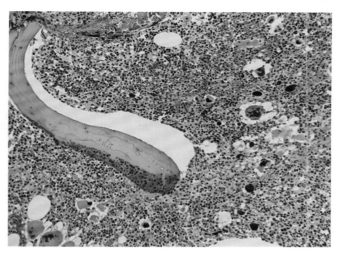

图 16.13 骨髓通常呈增生极度活跃伴纤维化,就像伴PDG-FRA异常的患者,可见肥大细胞聚集(不符合SM的诊断标准)。本例骨髓增生表现为粒细胞和巨核细胞的增生。

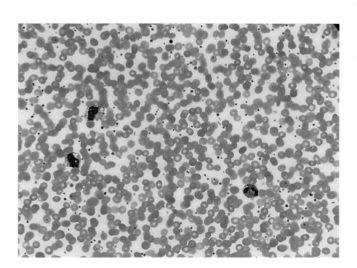

图 16.12 虽然在其他传统的CMML病例中也可见到嗜酸性粒细胞增多,但嗜酸性粒细胞增多的出现提醒病理学家注意PDG-FRB异常的可能性。再次提醒,目前已知绝大多数具有PDG-FRB异常的患者对伊马替尼具有极好的形态学和分子反应,根据最近的一项研究,10年的总生存率为90%[14]。在本例患者的外周血涂片中,可见单核细胞增多伴嗜酸性粒细胞增多。

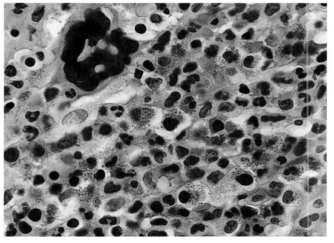

图 16.14 与图16.13为同一活检,高倍镜下观察可见嗜酸性粒细胞增多。注意左上角发育异常、增大的巨核细胞(骨髓活检HE染色,原始放大倍数为×1000)。

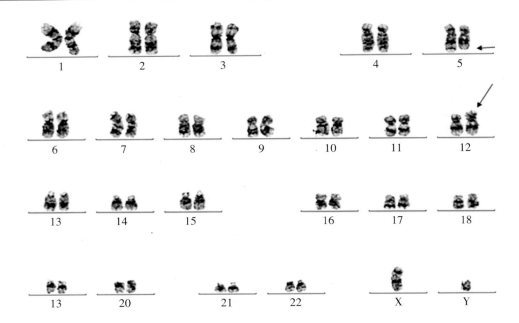

图16.15　在这里提到的酪氨酸激酶受体中,PDGFRB的融合伙伴基因是最混杂的(如前所述),但目前最常见的融合是ETV6-PDGFRB。与FIP1L1-PDGFRA融合基因不同,传统的细胞遗传学通常容易识别5q33重排,因此,在最初出现时对诊断是有用的。本例核型分析易于识别出t(5;12)(q33.1;p13.2),其导致形成PDGFRB-ETV6融合基因。G显带核型分析证实了46,XY,t(5;12)(q33.1;p13.2)。

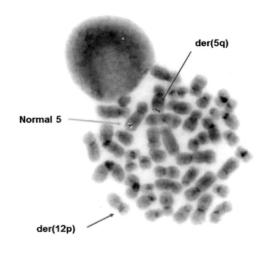

图16.16　通过使用靠近基因两端的探针,多色FISH在识别PDGFRB重排或确认核型检测上的可疑融合基因方面也是很有用的[15]。一旦确认了可疑的融合伙伴基因,就可以添加其他探针。在本例中,使用PDGFRB分离探针进行间期FISH检测,可见5号染色体的一个正常信号和一个异常信号,证实了PDGFRB重排的存在。

表16.2 髓系和淋巴系肿瘤伴嗜酸性粒细胞增多和PDGFRB异常：已报道的融合伙伴基因及各种关联疾病

融合伙伴基因名称	融合伙伴基因定位	关联疾病
ETV6	12p12	慢性粒-单核细胞白血病伴嗜酸性粒细胞增多，慢性嗜酸性粒细胞白血病
CCDC88C	14q32	慢性粒-单核细胞白血病伴嗜酸性粒细胞增多
CCDC6	10q21	不典型慢性髓系白血病伴嗜酸性粒细胞增多，骨髓增殖性肿瘤伴嗜酸性粒细胞增多
TRIP11	14q32	只在亚裔的患者中报道过
TPM3	1q21	慢性嗜酸性粒细胞白血病
CAPRIN1	1p11	慢性嗜酸性粒细胞白血病
GIT2	12q24	慢性嗜酸性粒细胞白血病
RABEP1	17p13	慢性粒-单核细胞白血病，T淋巴母细胞白血病
CEP85L	6q22	骨髓增殖性肿瘤伴嗜酸性粒细胞增多，T淋巴母细胞白血病
PRKG2	4q21	慢性嗜碱性粒细胞白血病
COL1A1	17q21	
NDE1	16p13	慢性粒-单核细胞白血病
SPTBN1	2p21	
PDE4DIP	1q21	骨髓增生异常/骨髓增殖性肿瘤伴嗜酸性粒细胞增多
TP53BP1	15q15-q21	不典型慢性髓系白血病伴嗜酸性粒细胞增多
SPECC1	17p11	幼年型粒-单核细胞白血病
GOLGA4	3p22	不典型慢性髓系白血病伴嗜酸性粒细胞增多，骨髓增殖性肿瘤伴嗜酸性粒细胞增多
HIP1	7q11	慢性粒-单核细胞白血病伴嗜酸性粒细胞增多
BIN2	12q13	
MYO18A	17q11	
NIN	14q22	不典型慢性髓系白血病伴嗜酸性粒细胞增多
SART3	12q23	
ERC1	12p13	
WDR48	3p21	慢性嗜酸性粒细胞白血病
DTD1	20p11	
KANK1	9p24	原发性血小板增多症

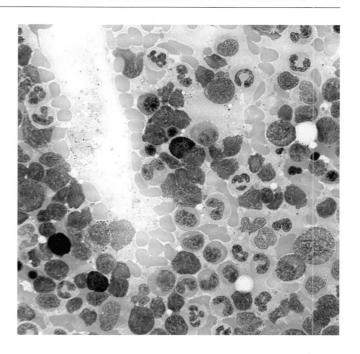

图16.17 FGFR1异常的病例比PDGFRA（典型表现为CEL）和PDGFRB（典型表现为伴嗜酸性粒细胞增多的CMML）异常的病例表现出更多的异质性（表16.3）。外周血通常表现为白细胞增多、伴中性粒细胞增多和核左移[16]。嗜酸性粒细胞增多也常见（85%的病例），但不像在PDGFRA重排患者中那样常见[17]。其他特征通常与某些特定的融合伙伴基因相关。具体来说，在t(8;9)(p11;q33-34)患者中单核细胞增多和扁桃体受累特别常见[18]。在t(8;22)(p11;q11)患者中可见嗜碱性粒细胞增多，从而导致更常见和可被治愈的CML的诊断遇到挑战[19]。在t(6;8)(q27;p11-12)患者中可能存在红细胞增多症，类似真性红细胞增多症（PV）[20,21]。由于粒细胞增生骨髓通常呈高度增生，原始细胞数量多少不等，但一部分病例将会表现为明显的急性白血病：AML、混合表型急性白血病和ALL都已有描述。在本例FGFR1易位的患者中，形态学特征更倾向于髓系肿瘤而不符合急性白血病的标准。有趣的是，在外周血中未发现嗜酸性粒细胞增多，而在骨髓穿刺涂片中可见到。此外，肥大细胞增多，但没有异型性。（Photo courtesy of Dr. Robert Ohgami of Stanford University）

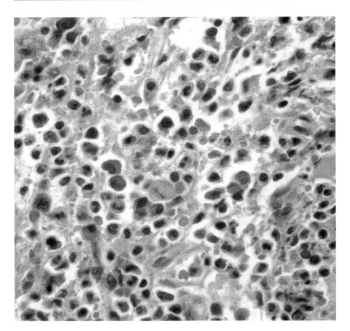

图 16.18　（8；22）（p11；q11）患者的骨髓活检显示骨髓增生活跃伴粒细胞增生和嗜酸性粒细胞增多。与 PDGFRB 异常的病例相似，绝大多数病例可通过传统核型分析来鉴定，但与 PDG-FRA 或 PDGFRB 异常的病例不同的是，目前尚无明确的靶向单药治疗可用，导致其预后不良。而帕纳替尼联合化疗和可能的异基因移植可改善预后[22]。（Photo courtesy of Dr. Robert Ohgami of Stanford University）

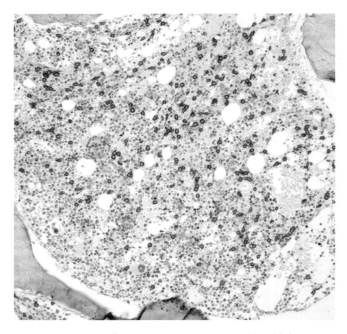

图 16.19　虽然不像 PDGFRA 和 PDGFRB 重排那样常见，FG-FR1 异常的患者中已发现具有异常免疫表型的非典型肥大细胞聚集[18]。在 FGFR1 异常患者的活检组织中，肥大细胞增多且遍布切片呈单个散在分布。（Photo courtesy of Dr. Robert Ohgami of Stanford University）

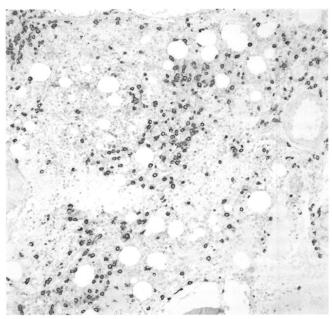

图 16.20　FGFR1 异常的患者中，左上角可见松散的肥大细胞簇。这些肥大细胞不表达 CD25（骨髓活检肥大细胞类胰蛋白酶免疫组化染色）。（Photo courtesy of Dr. Robert Ohgami of Stanford University）

表16.3　髓系和淋系肿瘤伴嗜酸性粒细胞增多和 FGFR1 异常：已报道的融合伙伴基因和各种关联疾病

融合伙伴基因名称	融合伙伴基因定位	关联疾病
ZMYM2（ZNF198）	13q12	具有淋巴结肿大和"双谱系淋巴瘤"表型的亚群
CNTRL	9q33-34	单核细胞增多，扁桃体受累
FGFR1OP	6q27	年龄较大，更明显的嗜酸性粒细胞增多，红细胞增多症
BCR	8q11	年龄较大，白细胞增多伴中性粒细胞和嗜碱性粒细胞增多
未明	1q25	外周血单核细胞增多症和骨髓中骨髓增殖性肿瘤样表现
CUX1	7q22	T淋巴母细胞白血病
NUP98	11p15	急性髓系白血病
ERVK（HERVK）	19q13.3	继发于骨髓增生异常/骨髓增殖性肿瘤的急性髓系白血病
FGFR1OP2	12p11	T淋巴母细胞白血病伴嗜酸性粒细胞增多
TRIM24（TIF1）	7q34	
LRRFIP1	2q37	骨髓增生异常综合征
MYO18A	17q23	骨髓增生异常/骨髓增殖性肿瘤伴嗜酸性和嗜碱性粒细胞增多

（孙琳　译　张培红　孟斌　校）

参考文献

1. Cools J, DeAngelo DJ, Gotlib J, Stover EH, Legare RD, Cortes J, et al. A tyrosine kinase created by fusion of the *PDGFRA* and *FIP1L1* genes as a therapeutic target of imatinib in idiopathic hypereosinophilic syndrome. N Engl J Med. 2003;348:1201–14.

2. Gotlib J. World Health Organization-defined eosinophilic disorders: 2015 update on diagnosis, risk stratification, and management. Am J Hematol. 2015;90:1078–89.

3. Bain BJ, Gilliland DG, Horny HP, Vardiman JW. Myeloid and lymphoid neoplasms with eosinophilia and abnormalities of *PDGFRA*, *PDGFRB* or *FGFR1*. Pathology and genetics of tumours of haematopoietic and lymphoid tissues. In: Swerdlow SH, Campo E, Harris NL, Jaffe ES, Pileri SA, Stein H, et al., editors. World Health Organization classification of tumours. Lyon: IARC Press; 2008. p. 68–73.

4. Metzgeroth G, Walz C, Score J, Siebert R, Schnittger S, Haferlach C, et al. Recurrent finding of the *FIP1L1-PDGFRA* fusion gene in eosinophilia-associated acute myeloid leukemia and lymphoblastic T-cell lymphoma. Leukemia. 2007;21:1183–8.

5. Chen D, Bachanova V, Ketterling RP, Begna KH, Hanson CA, Viswanatha DS. A case of nonleukemia myeloid sarcoma with FIP1L1-PDGFRA rearrangement: an unusual presentation of a rare disease. Am J Surg Pathol. 2013;37:147–51.

6. Savage NM, George TI, Gotlib J. Myeloid neoplasms associated with eosinophilia and rearrangement of *PDGFRA*, *PDGFRB*, and *FGFR1*: a review. Int J Lab Hematol. 2013;35:491–500.

7. Pardanani A, Ketterling RP, Brockman SR, Flynn HC, Paternoster SF, Shearer BM, et al. CHIC2 deletion, a surrogate for *FIP1L1-PDGFRA* fusion, occurs in systemic mastocytosis associated with eosinophilia and predicts response to imatinib mesylate therapy. Blood. 2003;102:3093–6.

8. Baxter EJ, Hochhaus A, Bolufer P, Reiter A, Fernandez JM, Senent L, et al. The t(4;22)(9q12;q11) in atypical chronic myeloid leukaemia fuses BCR to PDGFRA. Hum Mol Genet. 2002;11:1391–7.

9. Tashiro H, Shirasaki R, Noguchi M, Gotoh M, Kawasugi K, Shirafuji N. Molecular analysis of chronic eosinophilic leukemia with t(4;10) showing good response to imatinib mesylate. Int J Hematol. 2006;83:433–8.

10. Legrand F, Renneville A, Macintyre E, Mastrilli S, Ackermann F, Cayuela JM, et al. The spectrum of *FIP1L1-PDGFRA*-associated chronic eosinophilic leukemia: new insights based on a survey of 44 cases. Medicine (Baltimore). 2013;92:e1–9.

11. Pardanani A, D'Souza A, Knudson RA, Hanson CA, Ketterling RP, Tefferi A. Long-term follow-up of *FIP1L1-PDGFRA*-mutated patients with eosinophilia: survival and clinical outcome. Leukemia. 2012;26:2439–41.

12. Golub TR, Barker GF, Lovett M, Gilliland DG. Fusion of *PDGF* receptor-beta to a novel Ets-like gene, *Tel*, in chronic myelomonocytic leukemia with t(512) chromosomal translocation. Cell. 1994;77:307–16.

13. Vega F, Medeiros LJ, Bueso-Ramos CE, Arboleda P, Miranda RN. Hematolymphoid neoplasms associated with rearrangements of *PDGFRA*, *PDGFRB*, and *FGFR1*. Am J Clin Pathol. 2015;144:377–92.

14. Cheah CY, Burbury K, Apperley JF, Huguet F, Pitini V, Gardembas M, et al. Patients with myeloid malignancies bearing *PDGFRB* fusion genes achieve durable long-term remissions with imatinib. Blood. 2014;123:3574–7.

15. Baxter EJ, Kulkarni S, Vizmanos JL, Jaju R, Martinelli G, Testoni N, et al. Novel translocations that disrupt the platelet-derived growth factor receptor beta (*PDGFRB*) gene in *BCR-ABL*-negative chronic myeloproliferative disorders. Br J Haematol. 2003;120:251–6.

16. Jackson CC, Medeiros LJ, Miranda RN. 8p11 myeloproliferative syndrome: a review. Hum. Pathol. 2010;41:461–76.

17. Patnaik MM, Gangat N, Knudson RA, Keefe JG, Hanson CA, Pardanani A, et al. Chromosome 8p11.2 translocations: prevalence, FISH analysis for *FGFR1* and *MYST3*, and clinicopathologic correlates in a consecutive cohort of 13 cases from a single institution. Am J Hematol. 2010;85:238–42.

18. Savage NM, Johnson RC, Gotlib J, George TI. Myeloid and lymphoid neoplasms with *FGFR1* abnormalities: diagnostic and therapeutic challenges. Am J Hematol. 2013;88:427–30.

19. Demiroglu A, Steer EJ, Heath C, Taylor K, Bentley M, Allen SL, et al. The t(8;22) in chronic myeloid leukemia fuses *BCR* to *FGFR1*: transforming activity and specific inhibition of *FGFR1* fusion proteins. Blood. 2001;98:3778–83.

20. Popovici C, Zhang B, Grégoire MJ, Jonveaux P, Lafage-Pochitaloff M, Birnbaum D, et al. The t(6;8)(q27;p11) translocation in a stem cell myeloproliferative disorder fuses a novel gene, *FOP*, to fibroblast growth factor receptor 1. Blood. 1999;93:1381–9.

21. Vizmanos JL, Hernández R, Vidal MJ, Larráyoz MJ, Odero MD, Marín J, et al. Clinical variability of patients with the t(6;8)(q27;p12) and *FGFR1OP-FGFR1* fusion: two further cases. Hematol J. 2004;5:534–7.

22. Khodadoust MS, Luo B, Medeiros BC, Johnson RC, Ewalt MD, Schalkwyk AS, et al. Clinical activity of ponatinib in a patient with *FGFR1*-rearranged mixed-phenotype acute leukemia. Leukemia. 2016;30:947–50.

第17章

骨髓增生异常/骨髓增殖性肿瘤

Aaron Paul Rupp，Devon Chabot-Richards

骨髓增生异常/骨髓增殖性肿瘤（MDS/MPN）是一组兼有骨髓增殖性肿瘤和骨髓发育异常特征的克隆性髓系肿瘤。

- 慢性粒–单核细胞白血病（CMML）（图17.1至图17.10）。
- 不典型慢性髓系白血病（aCML）（图17.11至图17.16）。
- 幼年性粒–单核细胞白血病（JMML）（图17.17至图17.22）。
- 骨髓增生异常/骨髓增殖性肿瘤，未分类（MDS/MPN，U）（图17.23至图17.26）。
- MPS/MPN伴环形铁粒幼细胞和血小板增多（MDS/MPN-RS-T）（图17.27至图17.31）。

其共有特征一般包括血细胞减少、单系或多系的发育异常、骨髓增生活跃、循环血中的细胞数量增多及原始细胞不足20%。最新版的WHO在髓系肿瘤和急性髓系白血病的分类中，除了临床、实验室和形态学标准外，特别注重和增加了细胞遗传学和分子改变在MDS/MPN精确分类中的作用。

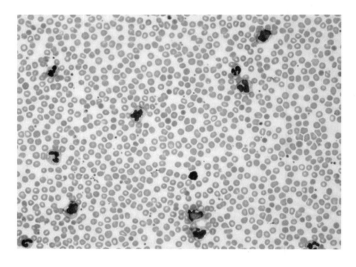

图17.1 慢性粒–单核细胞白血病（CMML）。外周血涂片显示形态成熟的单核细胞增多、多形性的成熟红细胞，表现为红细胞轻度的大小不一、形态不整。CMML的诊断标准包括持续性外周血单核细胞增多大于$1×10^9$/L，单核细胞分类计数大于10%。

A.P. Rupp (✉) • D. Chabot-Richards
Department of Pathology, University of New Mexico,
Albuquerque, NM, USA
e-mail: arupp@salud.unm.edu; dchabot-richards@salud.unm.edu

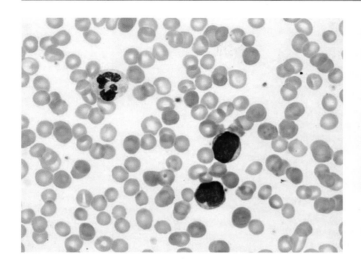

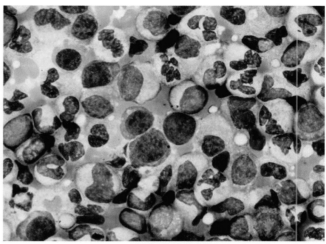

图 17.2 慢性粒-单核细胞白血病(CMML)。患者外周血涂片高倍镜下可见一个原始细胞和一个幼稚单核细胞;在这个诊断中幼稚单核细胞等同于原始细胞。关于CMML的诊断,骨髓或外周血中原始细胞(原始粒细胞和原始单核细胞)以及原始细胞等同细胞(幼稚单核细胞)必须少于20%。

图 17.4 慢性粒-单核细胞白血病(CMML)。骨髓穿刺涂片显示完整有序成熟的单核前体细胞及单核细胞增多。精准的分类计数不成熟的单核细胞非常关键。原始单核细胞有纤细、开放的染色质,核仁明显。核轮廓光滑或有轻微的不规则。图中粒系细胞有病态,可见粒系细胞颗粒减少及罕见的中性粒细胞Pelgeroid样改变。

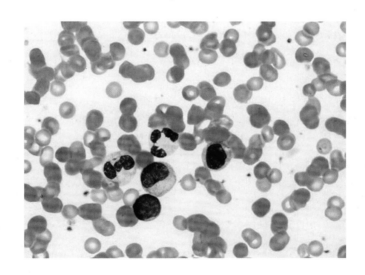

图 17.3 慢性粒-单核细胞白血病(CMML)。外周血涂片高倍镜下显示粒系左移,可见原始细胞,各成熟谱系阶段的单核前体细胞及颗粒减少的病态中性粒细胞。CMML的诊断标准包括:髓系中一系或多系的病态;如果没有病态或病态很轻微,但细胞遗传学和分子检测出现异常(除外 BCR-ABL1 融合 , PDGFRA 、PDGFRB、FGFR1 重排,或 PCM1-JAK2 融合),并且除外其他引起单核细胞增多的原因,CMML的诊断仍然成立。最常见的遗传学改变包括+8、-7/del(17q)和12p异常。

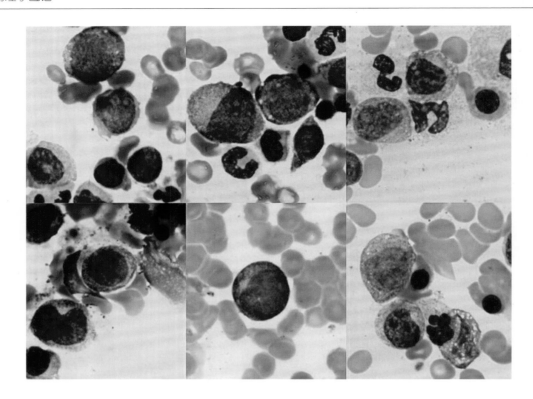

图17.5 慢性粒-单核细胞白血病(CMML)。位于原始单核细胞和成熟单核细胞之间的幼稚单核细胞在CMML原始细胞计数时应归在原始细胞计数中,可能在外周血和骨髓涂片原始细胞计数时会遇到挑战,但精确的形态学评估是诊断必不可少的。这种细胞的核染色质更成熟,核轻度折叠或有皱褶,核仁可见。细胞质呈浅蓝色到灰色,可见淡紫色的颗粒或细胞质空泡。

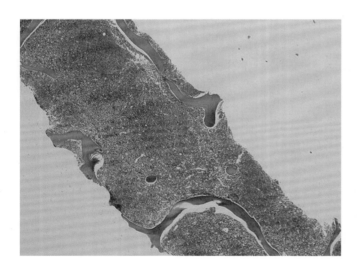

图17.6 慢性粒-单核细胞白血病(CMML)。CMML是兼有髓系细胞增生和髓系细胞发育异常2个特征的克隆性恶性肿瘤。本图显示髓系成分增生为主的CMML,骨髓的细胞程度为100%,CMML以粒系细胞和单核细胞成分增生极度活跃较为常见,但骨髓增生正常或骨髓增生减少的也可见到。

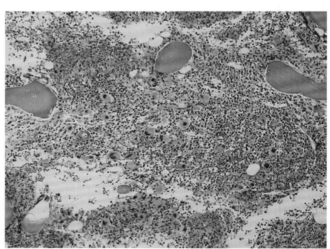

图17.7 慢性粒-单核细胞白血病(CMML)。高倍视野下的骨髓可见巨核细胞的发育异常很明显,呈现胞体小的、成簇分布的、核分叶少的巨核细胞。

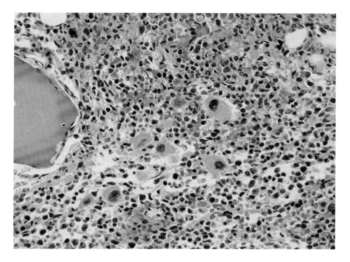

图17.8 慢性粒-单核细胞白血病(CMML)。骨髓活检中可见胞体小的、分叶少的巨核细胞。巨核细胞发育异常在CMML中很常见。巨核细胞发育异常包括体积微小的巨核细胞、核分叶减少或不分叶的巨核细胞及多个核的巨核细胞。

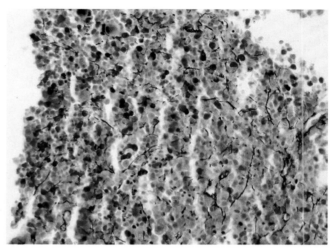

图17.10 慢性粒-单核细胞白血病(CMML)。骨髓活检标本的网状纤维染色显示网状纤维增多。在CMML病例中,网状纤维可呈轻到中度的增多。

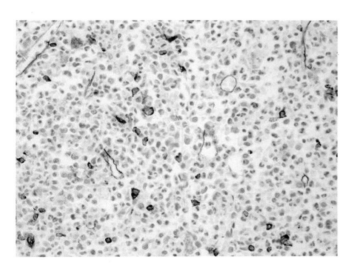

图17.9 慢性粒-单核细胞白血病(CMML)。骨髓活检中免疫组化CD34染色可显示原始粒细胞,但真正的原始单核细胞通常不表达CD34,但原始粒细胞在CMML病例中也可增多。对于CMML的诊断,原始细胞(原始粒细胞和原始单核细胞)和相当于原始细胞的幼稚单核细胞在骨髓及外周血中一定是不足20%的。原始细胞计数将CMML分为:CMML-0(外周血中原始细胞少于2%,骨髓中少于5%)、CMML-1(外周血中原始细胞2%~4%,骨髓中5%~9%)和CMML-2(外周血中原始细胞5%~19%,骨髓中10%~19%,或可见Auer小体),如此分类具有重要的预后意义。

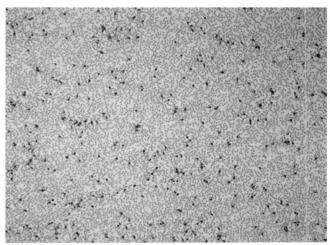

图17.11 不典型慢性粒细胞白血病(aCML)。外周血涂片显示白细胞增多。aCML的诊断要求白细胞增多(WBC≥13×10⁹/L)。此外,还需检测BCR-ABL1融合基因、PDGFRA重排和PDGFRB重排以除外相关疾病,区别aCML与慢性中性粒细胞白血病(CNL),需要检测CSF3R突变(在CNL中更常见)、SET-BP1突变(在aCML中更常见)和ETNK1突变(在aCML中更常见)。

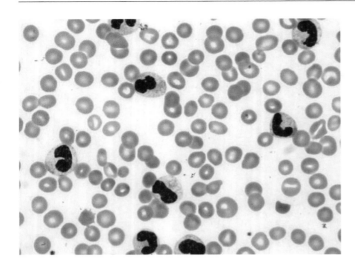

图 17.12 不典型慢性粒细胞白血病(aCML)。外周血涂片显示中性粒细胞发育异常,Pelgeroid样的中性粒细胞伴细胞质颗粒减少。中性粒细胞病态表现为细胞大小不一、核分叶减少、不规则的分叶增多、细胞质颗粒减少、异常颗粒或出现 Auer 小体。aCML的诊断必须有明显的粒系细胞发育异常,外周血(或骨髓)中的原始细胞不足20%。

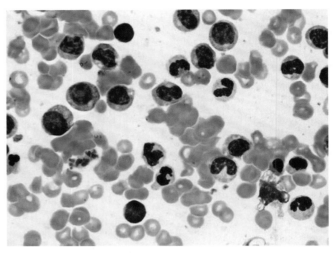

图 17.14 不典型慢性粒细胞白血病(aCML)。中性粒细胞前体细胞组成应不少于白细胞的10%,仅有少量的嗜碱性粒细胞或单核细胞。aCML 必有粒系细胞的发育异常。但红系细胞(如图)和巨核细胞的病态也可见到。红系细胞的病态包括核出芽、核桥接、核固缩、多个核、核分叶、巨幼样变和细胞质的形态异常,后者包括出现环形铁粒幼、细胞质空泡和过碘酸-希夫(PAS)染色阳性。

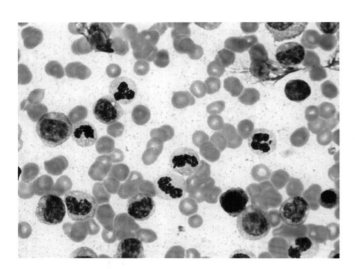

图 17.13 不典型慢性粒细胞白血病(aCML)。骨髓穿刺涂片形态学表现与外周血涂片的表现相似。发育异常、颗粒减少的粒细胞染色质异常粗大,早阶段的髓系细胞增多,可见许多中幼粒细胞。

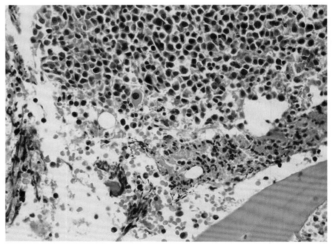

图 17.15 不典型慢性粒细胞白血病(aCML)。aCML是以兼有髓系细胞增生和髓系细胞发育异常为特征的克隆性恶性肿瘤。本图为增生极度活跃的骨髓活检标本,显示了aCML髓系增生的成分,骨髓增生活跃是由于成熟的粒系细胞增生伴有核左移所致。红系前体细胞减少,在aCML中,骨髓的原始细胞不应超过20%。

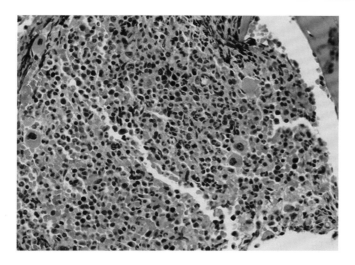

图17.16 不典型慢性粒细胞白血病(aCML)。粒系细胞的发育异常是aCML必不可少的,但红系细胞和巨核细胞系(如图)的发育异常也可见到。巨核细胞的病态包括微小巨核细胞、核分叶减少或不分叶、出现多核的巨核细胞。骨髓活检显示,在粒系增生的背景内可见胞体小的、异形的、分叶少的巨核细胞。

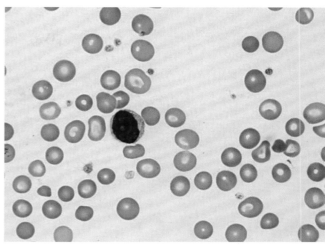

图17.18 幼年性粒-单细胞白血病(JMML)。外周血涂片显示有典型的幼稚单核细胞,细胞质丰富,呈浅灰色至蓝色,染色质纤细,核折叠。明显的核仁或细胞质淡紫色颗粒可以出现,也可以不出现。JMML患者的外周血或骨髓中原始细胞和等同于原始细胞的细胞(幼稚单核细胞)应不足20%。

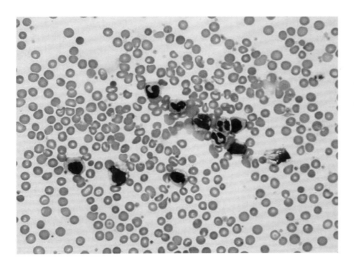

图17.17 幼年性粒-单细胞白血病(JMML)。外周血涂片显示贫血、中性粒细胞减少和单核细胞增多。JMML的诊断标准很复杂,最近才有更新,首先必须满足以下4个标准:单核细胞增多,原始细胞或等同于原始细胞(幼稚单核细胞)不足20%,脾大,缺少BCR-ABL1融合基因。如果出现相关的PTPN11、KRAS、NRAS、CBL或NF1等细胞遗传学异常,JMML才可以诊断。如果没有这些异常,但有7号单体(或其他染色体异常)加上下面4项中的2项也可诊断:血红蛋白F升高,外周血可见幼稚粒细胞或有核红细胞,体外培养显示对GM-CSF高度敏感,出现STAT5过磷酸化。

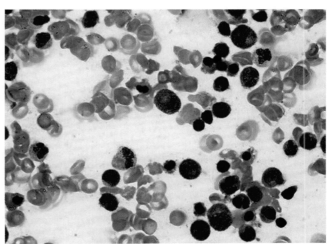

图17.19 幼年性粒-单细胞白血病(JMML)。在JMML病例中,红系细胞和巨核细胞的异常也很常见,但这些表现都是非特异性的。骨髓穿刺涂片可见红系细胞有核出芽、巨幼样变。值得注意的是,原始细胞并不增多,JMML患者骨髓或外周血中原始细胞和等同于原始细胞的细胞(幼稚单核细胞)应不足20%。

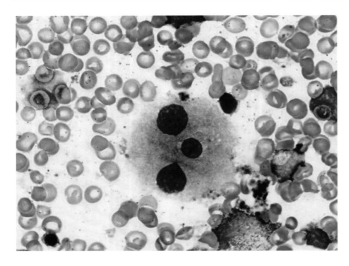

图 17.20   幼年性粒-单细胞白血病（JMML）。在 JMML 病例中，红系细胞和巨核细胞的病态也很常见。骨髓穿刺涂片显示病态的巨核细胞出现多个分离的核（"棋子样"形态）。

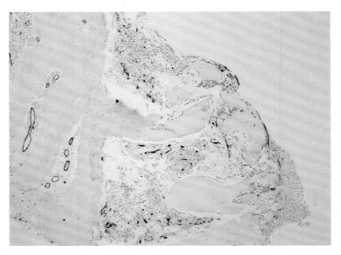

图 17.22   幼年性粒-单细胞白血病（JMML）。骨髓活检 CD34 免疫组化染色显示原始细胞并不多。JMML 患者骨髓或外周血中原始细胞和等同于原始细胞的幼稚单核细胞应不足 20%，通常骨髓中的原始细胞不足 5%。

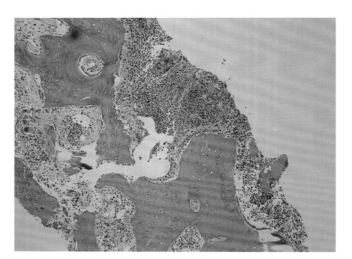

图 17.21   幼年性粒-单细胞白血病（JMML）。幼年性粒-单细胞白血病（JMML）患者骨髓的表现各不相同。骨髓活检显示，相对于年龄骨髓是增生活跃的，粒系细胞增多，粒系细胞和红系细胞可见核左移，网状纤维染色可显示有轻度增多的网状纤维。

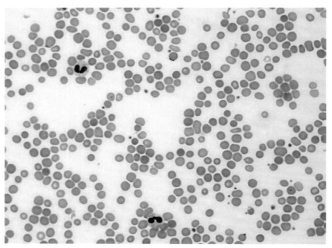

图 17.23   骨髓增生异常/骨髓增殖性肿瘤，不能分类（MDS/MPN，U）。外周血涂片显示贫血、Pelgeroid 样病态的中性粒细胞、血小板减少。MDS/MPN，U 的诊断需要外周血中至少一系的血细胞减少和一系的血细胞增多，骨髓或外周血中原始细胞不足 20%。

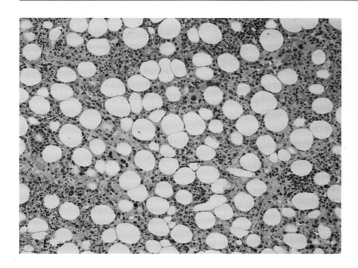

图 17.24 骨髓增生异常/骨髓增殖性肿瘤,不能分类(MDS/MPN,U)。全血细胞减少患者的骨髓活检显示骨髓增生极度活跃,有病态,原始细胞不足20%。明显的特征性髓系细胞增生是诊断MDS/MPN,U的标准,MDS/MPN,U除了有发育异常和增生的特征之外,必须是原发疾病,不能归类于其他疾病。必须没有MDS或者MPN病史,不能归因于混合的药物治疗,没有特定的遗传学异常,包括BCL-ABL1、PDGFRA、PDGFRB、FGFR1,单独的del(5)、t(3;3)(q21;q26)或inv(3)(q21q26)。

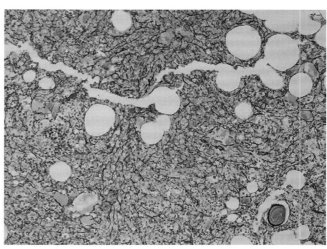

图 17.26 骨髓增生异常/骨髓增殖性肿瘤,不能分类(MDS/MPN,U)。网状纤维染色显示网状纤维增多。在MDS/MPN,U中,网状纤维化可轻度或中度增多,伴有明显纤维化的罕见,这类患者与原发性骨髓纤维化在诊断上有重叠。

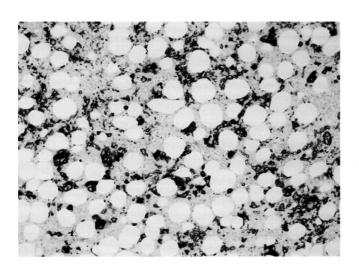

图 17.25 骨髓增生异常/骨髓增殖性肿瘤,不能分类(MDS/MPN,U)。骨髓活检标本CD42b免疫组化染色显示在增生极度活跃的骨髓中病态的、成簇分布的巨核细胞。这个组化染色对于识别胞体小的巨核细胞很有帮助。病态的巨核细胞通常是胞体小、分叶少的,但也可以是胞体大、分叶多的多形性巨核细胞。

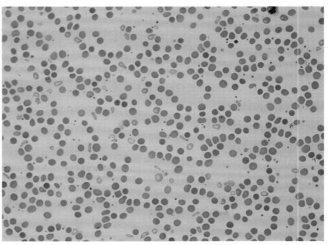

图 17.27 骨髓增生异常/骨髓增殖性肿瘤伴环形铁粒幼与血小板增多(MDS/MPN-RS-T)。外周血涂片显示为大细胞性贫血,红细胞大小不一,形态不整,血小板增多。难治性贫血与血小板增多是诊断必不可少的。这个曾经暂定的疾病实体过去称为难治性贫血伴环形铁粒幼细胞与血小板增多(RARS-T),但现在称为MDS/MPN-RS-T。

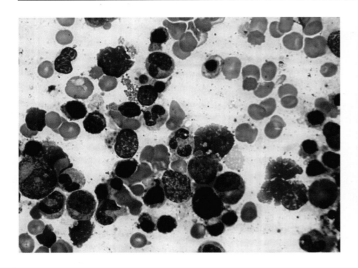

图 17.28 骨髓增生异常/骨髓增殖性肿瘤伴环形铁幼粒与血小板增多(MDS/MPN-RS-T)。骨髓穿刺涂片显示红系细胞有轻度核出芽的病态。诊断 MDS/MPN-RS-T 要求红系细胞出现发育异常,并伴有 15% 或以上的环形铁粒幼细胞。这个百分比的要求是必不可少的,有没有 SF3B1 突变不能改变这个百分比(与伴环形铁粒幼细胞的 MDS 不同)。

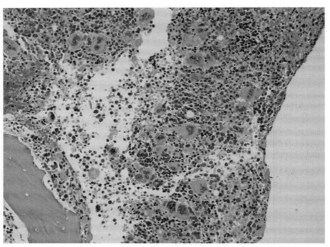

图 17.30 骨髓增生异常/骨髓增殖性肿瘤伴环形铁幼粒与血小板增多(MDS/MPN-RS-T)。骨髓活检内可见巨核细胞大小不一,核分叶减少,不规则分叶,核染色质浓集,呈气球样(云朵样),簇状分布。巨核细胞的形态特征与原发性骨髓纤维化(PMF)或原发性血小板增多症(ET)中的类似,这是 MDS/MPN-RS-T 诊断必不可少的。典型的 PMF 和 ET 不会出现贫血或环形铁粒幼细胞。

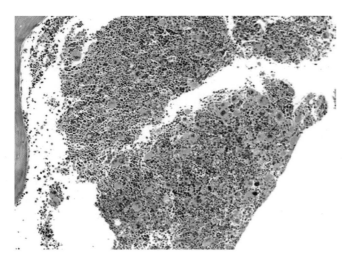

图 17.29 骨髓增生异常/骨髓增殖性肿瘤伴环形铁幼粒与血小板增多(MDS/MPN-RS-T)。骨髓活检显示骨髓增生极度活跃,巨核细胞增多明显,MDS/MPN-RS-T 与 SF3B1 突变相关,这个突变与 JAK2 V617F、CALR 或 MPL 基因的共突变也有报道。

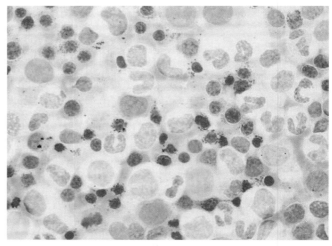

图 17.31 骨髓增生异常/骨髓增殖性肿瘤伴环形铁幼粒与血小板增多(MDS/MPN-RS-T)。骨髓穿刺涂片的铁染色显示环形铁粒幼细胞,粗大的铁颗粒环绕在细胞核周围。骨髓中红系发育异常,并有 15% 或以上的环形铁粒幼细胞是诊断 MDS/MPN-RS-T 必不可少的。

(张培红 译 孟斌 校)

推荐阅读

1. Arber DA, Orazi A, Hasserjian R, Thiele J, Borowitz MJ, Le Beau MM, et al. The 2016 revision to the World Health Organization classification of myeloid neoplasms and acute leukemia. Blood. 2016;127:2391–405.
2. Elliott MA, Tefferi A. Chronic neutrophilic leukemia 2016: update on diagnosis, molecular genetics, prognosis, and management. Am J Hematol. 2016;91:341–9.
3. Foucar K. Myelodysplastic/myeloproliferative neoplasms. Am J Clin Pathol. 2009;132:281–9.
4. Geyer JT, Orazi A. Myeloproliferative neoplasms (BCR-ABL1 negative) and myelodysplastic/myeloproliferative neoplasms: current diagnostic principles and upcoming updates. Int J Lab Hematol. 2016;38:12–9.
5. Karow A, Baumann I, Niemeyer CM. Morphologic differential diagnosis of juvenile myelomonocytic leukemia—pitfalls apart from viral infection. J Pediatr Hematol Oncol. 2009;31:380.
6. Mughal TI, Cross NC, Padron E, Tiu RV, Savona M, Malcovati L, et al. An International MDS/MPN Working Group's perspective and recommendations on molecular pathogenesis, diagnosis and clinical characterization of myelodysplastic/myeloproliferative neoplasms. Haematologica. 2015;100:1117–30.
7. Orazi A, Bennett JM, Germing U, Brunning RD, Bain BJ, Thiele J, et al. Myelodysplastic/myeloproliferative neoplasms. In: Swerdlow SH, Campo E, Harris NL, Jaffe ES, Pileri SA, Stein H, et al., editors. WHO classification of tumours of haematopoietic and lymphoid tissues. 4th ed. IARC, Lyon; 2008. p. 75–86.
8. Patnaik MM, Parikh SA, Hanson CA, Tefferi A. Chronic myelomonocytic leukaemia: a concise clinical and pathophysiological review. Br J Haematol. 2014;165:273–86.
9. Savona MR, Malcovati L, Komrokji R, Tiu RV, Mughal TI, Orazi A, et al. An international consortium proposal of uniform response criteria for myelodysplastic/myeloproliferative neoplasms (MDS/MPN) in adults. Blood. 2015;125:1857–65.
10. Stieglitz E, Taylor-Weiner AN, Chang TY, Gelston LC, Wang YD, Mazor T, et al. The genomic landscape of juvenile myelomonocytic leukemia. Nat Genet. 2015;47:1326–33.
11. Wang SA, Hasserjian RP, Fox PS, Rogers HJ, Geyer JT, Chabot-Richards D, et al. Atypical chronic myeloid leukemia is clinically distinct from unclassifiable myelodysplastic/myeloproliferative neoplasms. Blood. 2014;123:2645–51.

第18章

骨髓转移性肿瘤

Mohammad Vasef

骨髓中绝大多数非淋巴造血系统肿瘤在本质上是转移性的（图18.1至图18.38）。准确的诊断和分型需要仔细的组织病理学检查，并结合免疫组化结果，在某些情况下，还需要细胞遗传学和分子遗传学的检测。

不同肿瘤间骨髓转移的发生率差异显著。骨髓转移率最高的肿瘤来自成人的乳腺癌（图18.1至18.7）、前列腺癌（图18.18至图18.21）、胃肠道癌（图18.16和图18.17）和肺癌（图18.8至图18.11），以及儿童的神经母细胞瘤（图18.24至图18.29）。由于骨髓检查技术的多样性和患者选择的不同，已发表特定肿瘤的骨髓转移发生率存在显著差异。仅使用骨髓穿刺涂片检测方法最可能低估骨髓转移性疾病的真实发生率。高敏感性的循环肿瘤细胞检测方法可检测出乳腺癌和其他类型癌症患者体内极低水平的播散性肿瘤细胞——其数量远低于常规显微镜检查所能检测到的水平。然而，这种被检测到的极少量肿瘤细胞的临床意义一直存在争议。

乳腺癌是女性骨髓中最常见的转移性肿瘤。前列腺癌和肺癌是男性最常见的转移性肿瘤。在肺癌的所有组织学亚型中，小细胞癌的骨髓累及率最高。成人中较少见的骨髓转移性肿瘤包括结肠腺癌和胃腺癌。神经母细胞瘤是儿童骨髓转移发生率最高的肿瘤，儿童骨髓受累率较高的其他肿瘤包括横纹肌肉瘤（图18.36至图18.38）、原始神经外胚层肿瘤（PNET）/尤文肉瘤（图18.30至图18.33）、视网膜母细胞瘤（图18.34和图18.35）和髓母细胞瘤。

循环肿瘤细胞在外周血涂片中很少被检测到，特别是在涂片的羽毛状边缘。通常这些细胞呈小簇或单个分布，可能与淋巴瘤细胞相似。

骨髓的组织形态学评估对于新诊断的实体肿瘤的分期或疾病和治疗反应的监测是非常重要的。环钻活检在评估转移性肿瘤中至关重要，因为肿瘤相关的纤维化使大多数转移性实体肿瘤难以抽吸出来。此外，由于一些转移性肿瘤呈斑片状分布，双侧环钻活检可提高诊断率。儿童常见的转移性肿瘤，包括神经母细胞瘤、横纹肌肉瘤和尤文肉瘤，在穿刺涂片和环钻活检中均常检出；然而，在罕见的情况下偶尔只有穿刺涂片才能诊断。

在罕见情况下，可通过骨髓活检或影像引导下的骨活检，以获得用于分子遗传学研究的肿瘤组织。在这种情况下，通过避免使用强酸脱钙溶液来保持DNA的完整性是至关重要的，一个有用的替代方案是使用EDTA溶液。有少量突变特异性抗体，如针对BRAF V600E或EGFR突变的特异性抗体，在经过强酸溶液脱钙的组织中仍能正常染色。

M. Vasef (⊠)
Department of Pathology, University of New Mexico Health
Sciences Center, Albuquerque, NM, USA
e-mail: mvasef@salud.unm.edu

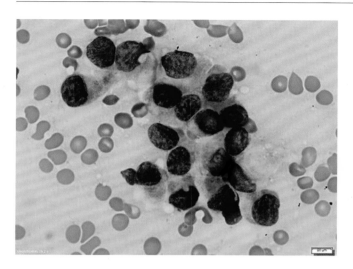

图 18.1　有乳腺癌久远病史患者的骨髓环钻活检印片，Wright 染色显示一簇松散黏附的转移性癌细胞，细胞核大、呈椭圆形，细胞质中等浅染。

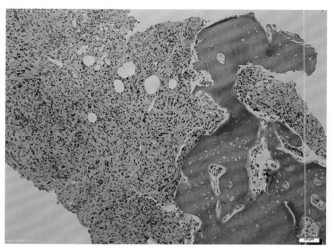

图 18.3　低倍镜下骨髓环钻活检的 HE 染色显示转移性乳腺小叶癌广泛累及。该患者 10 年前诊断为乳腺小叶癌 Ⅱ 期，行乳腺切除术和辅助化疗。现出现贫血和白细胞减少症。典型转移性小叶癌往往倾向于单个散在分布于骨髓腔，有可能类似于造血系统肿瘤。

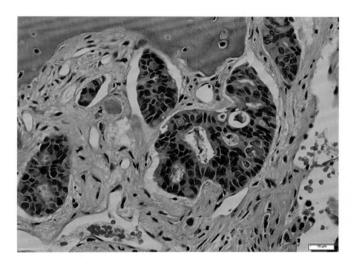

图 18.2　同时获取的骨髓环钻活检显示原发于乳腺的转移性导管癌，其筛状结构与乳腺原发部位肿瘤的组织学形态相似。注意肿瘤呈窦内分布，以及明显的间质促纤维组织增生反应。

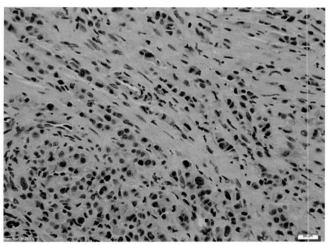

图 18.4　高倍镜显示骨髓被转移的上皮细胞广泛替代，细胞核中等大小，细胞质稀少到中等量。注意乳腺小叶癌典型的单行分布。转移性经典型小叶癌常在骨髓腔内单个分布，无明显的促结缔组织增生反应，可模拟造血系统肿瘤。

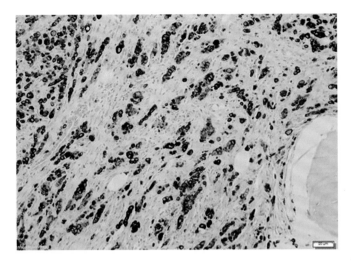

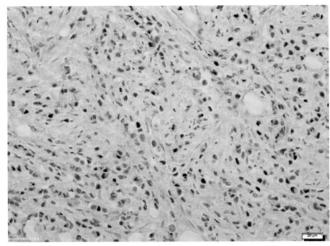

图 18.5 使用广谱 CK 进行免疫组化染色,突出显示了骨髓活检标本中常见的单排分布和单个分布的转移性小叶癌。

图 18.7 转移性经典型乳腺小叶癌,用雌激素受体(ER)抗体对石蜡切片进行免疫组化染色,突显了转移性癌细胞在骨髓腔内呈单个散在分布。

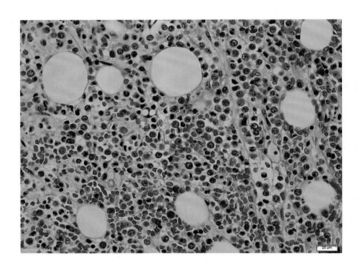

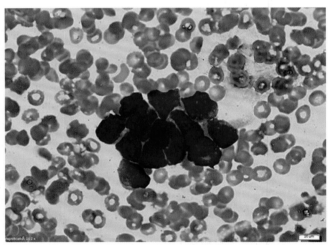

图 18.6 转移性经典型乳腺小叶癌骨髓活检,高倍镜显示肿瘤细胞小,细胞核规则,单个分散在明显减少的残余造血细胞中。在不了解乳腺癌的既往临床病史,也没有辅助检测的情况下,经典的小叶癌可能被误认为是造血系统恶性肿瘤。

图 18.8 转移性肺源性高级别神经内分泌小细胞癌患者的骨髓穿刺涂片,Wright 染色显示一簇黏附的肿瘤细胞,核质比高,核深染、呈镶嵌状。

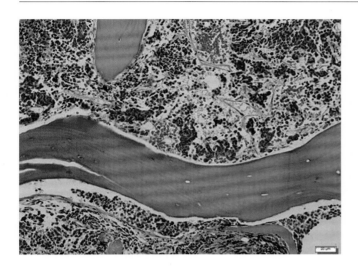

图18.9 骨髓环钻活检HE染色显示转移性肺小细胞癌广泛累及骨髓。

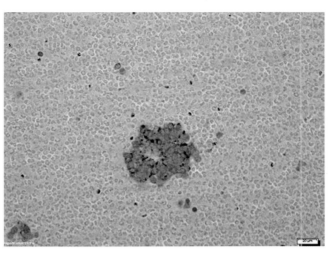

图18.11 骨髓凝块切片CgA抗体免疫组化染色显示簇状转移性肺小细胞癌的CgA表达呈核旁点状阳性。

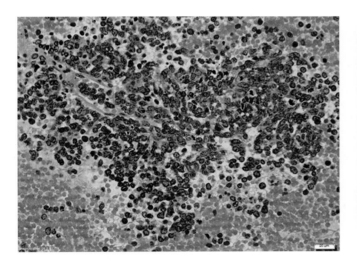

图18.10 骨髓凝块组织学切片HE染色显示大团转移性肺小细胞癌。肿瘤细胞呈所谓的胡椒盐样染色质,伴高核分裂率,间质反应不明显,这增加了对造血系统肿瘤或肉瘤如尤文肉瘤等的鉴别诊断难度。

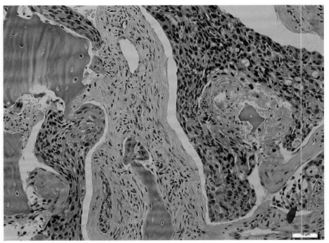

图18.12 38岁女性宫颈鳞癌患者的骨髓环钻活检标本,HE染色显示低分化癌的转移灶广泛窦内累及,同时可见广泛的间质增生反应和明显的间质纤维化伴局灶骨吸收。

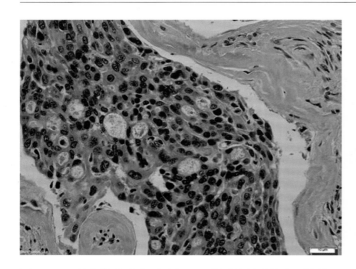

图 18.13　低分化转移癌，与图 18.12 所示的转移性宫颈鳞状细胞癌为同一患者。显微镜视野下显示腺样分化和黏液生成。

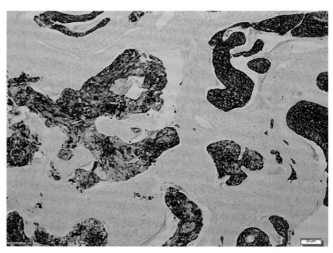

图 18.15　骨髓环钻活检免疫组化染色显示 CK5/6 高表达，支持本例低分化肿瘤为转移性鳞状细胞癌。

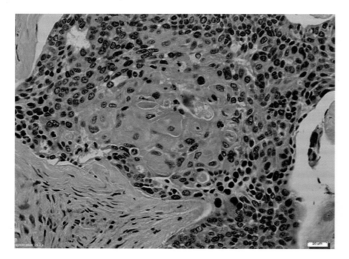

图 18.14　转移性鳞状细胞癌患者骨髓活检的 HE 染色切片显示该区域有局灶性角化。对原发部位组织学切片的回顾同样显示了腺样分化和角化病灶。

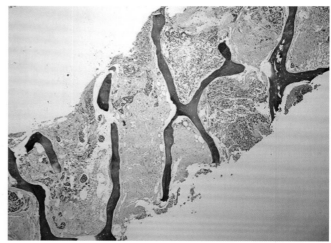

图 18.16　45 岁转移性结肠黏液腺癌患者骨髓环钻活检的 HE 染色切片显示广泛的无细胞黏液物质替代了骨髓腔，黏液池内可见散在的恶性肿瘤细胞簇聚集。

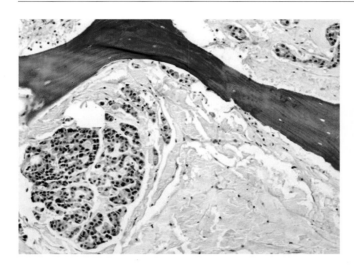

图18.17 HE染色高倍镜显示转移性黏液腺癌累及骨髓,肿瘤细胞团呈腺泡和筛孔状,漂浮在黏液池中。

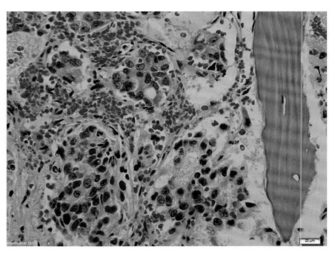

图18.19 与图18.18为同一患者,同时获取的骨髓环钻活检HE染色显示转移性高分化前列腺癌广泛累及骨髓,且呈窦内分布。

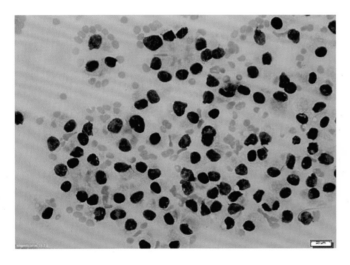

图18.18 有前列腺癌病史患者的骨髓印片Wright染色显示为分化良好的腺癌,呈腺泡状,与转移性前列腺腺癌所累及的骨髓相一致。

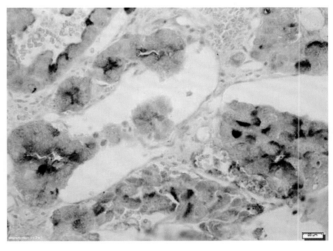

图18.20 前列腺特异性抗原(PSA)免疫组化染色标记骨髓活检中的肿瘤细胞,证实为来自前列腺的中分化腺癌。

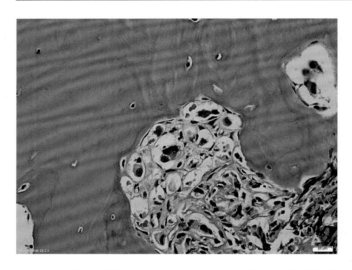

图 18.21 骨髓环钻活检 HE 染色显示广泛受累于低分化前列腺腺癌伴明显骨硬化。骨转移在前列腺癌中很常见,通常与骨硬化反应相关联。

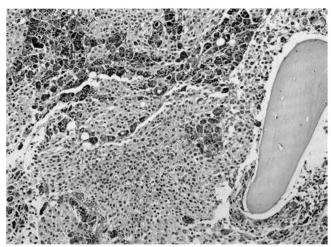

图 18.23 骨髓环钻活检高倍镜显示广泛的转移性恶性黑色素瘤占据骨髓腔。也可见大量富含色素的巨噬细胞,与噬黑色素细胞一致。

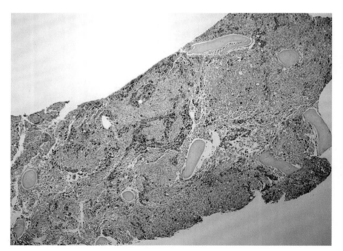

图 18.22 骨髓活检低倍镜显示转移性恶性黑色素瘤广泛累及。注意明显的色素沉积。

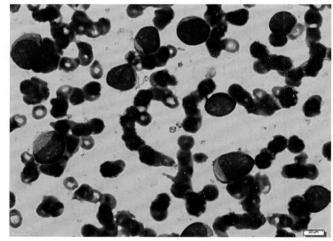

图 18.24 11 岁男童,最近诊断为腹膜后神经母细胞瘤,骨髓穿刺涂片 Wright 染色显示转移性神经母细胞瘤细胞呈单个分布,细胞核小而规则,偶见明显的核仁,细胞质稀少,类似于淋巴母细胞。

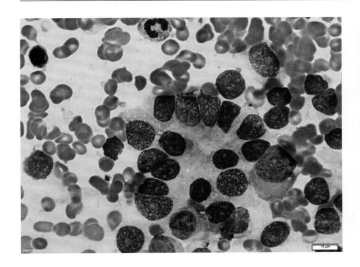

图 18.25 转移性神经母细胞瘤患儿骨髓涂片 Wright 染色显示肿瘤细胞部分退化,细胞核规则,核仁突出,细胞质边缘模糊,围绕着纤维状物质,与 Homer-Wright 菊形团形成一致。

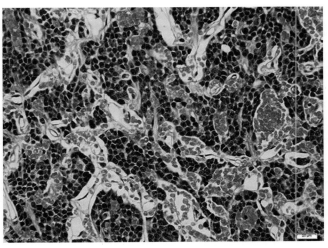

图 18.27 骨髓环钻活检高倍镜下可见广泛的转移性神经母细胞瘤,肿瘤细胞在扩张的窦内呈不规则、大团状聚集,三系造血明显减少。荧光原位杂交(FISH)分析显示 MYCN 基因扩增,提示预后不良。

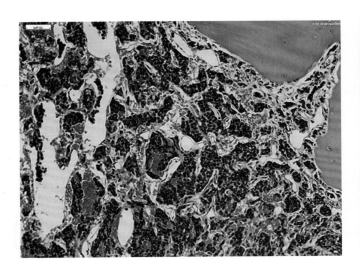

图 18.26 具有神经母细胞瘤病史的儿童,其骨髓环钻活检 HE 染色显示转移性神经母细胞瘤广泛累及骨髓,肿瘤细胞致密聚集,形态均匀单一。

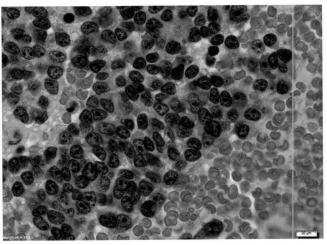

图 18.28 1例Ⅳ期神经母细胞瘤患儿骨髓颗粒 HE 染色切片显示转移瘤细胞聚集,细胞质边界模糊,背景为纤维状物质,偶见菊形团结构。

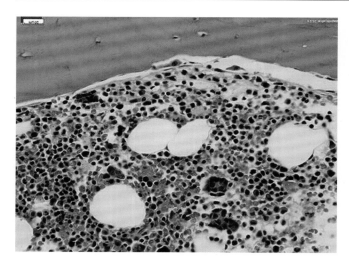

图18.29　这例骨髓活检HE染色来自一名有干细胞移植和嵌合抗体治疗病史的晚期神经母细胞瘤患儿，显示正常细胞密度的骨髓造血活跃，有微小的转移瘤细胞灶，与复发的神经母细胞瘤一致。

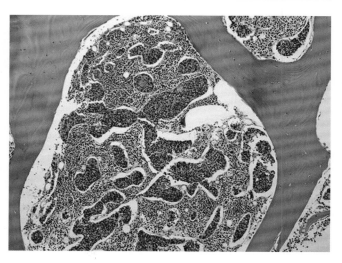

图18.31　骨髓活检的HE染色低倍镜显示尤文肉瘤/PNET广泛累及骨髓。

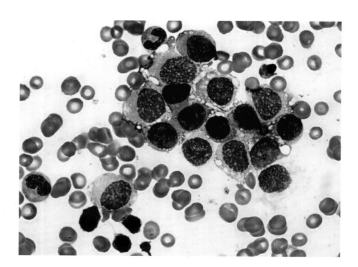

图18.30　骨髓穿刺涂片的Wright染色显示松散的小细胞聚集灶，核圆形，染色质均一稀疏，一个或多个小核仁，细胞质稀少。免疫组化检测肿瘤细胞表达FLI1和CD99，FISH检测到FLI1-EWS融合基因，支持尤文肉瘤/原始神经外胚层肿瘤（PNET）的诊断。

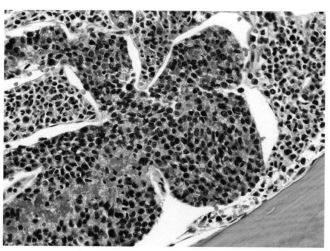

图18.32　骨髓活检高倍镜显示尤文肉瘤大量聚集，肿瘤中心部分坏死。尤文肉瘤经常发生坏死。

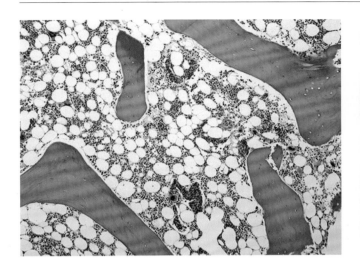

图18.33 一位接受强化化疗后的尤文肉瘤患儿,其骨髓活检HE染色显示有残留灶。在用强化化疗的难治性尤文肉瘤的一部分患者中已经有与治疗相关的髓系恶性肿瘤发生。

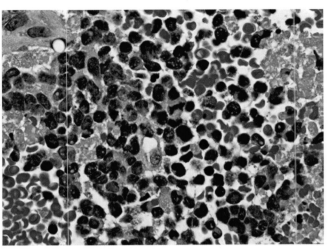

图18.35 低分化转移性视网膜母细胞瘤骨髓凝块切片的高倍镜显示肿瘤性细胞由独个分布的、高核质比的肿瘤细胞组成,核分裂增多并见肿瘤坏死。

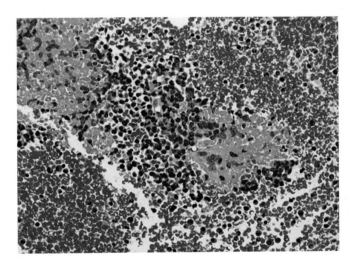

图18.34 右眼低分化视网膜母细胞瘤3岁患儿的骨髓凝块切片,HE染色显示骨髓被小蓝细胞肿瘤累犯,伴有广泛坏死,符合转移性视网膜母细胞瘤。免疫组化染色显示肿瘤细胞表达神经元特异性烯醇化酶(NSE)和突触素(Syn)。

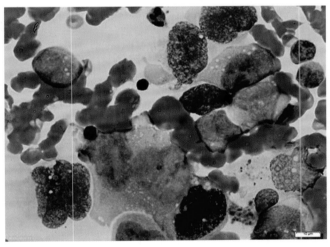

图18.36 患者,19岁,最近诊断为睾丸腺泡状横纹肌肉瘤,其骨髓穿刺涂片Wright染色显示散在的肿瘤细胞,包括一个具有横纹肌母细胞特征的双叶核恶性细胞。

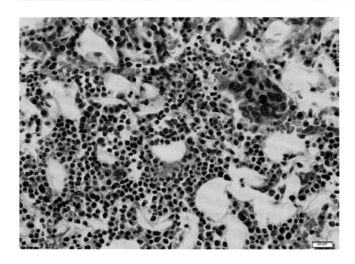

图 18.37　骨髓活检显示一小灶转移性横纹肌肉瘤,未受累的骨髓显示活跃的三系造血生成。

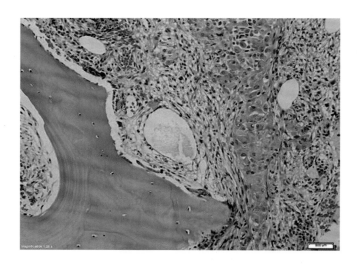

图 18.38　横纹肌母细胞肉瘤骨髓广泛受累的患者,其治疗后的骨髓环钻活检显示局灶片状肿瘤残留灶,由于肿瘤对于化学治疗的反应,残留的肿瘤细胞向成熟分化。

（张艳辉　译　张培红　孟斌　校）

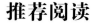

推荐阅读

1. Chabot-Richards D, Buehler K, Vasef MA. Detection of EGFR exon 19 E746-A750 deletion and EGFR exon21 point mutations in lung adenocarcinoma by Immunohistochemistry: a comparative study to EGFR exons 19 and 21 mutations analysis using PCR followed by high-resolution melting and pyrosequencing. J Histotechnology. 2015;38:56–62.
2. Cotta CV, Konoplev S, Medeiros LJ, Bueso-Ramos CE. Metastatic tumors in bone marrow: histopathology and advances in the biology of the tumor cells and bone marrow environment. Ann Diagn Pathol. 2006;10:169–92.
3. Grzywacs B. Metastatic tumors involving bone marrow. In: Foucar K, McKenna RW, Peterson LC, Kroft SH, editors. Tumors of the bone marrow. AFIP Atlas of Tumor Pathology Series, vol. 4. Washington, DC: American Registry of Pathology; 2016. p. 787–805.
4. Russell HV, Golding LA, Suell MN, Nuchtern JG, Strother DR. The role of bone marrow evaluation in the staging of the patients with otherwise localized, low-risk neuroblastoma. Pediatr Blood Cancer. 2005;45:916–9.

索 引

B

伯基特淋巴瘤（BL） 87
不典型慢性粒细胞白血病（aCML） 251

C

成人T细胞白血病/淋巴瘤（ATLL） 93
成熟红细胞 2
成熟巨核细胞 4
程序性死亡受体-1（PD-1） 90
纯红白血病 175

D

大颗粒淋巴细胞（LGL） 88
单系发育异常伴环形铁粒幼（MDS-RSSLD） 150
单形性移植后淋巴增殖性疾病（PTLD） 118
低丙种球蛋白血症 53
低分化转移癌 262
地中海贫血 47
端粒疾病/先天性角化不良 37
短暂性骨髓造血异常（TAM） 177,179
惰性系统性肥大细胞增生症（ISM） 231

E

恶性肿瘤相关噬血细胞综合征 201

F

反应性骨髓变化 13
范科尼贫血 35
肥大细胞白血病 236
肥大细胞增生症 208
分叶核中性粒细胞 3
富于T细胞/组织细胞的大B细胞淋巴瘤（T/HRLB-CL） 95
腹膜后神经母细胞瘤 264

G

杆状核中性粒细胞 3
肝脾T细胞淋巴瘤（HSTL） 91
高嗜酸细胞综合征（HES） 240
戈谢病 55
宫颈鳞癌 261
骨Paget病 26
骨髓检查 1
骨髓巨噬细胞 64
骨髓凝胶状变性/浆液性脂肪萎缩 59
骨髓增生异常/骨髓增殖性肿瘤（MDS/MPN） 248
骨髓增生异常/骨髓增殖性肿瘤，不能分类（MDS/MPN,U） 254
骨髓增生异常/骨髓增殖性肿瘤伴环形铁幼粒与血小板增多（MDS/MPN-RS-T） 256
骨髓增生异常综合征 147
骨髓增殖性肿瘤（MPN） 208
骨硬化病 62

H

海蓝组织细胞增生症 57
红细胞增多症后骨髓纤维化 219
混合表型急性白血病 188

J

急性巨核细胞白血病 176
急性粒-单核细胞白血病 174
急性全髓增殖伴骨髓纤维化 177
急性髓系白血病（AML） 160
急性髓系白血病，非特指型（AML,NOS） 161
急性未分化型白血病 186
急性未分化型白血病流式细胞检测结果 187
急性原单核细胞/单核细胞白血病 175
急性早幼粒细胞白血病（APL)伴PML-RARA 164

家族性噬血细胞性淋巴组织细胞增生症 201
家族性血小板减少症 55
间变性大细胞淋巴瘤（ALCL）90
浆细胞白血病（PCL）110
浆细胞肿瘤 98
结节病 204
经典型霍奇金淋巴瘤（cHL）94
巨幼红细胞性贫血 58
巨幼细胞性贫血 16

L

蜡样脂褐质沉积症 57
朗格汉斯细胞组织细胞增生症（LCH）196
镰状细胞性贫血（SCA）46
淋巴浆细胞性淋巴瘤（LPL）82
淋巴母细胞性白血病/淋巴瘤 123
滤泡树突细胞肉瘤累及骨髓 205
滤泡性淋巴瘤（FL）81

M

慢性疾病贫血 15
慢性粒-单核细胞白血病（CMML）248
慢性肉芽肿性疾病（CGD）54
慢性嗜酸性粒细胞白血病，非特指型（CEL，NOS）229
慢性髓系白血病（CML）209
慢性中性粒细胞白血病（CNL）229
毛细胞白血病（HCL）78
免疫缺陷相关淋巴增殖性疾病（LPD）112

N

难治性贫血伴环形铁粒幼（RARS）150
尼曼-皮克病 56

Q

前列腺癌 263
缺铁性贫血 16

R

溶酶体酸性脂肪酶缺乏症 57
乳腺癌 259
乳腺小叶癌 259

S

砷中毒 61
神经性厌食症 25
肾性骨营养不良 26,61
嗜多色性幼红细胞 2
嗜碱性幼红细胞 2
噬血细胞性淋巴组织细胞增生症 24,58,196
噬血细胞综合征 196
双相形态急性髓系白血病 193
髓肥大细胞白血病 237

T

唐氏综合征相关的骨髓增殖 177
唐氏综合征相关髓系白血病（ML-DS）179
套细胞淋巴瘤（MCL）84
特发性嗜酸性粒细胞增多症 230
铜缺乏 17
铜缺乏症 60

W

晚幼粒细胞 3
维生素 B_{12} 缺乏 16
未成熟巨核细胞 4

X

系统性肥大细胞增生症（SM）232
系统性肥大细胞增生症伴血液肿瘤 234
细菌性败血症 19
先天性红细胞生成异常性贫血（CDA）48
先天性铁粒幼细胞性贫血 49
纤维性骨炎 61
腺泡状横纹肌肉瘤 267
相关噬血细胞综合征 200
血管免疫母细胞性T细胞淋巴瘤（AITL）89
血管内大B细胞淋巴瘤（IVLBCL）94
血小板 4

Y

医源性免疫缺陷相关疾病 116
移植后淋巴增殖性疾病（PTLD）112
尤文肉瘤 266

疣 53
幼年性粒-单细胞白血病(JMML) 253
原发性骨髓纤维化 221
原发性血小板增多症(ET) 226
原粒细胞 3
原始神经外胚层肿瘤(PNET) 266
原幼红细胞 2

Z

再生障碍性贫血(AA) 40
早幼粒细胞 3
真性红细胞增多症(PV) 217
阵发性夜间血红蛋白尿(PNH) 41
正嗜色性幼红细胞 2
中幼粒细胞 3
重症先天性中性粒细胞减少症(SCN) 39
转移性恶性黑色素瘤 264
转移性结肠黏液腺癌 262
转移性黏液腺癌 263
转移性神经母细胞瘤 265
自身免疫性淋巴组织增生综合征(ALPS) 44

自身免疫性溶血性贫血 14
组织细胞肉瘤 196

其他

AA伴阵发性夜间血红蛋白尿(PNH) 40
Barth综合征 53
B细胞幼淋巴细胞白血病(B-PLL) 76
B祖细胞增生 21,22
Chédiak-Higashi综合征 51
CTLA4缺陷 43
Diamond-Blackfan贫血(DBA) 34
EB病毒 200
GATA2缺陷 42
May-Hegglin异常 52
MDS伴单系发育异常 148
Pearson综合征 50
Pelger-Huët异常 51
PI3K-δ激活综合征 45
Shwachman-Diamond综合征(SDS) 36
T细胞幼淋细胞白血病(T-PLL) 89
Wolman病 57